文
景

———————

Horizon

直面临终时刻

医院安宁疗护中的
妥协与调和

陆杰华　戚政烨　著

上海人民出版社

目　录

前言　尊严与自决：安宁疗护的出场

当前，中国正在经历前所未有的长寿时代，老龄化速度加快、高龄人口比例增大与平均预期寿命持续延长是其显著特征[1]。2020年第七次人口普查显示，在我国家庭内部代际结构和规模持续缩小的同时，老龄人口比例却持续上涨[2]，喻示着我国老年问题之严峻。因此，旺盛的照护需求如何在紧张的服务资源中得到满足，是新时代人口老龄化问题应对的题中之义。而衰老在某种意义上是个体不断接近和到达死亡的过程，死亡是人类老化过程中面临的问题根源。无论是身体机能退化、心理恐慌还是社会歧视，都来源于最直击人心的死亡话题，因此临终阶段的照护和服务几乎是老龄社会面临的最大挑战。

根据国家卫健委公布，2018年我国居民平均预期寿命为77岁，但平均健康预期寿命仅有68.7岁，意味着平均每个老年人都有8.3年的时光要带病生活[3]，而这段时光正位于生命末期。随着我国人口老龄化速度与规模的迅速扩张，恶性肿瘤、糖尿病、慢性肾病、老年神经系统疾病、精神障碍、慢性疾病的患病率持续上升。这不禁引得人们反思：何为健康？又何为医疗？现代激进的技术变革带来人们过盛的科技理性，医学、生命与健康的概念关系便在其中发生异变，医疗滥用、过度医疗的现象层出不穷——尤其是在临终阶段，生活质量逐渐为人忽视，但医疗技术终究没能战胜"身为凡人"所不得不接受的自然生命规律，因此死亡往往以更加狰狞的面目席卷而来，仅仅意味着破碎、剥夺和苦难，带来无尽的"哀痛"。

生死教育专家王云岭将现代人在医院去世的场景描述为："身上插满管子，连接各种仪器设备，一大帮医护人员奋力拼搏，试图挽留那具已经毫无生命力的躯体。病人死亡之时，整个抢救场面狼狈不堪，气管可能已经被切开以畅通气道，心肺复苏可能已经压断病人的肋骨……这就是现代工业社会里个别死亡特有的孤立性、非社会性，甚至非人性。"[4]"安宁疗护"（Hospice Care）和"临终关怀"（End-of-life Care）[5]的概念就在这样的背景中被提出，旨在引导人们坦然地接受现实，从而更好地实现优逝善终。

需要注意的是，这样的现代死亡困结并非专属于老年人，因此衰老和死亡的界限应当得到澄清。之所以用衰老的数据、趋势和状态来引出临终和死亡质量的话题，是因为按照相对正常和理想化的生命周期和生命历程来看，死亡往往是衰老的一种结果，而且老化进程中的渐进式衰竭和慢性病症通常带来更加具有考验性的生命末期（即临终期）的阶段性应对，这个周期一般被定义为6个月。因此，在谈论临终与死亡时，我们自然不应该忽视各个年龄段和各种形式的死亡。然而年轻人或是儿童的死亡，或是非慢性疾病下的突发性事件造成的损伤和死亡，通常带有更多难以应对的愕然，或是在选择与期望中含有许多其他的特殊性的要素，更重要的是，这部分的死亡情境在目前的安宁疗护实践中仍然较为稀缺。在这样的前提下，饱受慢性病折磨的临终老人通常是医院安宁疗护实践中的主要对象，所以我们尝试用他们的特征来说明和强调现代医疗技术发展下的死亡境况以及其中安宁疗护的重要性，甚至在后续的分析中也会时时借用一些衰老和老化的理论来刻画临终的心态或是状态。但我们势必不应该也不会忽视安宁疗护实践中存在的各种各样的主体和死亡，而是用一种更加泛化的目光去接触我国医院安宁疗护实践中的点点滴滴，甚至于更加注目那些十分具有特殊性的人群特征——例如在本研究的个案中就存在几例年轻的生命，他们将成为本研究重要的叙述对象，而且也理应受到安宁疗护更多的关注和引导。

回到安宁疗护的提出和实践。在美国，如果两名医师认为根据通常的疾病进程患者的生存期不足 6 个月，患者即可根据自身意愿决定是否接受安宁疗护，即不再接受以疾病治愈为导向的治疗措施，且避免针对原发疾病的检查或使用不需要的药物。服务通常居家开展，也可以在疗养院、住院病房及临终关怀机构开展，服务团队通常包括医生、护士、社会工作者、心理学家和志愿者[6]。美国的临终关怀服务由医疗保险（Medicare Part A）覆盖，商业保险公司可承保临终关怀的相关服务，其社会体系发展得较为成熟[7]，且从 1976 年的《自然死亡法案》起已经产生众多相关法案以确保个体的临终自决权利。

回首我国的研究和实践领域，虽然暂时缺少对安宁疗护和临终关怀的统一定义，但人们对其看法及认识基本与国际一致，认为安宁疗护的服务对象是临终患者及其家属，服务内容包括生理、心理和精神方面，手段包括缓和性、支持性的症状处理，目的在于提高生命质量，保证患者安详离世、尊严面对死亡[8]。创建全球第一个安宁疗护机构的桑德斯女士（Dame Cicely Saunders）曾说过："你是重要的，因为你是你。即使活到最后一刻，你仍然是那么重要。我们会尽一切努力，帮助你安然逝去；但也会尽一切努力，让你活到最后一刻。"[9]从中我们可以知晓，安宁疗护重视患者的"平和、安慰和尊严"，它必然要基于"自决"的前提，即患者拥有充分的知情权和决定权，首先需要清楚地明白自己当前处于何种状态、即将面临什么，其次应当对自己的晚年生活和末期阶段有其基于自我特质的构想和需要，最终应在沟通和协助之下自主地做出决定和要求，且这一决议得到接受、认可和遵循，从而实现生命末期的舒适与善终。

法理学家罗纳德·德沃金（Ronald Dworkin）最先提出完整自主权（Integrity View of Autonomy）和先前自主权（Precedent Autonomy）理论，主张个人的医疗自主权应受尊重，且当本人失去行为能力时，其过去提出的要求也应得到尊重[10]。其中，临终患者的"自决"可以基本对应于"患者自主权"的概念，它是指患者依照自己的意志做出医疗决定的权利，包括"患者积极自主权"和"患者消极自主权"，前者是指患者希望、要求治疗的权利，后者则主要是指患者明示放弃或拒绝治疗护理的权利[11]。在临终语境中，患者通过"自决"从而实现尊严的理想化图景要得以践行，尤其是要在我国传统文化观念的土壤之上践行，则极度依赖于立法等一系列社会制度予以的保障和推动，而在此前我国尚无任何实质性的法律条文以及规章制度保证在现实中人们的临终决定权得到绝对的尊重[12]，即使《中华人民共和国民法典》第四编《人格权》第一千零二条规定了"自然人的生命安全和生命尊严受法律保护"[13]，其中的"生命尊严"也过于模糊地与"临终尊严"失之交臂。而我国关于安宁疗护和临终关怀具体的立法进程也显得极其缓慢且体系化不足，但令人欣慰的是近年来也有所探索，2022年6月23日深圳市七届人大常委会第十次会议表决通过了《深圳经济特区医疗条例》（修订稿），并于2023年1月1日起正式施行。其中第七十八条规定，"收到患者或者其近亲属提供具备下列条件的患者生前预嘱[14]的，医疗机构在患者不可治愈的伤病末期或者临终时实施医疗措施，应当尊重患者生前预嘱的意思表示"[15]，这是境内对生前预嘱的率先立法尝试，也开启了我国安宁疗护中基于自决权的切实的临终"尊严"。

实际上，从20世纪80年代起，我国就已开始对临终关怀领域进行探索。1987年中国老龄事业发展基金会发起创办北京松堂关怀医院，1988年天津医学院临终关怀研究中心创办，1990年天津医学院建立了境内第一个临终关怀病区，随后境内登记注册的临终关怀机构增多，临终关怀服务逐步发展起来[16]。由此可见，我国临终关怀和安宁疗护的实践远远先于生前预嘱等临终自决权的保障而开始探索和发展，然而在患者的临终自决权尚未得到切实保障、正式的制度体系仍未被推行开时，十分强调尊严与主体性的安宁疗护是如何具体地得到开展的？人们的"临终尊严"——安宁疗护的核心追求——又以何种形态出现并得到维护？这构成了我们在此要讨论的核心问题，即临终者的"尊严"何去何从：首先，在当下我国的话语体系和文化惯习中，安宁疗护实践中的患者如何认识又如何争取其"尊严"？其次，在正式的制度化保障尚不完善、临终主体性与自决权无法得到强有力的维护的情境下，安宁疗护的实践者如何认识和践行这一理念以及用何种方式关切和维护患者的"尊严"？

　　对于这些问题，"折中"或者是"不完全"的特征可以被轻易地概括出来，用以形容当下我国医院安宁疗护实践中所能致成的尊严。然而，尊严的"折中"究竟是贯以稳固抑或晃动的状态，又位于何种程度，甚至于这种折中状态应该作为一种不足为我们惋惜，还是作为一种现状和选择应当得到尊重，这些都值得我们进一步深思和探讨。而至于深入的切口，本研究希望以"结构—行动主义"的视角为引导，不仅从这二分的领域各自窥探其中的实践实况，更遵循着自上而下、从结构聚焦至行动者、从环境进入个体的动态逻辑线索，通过厘清结构维度上的条件、土壤和环境，结构制约下的个体情境，以及具有能动性的行动者维度的"调和"策略，揭示出当前我国安宁疗护的理念在坐落于现实的过程中，各个方位的场景中都在发生着什么事情，各类参入的主体们都如何与环境交互，又做出哪些行动。在其中得到的诸多条件、现象、困境和化解之中，"尊严"的议题自然而然地被陈述清楚，在稍加整理之后，我们便能够从一个十分整全的映射框架中生成必要的结论、展望和值得再度商讨之处。

面对最终很可能得到的"尊严"与"哀痛"的中和结果，以及理念行进与实现中的种种"不完全"，我们不得不承认，就像一些医院中的医护人员说的那样，"在中国，临终关怀仍然是一种太超前的东西"（HD-DR-D-F-31）。如此理念落于现实必然带来一些痛击理想主义的现象，且这些现象是多方面因素综合作用的结果，它们相互牵连、相互制约、相互作用而外化为一种出于偶然又归于必然的现实景观。正如在医院安宁疗护的实践中，那种不完全的尊严、无奈的妥协和非正式的调和来源于从结构到个人，从文化形塑、思维习惯、认知差异到生活经历、家庭背景、性格特征，从患者、家属到医护人员，从纵然不同的病灶与症状到多元的认识和需要等等复杂的条件。我们几乎难以将眼前的现实，甚至是任何一个个案的状态与结果归结于某几个特别的因素，但此现象本身就蕴示了当前社会状态的特殊性，故而我们也应当在其中反思被置于理想框架内部的"尊严"框架，在它不断向外整合的过程中所反映出的"折中"状态，在"折中"的状态下牵涉的各种哀痛与妥协，以及现实中众多行动者为了应对"折中"和妥协所做的调和……这一切都映射出一些真实的、具体的、不可被归纳、难以被化约的个人需要、抉择与现实，而即使在最终不可避免的抽象化和一般化的过程中，它们也警醒我们应当抽离和超越结构主义与积极自由带来的一些"陷阱"，而始终最忠诚地遵循经验性、主体性、相对性与尊重性的原则，正如安宁疗护所强调的那样。

总而言之，其中包含着值得我们反思和改进的面向，也呼吁人们从结构到小我深入浅出地关注安宁疗护中各类维度中的挫折和优势，以此来追求更好的未来、更优善的终逝和更近人情的尊严。

注　释

1　陆杰华：《长寿时代下的积极老龄观：演进脉络、内涵要义与实践优势》，《山东大学学报（哲学社会科学版）》，2022年第4期。

2　申林灵、刘谦、孙文喜：《情感劳动的职业向度分析——基于北京S医院安宁疗护病区护工群体的田野调查》，《社会工作》，2022年第1期。

3　谢琼：《死得其安：临终关怀服务体系的构建与完善》，《中国行政管理》，2019年第12期。

4　贺苗等：《中国安宁疗护的多元化反思》，《中国医学伦理学》，2018年第5期。

5　本书中"安宁疗护"与"临终关怀"同义。

6　"Hospice care: MedlinePlus Medical Encyclopedia", https://medlineplus.gov/ency/patientinstructions/000467.htm，2023年4月1日参引。

7　姜姗等：《安宁疗护与缓和医疗：相关概念辨析、关键要素及实践应用》，《医学与哲学》，2019年第2期。

8　同上。

9　Cicely Saunders International, "You Matter Because You Are You: An Action Plan for Better Palliative Care", Cicely-Saunders-Manifesto-A4-multipage_Jan2021-2.pdf.

10　许瀛彪、周婉铃：《生前预嘱的具体适用与体系完善研究——从〈深圳经济特区医疗条例〉（2022年修订）第七十八条切入》，《天府新论》，2022年第6期。

11　胡超：《论患者的拒绝医疗权》，《医学与法学》，2018年第2期。

12　夏博宇等：《生前预嘱与尊严死亡的研究与思考——生命末期健康管理模式》，《中国老年学杂志》，2021年第22期。

13　中华人民共和国全国人民代表大会：《人格权》，2020年。

14 生前预嘱为预先医疗指示的一种类型，一般指在个人健康或意识清醒时，以法定文件交代如身患末期疾病而无法治疗、濒临死亡时，自愿接受或放弃维生治疗。

15 深圳市卫生健康委员会：《深圳经济特区医疗条例》，2022 年 6 月 30 日，http://www.sz.gov.cn/cn/xxgk/zfxxgj/zcfg/content/post_10144785.html，2023 年 4 月 1 日参引。

16 吴晶、周膂：《中国临终关怀的制度性优化》，《理论与改革》，2018 年第 4 期；丁静、薛瑶艳：《我国老年临终关怀服务体系现状研究——以江苏省临终关怀机构为例》，《人口与社会》，2019 年第 6 期。

第一章 临终之理：研究文献及理论脉络回顾

第一节 安宁疗护的理念、坐标与发展

"安宁疗护"的界定与理念

在我国当下的语境内，安宁疗护也即临终关怀（Hospice Care）作为生命末期且伴随着病症的干预与关怀手段，通常坐落于"病症—诊断—治疗—后效"的"求医"（在诊断与治疗之间）过程后，且与之有一定的连续性。这一概念常与缓和医疗（Palliative Care）相混淆，讨论时应当加以区分。

2014年，世界卫生组织（WHO）与世界安宁缓和医疗联盟（WHPCA）联合在《缓和医疗世界地图》（Global Atlas of Palliative Care）报告中采用了美国国家癌症研究所对临终关怀的定义，将**安宁疗护（临终关怀）**定义为"由卫生专业人员和志愿者提供的生命末期照护，包括医疗、心理和精神支持，通

过控制疼痛和其他症状，帮助临终患者获得平和、安慰和尊严，同时为患者家庭提供支持服务"[1]。这一定义直接明晰临终关怀不是要给予位处末期的生命以健康和延续，而是要从患者本身及周围的人群、组织和机构入手，确保一个有质量、有价值、与个体需求最为相契的晚年时光。需要注意的是，即使临终关怀的对象大多是老年群体，但也存在部分身患重疾的中年、青年甚至少儿，他们由于死亡突临的错愕和更为激烈的遗憾感同样迫切地需要临终关怀，因此临终关怀服务中这一群体的画像和需求也不应被忽视。

2002 年，世界卫生组织将**缓和医疗**定义为"通过运用早期确认、准确评估和完善治疗身体病痛及心理和精神等其他问题，来干预并缓解患者的痛苦、提高罹患威胁生命疾病的患者及家属生活质量的一系列照护方法"[2]。实际上这一定义已经将安宁疗护与临终关怀的阶段包含在内，认为它们是缓和医疗的最后一个阶段。但在美国的临床实践中，"缓和医疗"与"安宁疗护"的概念差异十分重要地区分了疾病早期和终末期的治疗思路，因此往往以"是否继续进行原发疾病的治疗"来划分缓和医疗和安宁疗护的界限[3]。

总结来看，我们将疾病医疗阶段分为治愈性手段和缓和医疗两个相互交织的板块。一般的疾病基本上可以在治愈性治疗阶段完成，然而一些患有具生命危险疾病的患者及家属还需要在病因治疗之外获得更具人文关怀的干预，这部分为患者及家属提供身、心、社、灵等方面支持的服务一般联合专科医学的治愈性治疗措施，通常在疾病的早期介入，即为缓和医疗，旨在改善和疗愈原发疾病的同时还能改善患者及家属的生活质量，帮助家庭面对疾病。而当患者的病况没有得到很好的控制而步入生命的终末期时，缓和医疗一般体现为安宁疗护，此时不再实施专科对因的治疗措施，仅仅提供各方面的照护、支持，以改善症状为目的的姑息性干预，以及哀伤辅导、丧葬支持等，旨在提高患者生命末期以及死亡的应对能力与质量。

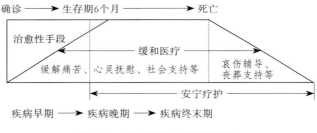

图 1.1　疾病医疗过程示意图

于是，此处所讨论的安宁疗护需要区别于广泛意义上的缓和医疗，其受众仅包含临终时间不超过 6 个月的重症病人，理论上不再为他们提供针对原发病的专科治疗，而仅仅提供姑息干预和心理抚慰、社会支持等服务。此外，进入安宁疗护的患者还应当满足知晓病情、出现症状、具有安宁疗护（临终关怀）意愿这三个必要条件，但往往现实情况并不如此理想化。值得一提的是，世界卫生组织认为需要姑息治疗（缓和医疗）的大多数成年人患有慢性疾病，如心血管疾病（38.5%）、癌症（34%）、慢性呼吸道疾病（10.3%）、艾滋病（5.7%）和糖尿病（4.6%），而许多其他疾患可能也需要姑息治疗，包括肾功能衰竭、慢性肝病、多发性硬化症、帕金森病、类风湿性关节炎、神经系统疾病、痴呆症、先天性异常和耐药性结核病等[4]。实际上，安宁疗护（临终关怀）的受众也应该包括这样的众多因慢性病或衰竭而逐渐走向死亡的患者，然而当前我国医院安宁疗护中的患者主要集中在恶性肿瘤晚期患者，如此一来，本研究的认知与讨论也会表现出对于这部分受众的偏向。

　　恶性肿瘤的出现与发展对于个人的生活而言是一种灾难性的事件，它可能会引起生理和心理等方面的急剧变化，患者常常因无力解决而内心处于极端特殊的紧张状态，继而出现情绪失调和行为紊乱等症状，此时需要强有力的支持系统帮助其脱离危机[5]。除了恶性肿瘤能够直截了当地通过疾病的外露而致使患者陷入多重维度的危机，各种类别和不同状态下的临终患者往往都会面临这种夹击。关于这种危机境况，查尔斯·A. 科尔（Charles A. Corr）根据人类生活的四个基本维度构建了人们应对死亡的四个主要任务工作领域，包括身体（Physical）、心理（Psychological）、社会（Social）和灵性（Spiritual）。他指出，由于应对死亡涉及对具体情境的个性化反应，因此我们对这种应对的理解必须反映出每个正在应对的个体所承担的具体任务。在身体方面，任务包括满足身体需求，并在符合其他价值观/原则的前提下尽量减少身体上的痛苦；在心理方面，任务包括最大限度地提高心理安全、自主性和丰富性（Richness）；在社会维度，任务包括维持和强化对当事人有意义的人际关系，并与社会上的社会团体或社会本身保持特定的互动关系；在灵性层面，任务包括解决有意义（Meaningfulness）、有联系（Connectedness）和超越性/超然存在（Transcendence）的问题，并在此过程中培养希望[6]。

如此一来，"身心社灵"的照顾理念与原则已经被提出，而它无比地适切于安宁疗护的理念、目标和价值。世界卫生组织在其《组织法》中将健康定义为："健康不仅为疾病或羸弱之消除，而系体格、精神与社会之完全健康状态。"[7]因此，全人健康取决于个体身、心、社、灵四个层面的平衡发展。每个人都需要积极地关注自己这四方面的需要，维持全面的健康，以面对人生的挑战。而"身心社灵"的全人护理模式是包括身体、心理、社会以及灵性四位一体的完整护理照顾模式，它来源于整体护理的概念体系，要求医护人员亦应评估患者的全人需求，提供全人治疗护理[8]。对肿瘤患者的身体照顾就是使用药物等方法，减轻患者在恶性肿瘤晚期所遭受的各种症状，增加其舒适感；心理照顾为协助患者、家属面对及度过死亡的过程，帮助他们适应现实及未来的生活；社会照顾是指导患者认识和学习健康情绪和行为，建立正向思维和正向心理，建立及维系和谐的人际关系；灵性照顾为尊重民族风俗及各种宗教信仰，增强信仰带给恶性肿瘤患者的支持力量，使其心灵得到平静与安宁[9]。由于当前医院安宁疗护中的患者主要为肿瘤患者，因此这些工作原则在安宁疗护中有着不容小觑的指导意义。

"死亡"的文化底色

在安宁疗护的深层阐述之前，我们需要进一步梳理"死亡"，尤其是位处文化语境中的死亡。德国社会学家诺贝特·埃利亚斯（Norbert Elias）在《临终者的孤寂》（*The Loneliness of the Dying*）中表达了对医学与死亡微妙关系的认识，认为现代医疗技术关注器官的局部过程或生命的自然过程，而对这一过程发生的场域即整全的人，并未予以足够的重视[10]。阿图·葛文德（Atul Gawande）医生在《最好的告别》（*Being Mortal*）中同样指出了在死亡面前医学考虑的不应再是如何一味地延长生命和缓解病情，而应该更具有自然科学以外的人文关怀与生命整体观[11]。过去，社会学和人类学对于死亡的关注往往局限在"已死"（Dead）的范畴，而"死亡医学化"的兴起与后果引发了人们向"濒死"（Dying）领域的转向[12]。其中，紧密围绕着生命维持技术而诞生的"现代死亡"（Modern Death）引起了最为激烈的争议，个体化和机械化的困境尤为剧烈[13]，同时我国老年人的死亡质量整体仍较为低迷[14]，对此的批判和反思便成了安宁疗护理念的内核。

在现代社会，多数临终者在医疗机构度过生命的最后阶段[15]，人们把对死亡的恐惧和对生命的不舍加注在一场医学无可达到的赌局上，因为人们认为这是唯一的希望，却忘了如何接受死亡。安宁疗护即临终关怀的出现正是要打破这种畸形但难以逃避的思维，协助人们在医学的合理帮助下思考死亡面前剩余的人生和时光，让死亡也变得意义非凡，同时协助传统的"生物"医学模式向"生物—心理—社会"医学模式和"生物—心理—社会—环境"医学模式[16]转型，给予临终病人以人性化照护、满足其基本欲望与需求、承认其自决权，将临终者视为一个完整的"人"。这实际上正对应于前面提到的"身心社灵"的全人照顾，对于我国人权保障、医疗资源利用和老龄社会适应与应对而言都具有关键的意义[17]。

1967 年英国医生桑德斯在伦敦创建圣克里斯多弗临终关怀院（St. Christopher's Hospice），意在通过保守性的治疗手段，减轻临终者的生理痛苦，为其创造舒适环境、提供精神安慰。这一事件成为现代临终关怀运动的开端。临终关怀运动从两方面批判与超越临终及死亡的现代悖论：一是医学进步对死亡的延迟并不必然提升临终者的生命质量；二是现代临终者在走向死亡的过程中体会到前所未有的孤独[18]。关于第一重悖论，当前学界的研究发展出两种趋向，一方面关注医疗技术与临终关怀相互配合以减轻临终者身心痛苦的方法，另一方面关注社会服务介入临终关怀的途径。而第二重悖论中的孤独则是安宁疗护需要解决也是正在面临的重大话题和问题。关于"孤寂"这种惯常的现代临终体验，埃利亚斯将死亡与临终模式的演变看作典型的构型式研究议题，认为人类的死亡与终结不是私人的事务，而是发生在社会结构中的、牵扯整个关系体系的约束[19]。死亡的祛魅下，我们深知自我在结构中的意义，也明晰了死亡对意义解读的单方面终结，这就是为何人们害怕死亡，也害怕亲密的人死去。构型下的死亡体验和诠释，使得现代话语体系下的临终关怀更加在个人、亲密性、社会组织等关系网络之中凸显重要性，也尤为强调了临终关怀中的人性处理、意义释放、克除孤寂和惧怕才是对死亡真正的疏解。

至此，安宁疗护的内在意涵以及其对于现代社会和人的重要性已经不言而喻，而正是这一引征于文化的理念体系却在实践中不得不受既存文化的制约。基于库恩（Thomas S. Kuhn）的范式工具，中国死亡的文化与观念被线性地划分为三个类型，分别是传统之镶嵌在社区中的死亡"共处"、现代之笼罩在医术下的死亡"遮蔽"和后现代之凸显个性需求的死亡"复活"[20]。这一观点认为，现代死亡被视为医学的失败而被"遮蔽"，而在我国当代的社会土壤中，巨大的死亡压力、医疗体系中对后现代死亡范式的抵牾和源于传统观念的文化惯习，都为安宁疗护的实践带来了巨大的文化障碍。

因此，我国临终关怀的困境主要来自观念问题而非技术问题，这一观念判断已经基本成为研究领域内的共识。2019 年一项基于基层医院肿瘤患者的调查研究指出，我国普通民众对待死亡都是持回避、否认、恐惧的态度，而患者及患者家属对待死亡的态度与对待临终关怀的意愿行为和态度信念呈正相关[21]。我国传统文化尤其是儒家文化经过了千年的沉淀，对社会和个体已经产生深远持久的影响与塑造，传统文化中的生命观、死亡观、孝道、医德观和鬼神文化根深蒂固地存在于人们的思想之中，且由于当今中国关于临终关怀的专业化教育较弱，加上社会传播媒介的规避，均禁锢着临终关怀的发展。中国传统文化中的生命观只重视生命活动的过程，而不关注生命活动的价值，且传统文化中对死亡赋予了不吉祥的文化意涵，加之鬼神文化对死亡禁忌形象的塑造、因果报应思想带来的保守立场，使得人们只谈优生不谈优死，面对死亡习惯于逃避[22]。此外，传统的医德观强调救死扶伤作为天职，并没有包含"care"（关怀）而非"cure"（治疗）的临终关怀理念[23]。

　　我们会发现，这些传统的观念往往都绕不开家庭。人们常说"落叶归根"，在"家本位"文化塑造的话语体系中，家庭作为生命的"最终归宿"，使得死亡和临终在传统文化的形塑下不断被"向内"整合。于是，当我们谈论死亡的文化意涵时，除了死亡概念内部的解释变迁，我们还应当关注存在于这一概念外部的、宽宏的家庭力量。在中国传统文化中，家的意义非比寻常，尤其是对于临终患者来说，"回家"不仅仅意味着回到故乡或者某所特定的建筑和房间，而更强调"亲人在处便是家"[24]，意味着临终病人与亲人在一起面对死亡、接受死亡、走向死亡。于是，由于这种发自内心与文化塑造的亲眷诉求，"家庭"的"在场"往往更有利于临终病人提高生命质量，获得尊严感。

　　"家庭"和"家属"对于临终者的尊严获得起着关键性的作用，这一主体在安宁疗护的实践中也占据了无比重要的位置。对此，王云岭提出，生死教育专家大多都倡导家庭在个体死亡中应该扮演重要角色，而现实却是许多人不但拒绝终末期病人回家的要求，而且正是他们扮演了"机械化以及非人化"死亡处理方式的积极推动者的角色，在抢救室外跪求医生采取极端手段抢救病人的正是终末期病人的家人[25]。正如菲利普·J.米勒（Phillip J. Miller）在研究中所揭示的，许多临终病人的家属并不考虑病人自身的表达和决策，在他们的解释甚至是忏悔中，往往没有人真正从患者的角度出发，为患者带来好处。他们考虑的通常是：如果我没有敦促医生尽一切力量，我会感到内疚；我无法忍受病人可能会认为我们没有尽一切努力的想法；我不希望这样做，但我不确定病人是不是也不希望这样做；什么也不做看上去更加糟糕，而医生能做的也只有这些[26]。子女囿于"侍疾""孝悌"等传统孝道伦理，常常在舆论压力下过分追求外在道德需求，忽视父母的真实需求，甚至违背父母意愿过度抢救治疗，结果却是增加了他们的痛苦，难以实现"善终"[27]。

从这个角度说，家庭和家人在临终者的临终场景和安宁疗护的践行中扮演的角色往往起着关键性的作用，他们是支持资源的重要来源，却也会在"代理"决策的过程中做出折损临终者尊严的决定。这仍然对死亡教育提出了要求，要求家人在适当的时机与临终者进行沟通，要求家人完全地尊重临终者的意愿，要求家人对于死亡和丧亲同样应该洗去执念而专注于临终者的尊严与生命质量。在这个意义上，家庭和家人往往和临终者位于相同的处境，也因此在本研究中我们会将他们同样作为临终语境下需要面临疾病与死亡而做出抉择与考量的主体，来剖析他们的处境和"妥协"。

医学与人文的汇聚及排斥

在文化和实践模式的作用下，我们会发现，在现代的死亡困结中，除了家庭和家属的角色与支持在其中作用显著，医学和医生在救治领域的主体性功能及其与安宁疗护理念的磨合过程也引人深思。

现代临床医学之父、医学教育家威廉·奥斯勒（William

Osler）指出，医学实践的弊端在于历史观察的贫乏、科学与人文的断裂，以及技术进步与人道主义的疏离[28]。国内有关临终关怀本土化的研究也指出，临终关怀需要对临终患者躯体痛苦的剪除，医护人员在整个关怀临终患者的过程中应担当起主导地位，这个主导角色的任务不是主宰患者的生死进程，不是要求对患者进行以治愈为目的的习惯性治疗，而是对临终患者进行医学人道上的关怀，使患者在生命终端幸福、尊严地走完人生，所以医护人员如何对患者进行关怀而不是治疗成为焦点[29]。这要求安宁疗护中倾向于"救死扶伤"的医生重塑自身关于医学目的、医学伦理、医疗原则等的认识与观点，围绕着"关怀"的主旨，让"医学人文"（Medical Humanities）在医学实践的场域中真正显形，使安宁疗护得到较好的运用和结合。

医学与人文学科似乎天然地对立：前者强调理性和科学，后者则注重情感和伦理，这两者几乎是不可通约的[30]。冰冷的技术、机械化的工具和将治疗对象物化、客体化，常常成为我们对于现代医疗和医生职业的刻板印象，人们似乎总是先验地认为，由于极端的理性占据高地，医学中无法容纳人文式的温度。然而实际上，科学与人文本是统一于医学的两种不可分割的本质规定性。医学科学的人文本质首先表现于医学的目的与宗旨。疾病早于人类出现，人类自诞生起就直面各种疾病和伤痛的威胁，医学就是与病痛斗争的产物，维护健康和救人性命的医学目的，使医学人文与生俱来于医学的产生，这种目的性所蕴含的医学人文性是医学职业对其主体的一种"天然禀赋"。而对于医学职业群体或医者个体，无论医术多么高明、医疗科技手段多么高超，如果不能真正敬畏和尊重生命，缺失了医学人文情怀，缺乏对患者的关爱，医疗行为就会有悖于医学目的，医术就可能沦为攫取利益的工具[31]。

可喜的是，人文在现代医学发展中正被重新唤醒和接纳，甚至出现多领域、多学科群化发展的空前盛况。这是因为关涉人文的生物医学问题——如一系列的生命伦理和法律问题、医患关系问题等——在生命科学和临床医学两大领域多点产生，需要医学人文以群化或体系性的力量加以应对，或者说需要以这样的方式返场、回归现代生物医学体系。传统意义上的人文需要适应这种变化并承担这一责任[32]。在这一由问题和需要牵引着出现或是回归的医学人文，使得被人们认为冷酷无情的医学重新带有了情感的因素和人文的关怀，也使得人们对医学有了一些新的认知。尤其是在全球化时代，人与自然、与健康的关系变得愈加紧张，人类在重视医学作用的同时，也开始把目光转向有着间接疗愈作用的人文[33]。

其中，影响现代医学人文观念形成和思想发展的因素主要体现于外在、内在两个方面：一是外在于医学的社会因素，特别是政治和文化的人权运动、"民主化"运动和自由追求向医学内部的传导和渗透；二则是对人之生死现实境况的技术性改变，深刻地影响了人类的生死观，从而助推了整个医学观念的本质性调整，并由此唤醒了对医学人文的格外关注，这是人文性作为医学内在属性的直接影响因素[34]。其中，后者带来的是安宁疗护对于医学人文的急迫诉求，即希望在具体的临床诊疗实践过程中，医务人员等医学主体强调要注重患者的身体感受，在医疗过程中给予患者全面的、系统的、细致的医学人文关怀；在诊疗方式上，设身处地去理解患者的感受，体贴入微、耐心认真地进行沟通和抚慰；在专业技术上精益求精、攻坚克难，追求治疗的安全、持续有效的生命质量，提供方便、优质、温馨的诊疗服务[35]。总而言之，这些不同以往的对于医疗实践中医患告知、医患平等、患者主体性、患者"尊严"和"人性"等的追求，都十分依赖于医学人文的发展和寻回。故而，不论是当我们思考医院的场景和环境要素，还是考虑医务人员主体行为的动机和作用时，都应该回到传统医学院和现代医院观中的科学中心、技术中心或是医学人文的不同土壤之中，充分理解并尝试梳理医学人文在当前医院实践、安宁疗护实践中的位置和进一步发展的潜力与方向。

第二节　临终语境中的疼痛、哀伤与尊严

　　在"身心社灵"四位一体的全人模式引导下，安宁疗护遵循"生物—心理—社会"的医学模式转向与构想。由于我们最终要关注、切入、着手以及期望能够加以维续或改善的是活生生的"人"的生命质量和维护他／她的"尊严"，因此如何整理临终状态下有关"个体"最真实的处境和状态，就成为厘清安宁疗护的概念、背景、结构与发展这些宏观表征之后的下一个必要步骤。由浅及深地，从生理、心理再到社会，我们不妨通

过身体上的疼痛、情绪上的哀伤和整体性的尊严来对临终语境下的"人"加以理解并概括，而这些也成为我们进一步以个案视角归纳和分析安宁疗护具体运作和场景的重要指导性前提。

"疼痛"的隐喻及表征

　　世界卫生组织将疼痛定义为"组织损伤或潜在组织损伤所引起的不愉快感觉和情感体验"；国际疼痛学会指出"疼痛是与组织损伤或潜在的组织损伤相关的不愉快的主观感觉和情感体验"[36]。1996 年，美国疼痛协会开始将疼痛称为"第五个生命体征"，并鼓励医生积极评估和治疗疼痛。其中，癌症疼痛简称"癌痛"，是癌症患者最常见且难以忍受的主要并发症之一，60% 以上的癌症晚期患者伴有剧烈的疼痛，59% 接受抗癌治疗的患者存在疼痛，30% 的患者在完成治疗后仍有疼痛。癌痛不仅使患者本人遭受巨大痛苦，严重影响患者的整体生存质量，而且给患者家庭和社会造成很大影响[37]。由于当前在医院接受安宁疗护的患者多数是癌症晚期患者，而在临终的境况中癌痛基本上可以被视为最重要的疼痛威胁，因此在这里我们将以癌痛为例证，梳理清楚有关疼痛，特别是患重症及临终状态下疼痛于生理、心理及社会中的内涵、意义与表征。

　　在生理学的范畴内，疼痛一般指"疼痛感"，通常也被简称为"痛感"（Nociception，源自拉丁语中的"伤害"），是引发疼痛的刺激从受创部位或者病灶部位发出并传导至中枢神经、使人产生疼痛感知的过程[38]，是一种身体"损害"或功能障碍带来的信号。疼痛在现代医学的研究和干涉领域中的地位愈加凸显。晚期肿瘤引起疼痛的生理性原因很多，一般与下列因素有关：实质性器官的肿瘤生长迅速，造成器官包膜紧张牵拉；癌肿压迫神经根或神经干，或直接发生在神经干上，晚期肿瘤浸润神经干或神经丛；肿瘤引起空腔脏器（消化道、泌尿道）梗阻；消化道肿瘤破裂引起出血及穿孔；肿瘤本身的破溃感染并引起周围组织坏死；肿瘤浸润血管，导致局部组织缺氧；放射疗法所产生的后遗症[39]。

在这里，如果回溯哲学史，我们会发现由于身体生命的有限性，早先的身体概念往往被视作对应于意识、知识的障碍[40]，这种临终语境中二元分化的身体含义为死亡和疼痛的哲学与社会表征提供了非常重要的解释方向。而社会学者克里斯·希林（Chris Shilling）在《身体与社会理论》（*The Body and Social Theory*）中提到，"潜势态"的身体通常造成生命体验中的"肉身缺席"，而疼痛往往以复仇的姿态使身体"复显"（Reappear）[41]，这揭示出意识与身体的分离现象，从而强调了弥合主客体相离间的关系的重要性。如此，"身—心"与主客体关系的一破一立为我们对"疼痛"形成更深入的理解提供了指导，对于疼痛究竟是否只是一种单纯的客体化的生理现象，而无关于"心"和"意识"上的感受与情绪，我们似乎可以找到更加准确的回答。

国际疼痛研究学会关于疼痛的定义已然跳脱出单纯的生物学视野，认定疼痛是一种不愉快的躯体感觉和"情感体验"，是一种与实际或潜在组织损伤相关，包括了感觉、情感、认知

第一章 临终之理

25

和社会成分的痛苦体验[42]。至此，我们或许应该区分"疼痛"（Pain）和"痛苦"（Suffering），前者更多地指肉体、身体和生理上的直观而客体化的感受，而后者一般更多地出于主体视角[43]，描述的是一个人正在经历的更加整体性的不愉悦状态，这两者最终都带来"负面感受"（Negative Affects）[44]。在这里，后者包含了更多复杂的社会、文化、历史与经验性的意涵，而它通常并不与疼痛互为分割，却成为本拘束在身体组织和生理领域的疼痛向外的一种延伸。于是，身体哲学的理论从"身—心"或者说是"主体—客体"的向度说，转向引起我们对"疼痛"走向"痛苦"再形成"负面感受"的过程的反思。正如学者所说，苦难具有内向性，苦难的表达需要找到外向的载体，这个载体就是隐喻与叙事[45]。

在向外寻求载体的过程中，心理通常作为身体和社会的衔接，成为疼痛引起社会、文化和历史属性的隐喻和表征之前的过渡地带，而这也恰恰打破了"身心二元论"的主客体分界，指向了"身体哲学"和"身体社会学"的研究话语体系。如果从心理学的原理认识疼痛这种"综合性的知觉"，有研究指出，影响晚期肿瘤患者疼痛的心理因素一般包括两个方面：其一是一般性因素，主要指年龄、性别、个体状况（遗传、体质、个性、个人生活经历、文化习俗等）；其二是心理社会因素，主要指认知、注意力、情绪、意志、信念和同情[46]。从这些归因中，我们愈发能够看到超出于个人和身体维度的宏观要素，也就越得到"将疼痛放置于社会文化视野的范畴内加以考量"的指引。

　　由于我们必须集中地关注临终语境下亟须干预、稀释和分解的病理性疼痛，它围绕着疾病与死亡，且往往带来一系列波及周遭的痛苦的体验，因此需要再次强调的是，我们在这里对疼痛的理解不应当是基于二元分化的，即不应该分别考虑疼痛在身体和社会层面上的表征，而应当将它们视作一个整体境况，它们共称为患病与临终状态下的"负面感受"，而内部的"身心社灵"各个面向上具体的疼痛相互缠绕、相互作用而形成个体化的疼痛与疾病的叙事。

　　于是，身体和疼痛都应该被视作一种经验性的社会过程，它们都具有十分丰富的社会意义，既从中反映出关于主体的文化处境、自我建构和实践经历，又给主体带来十分深刻的社会性影响。对此，身体社会学或许能够更好地说明这种弥合主客体分化而将疼痛视作一种整体性、过程性、要素性的表达的阐释逻辑。布莱恩·特纳（Bryan S. Turner）在《身体与社会》（*The Body and Society*）中指出，身体社会学研究形成了四个明晰可辨的理论传统：身体不是一个自然现象，而是社会建构；身体可被理解为社会组织和权力关系的文化表征；梅洛–庞蒂（Merleau-Ponty）的"活体"概念；人类本身如何被具象化以及人类获得诸如走路、跳舞、握手等日常活动的身体实践的方式[47]。这样，关于身体的理论视角可以简化为"作为表征的身体"和"作为实践和经历之具象化的身体"[48]，它们一致地强调了身体和社会之间的相互映射、影响的关系。如此一来，"身体"和"疼痛"得以超越医疗模式中的客体对象，而成为主体视角下复合着浓烈的"具身体现"（Embodiment）的表现形式。

在这样的意义上，身体并非仅仅是生物的，或社会的，或文化的，或历史的，而是它们的集合与浓缩[49]。

在"身体"的概念与解释向度得到必要的扩展之后，"疼痛"的隐喻、意义及社会表征就出现了。当疼痛出现在身体与社会的相互映射中时，人们有关疼痛的行为与反应（例如表达、传递、公开、宣泄等）以及人们对于疼痛的意义建构和隐喻，都深刻地受到社会教化的影响或是直接源于社会环境的催化。而在意义建构和隐喻上，凯博文（Arthur Kleinman）提出了"疾苦的躯体化"，这不仅关涉躯体—精神之间的张力，还旁及跨文化比较的境遇，认为当个体经历了严重的身心创伤时，常常通过身体这一外在化的载体来解释、表达内心的精神和社会苦痛[50]。这意味着个体以往失败的经历、所遭受的不公正、参与过的冲突，都会在某些时候以"疼痛"为契机，转化为主体关于"痛苦"的身体障碍话语以及情绪的困扰[51]。这种"躯体化"的隐喻看上去是一种"疼痛"的建构，实际上也指明了在已经发生的病理性疼痛中，人们通常也或多或少地以这些充满"痛苦"的个人或社会经历来认识和解释自己当前的身体和疼痛。例如，有研究认为，当主诉中出现"隐痛"一词时，一般具有不明原因、部位并不清晰、感受难以言说的特征，可以将其作为疾苦躯体化的例证，背后潜藏着两个可能性：一种是社会心理行为失序的躯体化表述，并无确切的疼痛，而是心理、社会、精神遭逢挫伤、挫折的迁移性表述；另一种则是躯体真实痛苦的生物与技术逃逸[52]。

临终与丧亲的心理学阐释

生命历程理论指出，人们在一生中由于文化与社会变迁的影响而扮演的年龄级角色和经历的生命时间序列，它关注具体内容、时间的选择，以及构成个人发展路径的阶段或事件的先后顺序[53]。在这种理论视角下，社会心理学与发展心理学关于人格形成与发展阶段的概括，都对"老化"和"死亡"的心理构型有所描述和提及。

爱利克·H.埃里克森（Erik H. Erikson）在其著作《生命周期完成式》（*The Life Cycle Completed*）中将人生和人格发展分为八个阶段，每个阶段都存在一种人格发展危机，其中，人们在成熟期（65岁以上）面临着最后的自我调整与绝望期的冲突[54]。虽然我们在这里主要讨论的是临终情境中的心理因素和表现，而临终并不限于也不等同于衰老，但在埃里克森归纳的生命最后一个阶段中，毕竟包含了与"死亡本身的面孔"（Face of death itself）相遇[55]的内容，因此十分值得我们借鉴。"第八阶段的生活包括对自己迄今为止的生活的回顾；一个人在多大程度上拥抱生活，在于他是否认为自己活得很好，而不是对错过的机会感到遗憾。"[56]依据埃里克森的理论，只有回顾一生时感到自己所度过的是丰足的、有建设的和幸福的人生的人，才会不惧怕死亡[57]。相比之下，无法接受生活不可避免地包含好与坏的平衡，无法融入自己的生活，无法获得平静，则会导致自我分裂和绝望，使得临终者会变得抑郁和孤僻[58]。于是，他提倡在回顾我们一生的事件中找到自我的完整性，将成功与失败、快乐与失望联系在一起，并对整体有一个平衡的看法。

相比之下，劳拉·L. 卡斯滕森（Laura L. Carstensen）提出的"社会情绪选择理论"（Socioemotional Selectivity Theory）更加直白地从社会动机的角度指明了时间知觉和社会目标之间的关系。这一理论认为时间知觉对社会目标的优先选择和社会同伴的选择偏好发挥着重要的影响，因此与年轻人相比，老年人常把他们的未来描绘为有限的，再去追求自己的目标已经"时日不多"[59]。通过这种对时间认识上的差异而导致的目标、动机和心理状态上的差异，我们可以将"年龄"要素泛化为"与死亡的时间距离"，这意味着分异不仅仅处在年轻与衰老之间，更存在于远离死亡和逼近死亡之间。这使得和老者一样，临终者大多是现实定位的，不再关注遥远的未来，时间的流逝不可阻挡地对情绪体验有着直接影响，更加希望生命终端即当下应该实现高质量的生活[60]。

如果我们再度将心理学的阐释维度具化，从生命阶段、衰老和转入死亡的宏观描述中抽离出来，而关注十分微观的个体在面对疾病和死亡时的心理状况，"哀伤"的情绪理论则会引起关注。

伊丽莎白·库伯勒－罗斯（Elisabeth Kübler-Ross）在《论死亡和濒临死亡》（On Death and Dying）一书中，通过与患绝症的成年人进行的一系列访谈，提出了哀伤过程的理论，认为人们在应对死亡时通常会经历五个社会心理和情绪变化阶段，依次是："不是我！（Not me!）"的否认期（Denial）、"为什么是我？（Why me?）"的愤怒期（anger）、"是我，但是……（Yes me, but...)"的讨价还价／协议期（Bargaining）、对过去和现在的丧失作出回应且预测和应对尚未到来的丧失的忧郁期（Depression），和被描述为一个"几乎没有感觉"的阶段的接受期（Acceptance）。其中，忧郁期还被细分为"应对性忧郁"（Reactive Depression）和"预测性忧郁"（Preparatory Depression），前者指向过去和现在的丧失，后者则指向未来[61]。罗斯将这些阶段解释为"防御机制"，"将持续不同的时间，并将相互取代或有时并存"，而阶段同时存在或"并存"的可能性没有得到很好的发展，也许是因为"阶段"这个词本身就意味着线性，也许也是因为在这个模型中对个人的描述存在一些模糊性[62]。

对于这种线性和机械的阶段划分的缺陷，罗斯主张流动性、取舍性、同时经历其中两种反应的可能性，以及从一个阶段跳到另一个阶段的能力。这十分接近埃德温·S.施耐德曼（Edwin S. Shneidman）所说的"情感蜂巢"，即一个人可以不时地、重复地返回到一个繁忙、热闹、活跃的情感、态度和其他反应的集合[63]，可能在同一时间或很短时间内反复经历不同的阶段，或在不同阶段间徘徊重复。"阶段"语言的纰漏带来了一些修正性的理论和模型设计，例如，肯尼斯·J.多卡（Kenneth J. Doka）致力于将"阶段"转化为"情境"，更加具体地将应对死亡置于与威胁生命的疾病共同生活的大背景下，概述这种共同生活的五个阶段及其典型任务，在每个阶段中，进入应对危及生命的疾病和死亡过程的各种社会和心理变量（文化、种族、宗教和个人），疾病的性质、轨迹和影响及其治疗，以及个人面对这些挑战的发展背景，都影响着个体所有的应对活动[64]。

在临终者面临生命历程的转换和疾病、死亡与临终前的哀伤情绪之外，"丧亲者"的心理状况也不应该为我们忽视，同样的，家属干预和哀伤辅导通常也被视作安宁疗护实践中的重要环节。

对于这种建立在一定的人际关系，尤其是亲密关系应对上的临终心理，约翰·鲍比（John Bowlby）的依恋理论有十分重要的价值。基于他早期提出抗议、绝望和依恋类别，鲍比进一步地阐述了哀悼的四个主要阶段：首先是麻木，可能会被痛苦和愤怒的表情打断，持续数小时到一周；其次是对失去之人的渴望和寻找，持续数月甚至数年；接着是感到绝望、哀伤、气愤或是憎恨；最后是或多或少成功地重组和重新整合尝试，学习和接受新角色，摆脱已逝者而重新生活[65]。我们会发现，和罗斯提出的哀伤的五个心理阶段十分相似，这两个阶段理论都主要描述了濒死者本人或者是丧亲的亲属在收到死亡信息时，从愕然、否认到被迫面对真相的心理折磨，到最后不得不进行的和解与角色转换。

同样是在"阶段"语言的局限性之下，菲利斯·R.西尔弗曼（Phyllis R. Silverman）和丹尼斯·克拉斯（Dennis Klass）提出了"持续联结"（Continuing Bonds）理论，把悲伤的过程解释为对失落的持续协调与再协调过程，而非解决失落的过程，强调与爱人的关系和持续对话在丧亲者的内心世界中继续存在和发展，贯穿整个生命周期 [66]。这一理论认为，人们或许永远无法解决失落、解决死亡带来的悲伤，但哀伤的形式与作用却可以随着时间和活动而改变。于是，越来越多的人意识到，丧亲不是一个线性的过程，在关系中的一方死亡后，持续的关系仍然存在，这些关系可以在哀悼者生活中的各个方面表现出来，例如梦见死者、与死者交谈和咨询、监督和指导的感觉、保存属于死者的物品、看图片和讲故事、探访坟墓、思考和回忆等等 [67]。悲伤和哀悼继续被视为涉及人际和个人内部的过程，其中包括与死者的记忆和表现的接触，以及对一个人改变的生活环境的适应。作为悲痛和哀悼过程典型特征的强烈不安情绪和认知，通常会随着时间的推移而消退 [68]。

临终尊严的概念和模型辨析

安宁疗护的理念内核是临终尊严，这也是本研究期待在最后梳理清楚透彻的概念。尊严被定义为"被尊重、有价值感、自尊的质量或状态" [69]，它依赖于身体、思想和自我形象的一致 [70]，在护理工作中起关键作用。需要注意的是，尊严的意涵是带有社会属性的，即它是与个人建立了社会关系的他人、群体和社会对个人给予的价值承认和尊重，并由此形成个人在他人心目中的令人尊敬、敬畏的地位和身份 [71]。因此尊严的实现必须依赖于社会关系，且不仅仅落于个人的自我意识，而应包含广泛的社会感知。例如，黑格尔认为，人格尊严是指作为一个人所应有的最起码的社会地位和他人最起码的尊重。对于临终患者来说，获得平等的尊重是首要的，尊严是在他人的认可与尊重中得以体现的[72]。在这样的基础上，安宁疗护的尊严被界定为患者的躯体舒适、个体自主性、有人生意义、强大的精神支柱、良好的人际交往及个人归属感等[73]。

另外，安宁疗护理念提出的"尊严死"由于涉及濒死状态与死亡过程的时空汇集，具有较强的特殊性，因此需要专门厘清。1991年版《新语词大词典》将尊严死定义为："对于一些自我意识丧失而无治愈希望的病人，由于本人无法表示自己的意愿而由亲属向医院、法院等提出停止治疗的要求因而死亡。这样的死使病人摆脱了凄惨状态，亲属也摆脱了沉重的精神负担，人们认为这样的死是高尚而尊严的。"2009年版《新编老年学词典》对尊严死的定义是："指没有康复希望、处于生命尽途的患者，不再经过插管等医疗手段强留，但需细心做好临终关怀的服务工作，使其自然而有尊严地死亡。尊严死是一种无可挽救的自然死亡，一般是尊重植物人患者的意愿或观念，停止无效的延命治疗，让植物人患者自然死亡。"以上两个定义都将放弃医护手段作为尊严死的代指。两者的不同之处是前者的限定条件是失去意识或无治愈希望，后者的限定条件是意识长期丧失的植物人。这些定义的缺陷是都忽视了临终病人在清醒时的医事抉择权利，而且将尊严死解释为由他人代替失去意识的患者或植物人做出放弃医疗措施的决定或行为[74]。因此，我们需要重新对"尊严死"加以辨析和界定。

参照国外的研究成果，所谓尊严死是指为了抵抗死亡的被管理化，拒绝过剩的人工延命治疗，停止针对已经没有康复希望且临近死期的患者所进行的延命治疗，容许患者自然地迎接死亡的行为[75]。与广义上的临终尊严相似，尊严死大体上也注重患者的躯体舒适、个体自主性、个人归属感等，但涉及死亡过程和生时对死的预料和安排，因此它特别意指临床终末期患者在进入临终阶段时遵循本人意愿放弃或中断无效治疗，拒绝采用心肺复苏术、人工呼吸机和饲管营养治疗等具有延续性但不利于末期生命质量和体验的治疗措施，而接受促进舒适与安详的缓和治疗方式，自然且有尊严地迈入死亡[76]，是一种对"优逝"，对身无痛苦、心无牵挂、人有尊严、灵无恐惧的追求，是理性、理想的死亡方式[77]。如果用前文中有关身体、心灵和疼痛的理论来解释，实际上这种"尊严"十分明确地指向了身体主体性的回归，而拒绝对身体的过度客体化的剥夺。其中，"遵循本人意愿"是十分关键的维度，而其实现通常倚靠于"生前预嘱"等预先医疗指示的程序。

然而，这一注重人格与人权的重要概念，却在实践中被部分地异化和扭曲。由于人们通常认为，创伤性的生命支持系统和重症抢救对于终末病人而言是不堪的，因此在安宁疗护的实践语境中逐渐有一股声音将临终尊严略带武断地界定为"拒绝任何维生支持措施的做法"，因而引起了强烈的质疑与批判[78]。实际上，尊严的本质在于身体、思想和自我形象的一致，它是人权属性中的至上状态，本就不应当有其固定的举措和倾向，因而任何认为某种具体做法才是尊严的观点都失之偏颇，而真实的临终尊严仅仅强调患者可以自行决断如何安排终末期和对死亡的应对，即使他选择全力抢救也应当给予支持和接纳。因而，这一争论一方面引发了立法上的紧张，即但凡法律有不完善之处，都尚可能有存心之人利用漏洞而左右他人的死亡自主性，而这是极为残忍的；另一方面则带来了传统观念之下人们真实的尊严之中的暧昧之处，即或许社会中大多数的个体在面对死亡时出于本能地要为生存抗争。因此其尊严就与安宁疗护的理念相悖，这时我们究竟是引导其思想观念还是尊重其既有认知，不仅是目前尚难解决的困顿局面之一，更是本书一条重要的论证思路。

事实上，正是因为"主体性"在死亡和临终面前显得十分模糊又敏感，因而它在实践中往往也面临诸多伦理的、法律的和践行的边界约束。由于我国目前还没有专门针对尊严死的法律，与欧美主要发达国家相比，我国对尊严死行为的法律规制几乎处于空白状态，目前能够直接适用尊严死行为的只有刑法[79]。因此，在我国的医疗实务中，判例并没有完全禁止尊严死，只要满足一定的条件，是持允许态度的[80]，应患者家属要求中止医疗的事件每天都有发生，司法机关一般不予追究，但因患者家属内部纠纷而曝光的事件最终几乎都会被司法机关判为有罪[81]。因此，一方面于患者而言，终末期的生命状态常常限制了患者的民事行为能力；另一方面，保护性医疗告知和家庭主义的决策模式进一步剥夺了患者对临终医疗方案的决策权[82]。这使得在我国当前的伦理、法律和实践框架内，"尊严死"尤其是临终者主体性的找回在实践上面临许多困难和壁障。

对于这一"基本人权"的原则同具体立法与实践的重大冲

突，我们应当从《中华人民共和国宪法》（以下简称《宪法》）
对"生命权"的规定，以及《中华人民共和国民法典》（以下
简称《民法典》）对人格权中"生命尊严"的规定开始，梳理
在我国话语体系中有关"生命权"和"死亡权"的方方面面与
争议。我国《宪法》第三十八条规定，中华人民共和国公民的
人格尊严不受侵犯[83]。人格尊严是指自然人在其出生至死亡之
间，所享有的作为一个人所应有的、最起码的社会地位，并且
应受到社会和他人最起码的尊重，在此基础上，向前延伸到胎
儿的人格利益，向后延伸至死者的人格利益，都是人格尊严的
保护范围[84]。因此，虽然我国《宪法》没有明确而具体地规定
"生命权"，但生命权是人类所享有的当然权利，而《宪法》中
规定的如人身自由条款、人的尊严与价值条款、未列举权利条
款等都能够从某种程度上证成生命权[85]。而在我国《民法典》
之《人格权》的规定中，"生命尊严"也得到强调。其中，生
命尊严包括生的尊严和死的尊严。对于前者而言，除了要维护
自然人"出生"的尊严，人们通过自己拥有的民事权利能力来
维护的往往是"活的尊严"，而"尊严死"正是有尊严地活的
必然要求，因此人们本应当有权选择有尊严地死去，保护自己
死的尊严。自然人倘若没有死的尊严，生命尊严就不完整，就
具有消极性与被动性，只有拥有死的尊严，并积极维护死的尊
严，才能增加生命尊严的积极性与主动性，从而全面维护生命
尊严，进而全面保障生命权[86]。

　　然而，在由"生命权"引向"生命尊严"的过程中，"生命
尊严"又分出生与死亡尊严，但目前相对于生命权而言，人们

的"死亡权"却仍然充满争议。与拒绝治疗权不同，要求死亡不具备成为基本权利的条件，前者是排除他人对自己身体的医疗干预，而后者却是要求他人杀死或协助杀死自己[87]，往往表现为"安乐死"的合法化与否。因为要求死亡违反了"不得杀人"的自然法戒条，也与国家保护公民生命不受伤害的利益相悖，因此绝大多数国家明文禁止临终患者要求死亡，仅有少数法域通过特别的制定法来授权患者要求死亡[88]。于是，在"生命权"与"死亡权"的张力之中，"生命尊严"内部的生死尊严也受到了在法律上回避死亡的惯习的影响。由于尊严死的权利在当前的实践语境中往往介于生命权与死亡权之间，因此"尊严"也体现出其限度，尤其是患者主体的拒绝医疗权总是表现出与生命权的诸多冲突，因为这种放弃治疗而接受死亡的现实态度在法律的叙述语境中往往刻画出"放弃生命权"的表象[89]。因此这种位于同一主体的内在的两种基本权利之争，在法律体系的讨论中就理应十分谨慎，所以有较多关于"尊严死的正当医疗行为论"在不同场景（如患者意思明确和不明确的场合等）的细致讨论[90]。

　　这种有限性在具体的临终尊严的实现程序上也有典型的体现。一般而言，安宁疗护中帮助患者实现尊严死的措施为"生前预嘱"，它可以完全实现患者的临终自主权，是一种十分理想的手段和程序。但在前文的梳理中我们已经知道，生前预嘱制度在中国的推行仍然面临诸多困境，如传统生死观与这一理念的冲突带来的生命伦理困境、传统医学观和医疗原则带来的医学伦理困境，以及孝亲文化与道德观念带来的家庭伦理困境[91]，还有对《宪法》秩序和价值理念的冲击[92]。这些困境在短期内难以彻底地解决，而安宁疗护仍然在推行和开展，那么患者的尊严如何在当前的法律和制度框架中施行便十分令人疑惑。在我国，较为符合本土观念和精神的临终决定程序类似于"意定监护"，即"代理人推定模式"与"代理人代为决定模式"。在安宁疗护发展得较为成熟的日本等地区，对于终末期医疗决定过程的制度都在确定了"本人决定模式"的基础上包含了两种代理人模式[93]，通常发生在患者还未来得及做出指示便失去决定能力的情况下。然而在国内缺失"本人决定模式"的制度保障时，作为监护者的家属的意见往往成为医疗机构的优先遵循，这带来另一个维度的尊严"限度"，即当下国内还无法完全彻底地落实患者本人绝对的临终意愿，但对家属意见的尊重在某种程度上也提供了患者表达、协商和获得自主权的空间。

总而言之，在这里我们需要明晰的首先是，在本书中，临终"尊严"的概念指向是人权导向的，即它是有其"限度"的，而非已然决定何种选择才是正当与否。这一"限度"引导我们警惕重要的是患者本人真实需要什么、为什么产生如此的需要，并在一定限度上提供指导和协商，但最终也应当充分尊重其意愿而非强加一种理念性的期望。这从某种意义上来说会导致任何自主的选择都具有符合尊严的正当性，但需要注意的是患者做出的决定和表达的需要，并非诚然代表其真实的意愿和最本质的需要，而或许为一些复杂的现实机制所蒙蔽或催化，因此"折中"的尊严就仍有其分析的必要性。故而本书在案例中探索的重点集中在选择与决定的由来、顾虑和方方面面的因素及后果，并从中思考安宁疗护的实践是否真正实现了人们的临终尊严，人们的抉择又是否真正代表其尊严，且本书语境中的"折中"最终也不再仅限于患者的个体角度，而是从社会整体的角度阐发为何理念与实际产生如此的落差，我们又需要从中反思什么。

梳理了临终语境下的"尊严"和"尊严死"概念之后，由于本书最终把关注点落在医院安宁疗护实践中临终患者的"尊严"实现情况，所以我们还需要进一步地明晰和细化在安宁疗护实践中的"临终尊严"应该包括哪几个关注面向、哪些具体内容和哪种测量标度。需要进一步说明的是，前文我们反复强调的"主体性"和"拒绝医疗的权利"确实是临终尊严中一个十分重要的组成部分，尤其是在当下的死亡文化、医疗伦理和家庭氛围中，这两个要素具有十足的代表性，但它远远不是临终尊严的全部；而临终尊严应该十分细致地包括临终患者在生命末期影响着生命质量的方方面面，是一个复杂又全面的模型。在我们尝试构建这样一个模型之前，安宁疗护中的"尊严疗法"（Dignity Therapy，简称 DT）能够为我们提供一定的思路与指导。

帮助患者追求其尊严的各项具体治疗方式被称为"尊严疗法"，是安宁疗护的主要内容及手段。它帮助患者肯定其自我价值、得到尊重、减弱躯体和身心痛苦、保护隐私、维护重要的社会关系、完成个人愿望、加强精神支持，也帮助家属更好地面对和参与亲人的临终[94]。尊严疗法一般采用访谈形式，由医护人员、心理师或精神学家实施，在访谈前评估患者的尊严基线水平，介绍尊严疗法，让患者阅读访谈提纲并进行思考。根据患者具体情况和反馈，合理安排访谈时间，访谈时确保有单独的空间，保证充分的时间（1 次访谈约 60 分钟），确保患者舒适，保证访谈期间不受打扰，在征得患者同意后进行访谈录音[95]。在访谈结束后的 2～3 天，将录音转录并整理成条理清晰的叙事文本返还给患者，指导其阅读并修正其中有歧义或错误的地方；然后记录者再修订；最后将修订好的文本交给患者，收集其对尊严疗法及文本信息的评价，根据患者的意愿，将叙事文本与亲人共享，或是在患者辞世后交给患者所希望交给的人[96]。

在"尊严疗法"的这些关注面向的引导下，我们应该梳理出具体的临终尊严模型。事实上，"尊严疗法"由哈维·马克斯·乔奇诺（Harvey Max Chochinov）最先提出，其理论来源正是他提出的尊严的测量模型，而对于尊严疗法的评估通常使用的也是他在尊严模型的基础上开发的《患者尊严量表》（Patient Dignity Inventory，简称 PDI），测量的通常是临终患者因尊严受损而产生的悲伤情绪[97]。乔奇诺团队在 2002 年建构出疾病终末期患者尊严模型（Dignity Model for the Terminally Ill），模型包括疾病相关症状因素、个体尊严因素和社会尊严因素三个类别[98]。此后，团队在这一模型的基础上于 2008 年编制出《患者尊严量表》，量表由 25 个条目、5 个维度（症状困扰、生存困扰、独立性、社会支持和心境平和）组成，遵照 5 级评分法评分，得分越高表明患者尊严水平越低，尊严受损越严重[99]。而后，也有一些其他供以参考的临终尊严模型构建方法，此处不再赘述。

　　鉴于以往研究中关于患者尊严和临终尊严量表、模型建立的经验（主要还是基于乔奇诺团队的临终尊严模型和量表，以及马丽莉等人在中华传统文化视角下对疾病终末期患者尊严模型的解析和修订）[100]，并根据本书研究对象的特征，结合以往研究中对癌症患者生命质量和尊严的关注面向[101]，我们将医院安宁疗护实践中的临终尊严从与身体、疾病相关的尊严，个体维度的尊严和社会维度尊严三个面向定义：其中与身体、疾病相关的尊严对应于安宁疗护理念中的"身"；个体维度的尊严对应于安宁疗护理念中的"心"和"灵"；社会维度的尊严对应于安宁疗护理念中的"社"，它们共同促成了"身心社灵"下临终者整全的尊严大观。表 1.1 呈现了维度的划分及各维度下的具体内容。

表 1.1　安宁疗护实践中的临终尊严模型

维　度	方　面	具　体　内　容
与身体、疾病相关的尊严（身）	疾病认知	知情度 病耻感
	自主能力	身体功能 认知敏感度
	症状困扰	躯体痛苦 （疲倦、疼痛、气促、失眠、食欲丧失、便秘、腹泻） 心理困扰 （医疗不确定性、死亡焦虑）

续　表

维　度	方　面	具　体　内　容
个体维度的尊严（心、灵）	观点与状态（内在）	自我连续性 角色维护 自豪感与自我认同 接受能力 适应力和顺应力 思想与决策的自主性 抱有希望 传承与遗产
	行动和实践（能动）	活在当下 维持常态 寻求精神与灵性慰藉
社会维度的尊严（社）	场景保护	隐私界限 在照护服务中的尊严
	社会支持	家庭关系与情感支持 重要的社会网络与社会关系支持 病友等共缘圈子支持 社会团体、组织、机构的支持
	社会影响	负担感 后事与社会影响的忧虑

注　释

1　世界卫生组织 , https://medlineplus.gov/hospicecare.html.

2　世界卫生组织 , https://medlineplus.gov/palliativecare.html.

3　姜姗等:《安宁疗护与缓和医疗：相关概念辨析、关键要素及实践应用》,《医学与哲学》, 2019 年第 2 期。

4　World Health Organization, "Palliative care", https://www.who.int/news-room/

fact-sheets/detail/palliative-care，2023 年 4 月 4 日参引。

5　R. K. Portenoy, et al., "The Memorial Symptom Assessment Scale: An Instrument for the Evaluation of Symptom Prevalence, Characteristics and Distress", *European Journal of Cancer* (Oxford, England: 1990), vol. 30A, no. 9 (1994), pp. 1326–1336.

6　Charles A. Corr, "A Task-Based Approach to Coping with Dying", *OMEGA – Journal of Death and Dying*, vol. 24, no. 2 (March 1992), pp. 81–94.

7　World Health Organization, "Constitution of the World Health Organization", https://www.who.int/about/governance/constitution，2023 年 4 月 4 日参引。

8　彭翠娥、谌永毅、王卫红：《身心社灵全人护理模式在肿瘤患者护理中的应用现状》,《中国护理管理》, 2014 年第 7 期。

9　同上。

10　［德］诺贝特·埃利亚斯：《临终者的孤寂》, 郑义恺译, 台北：群学出版有限公司, 2008 年。

11　［美］阿图·葛文德著、王一方主编：《最好的告别：关于衰老与死亡, 你必须知道的常识》, 彭小华译, 杭州：浙江人民出版社, 2015 年。

12　景军：《大渐弥留之痛与临终关怀之本》,《中央民族大学学报（哲学社会科学版）》, 2021 年第 3 期。

13　陆杰华、张韵：《转型期中国死亡社会学的思考：现状、进展与展望》,《中国特色社会主义研究》, 2015 年第 6 期。

14　陆杰华、张韵：《健康老龄化背景下中国老年人死亡质量现状及其对策思考》,《河北学刊》, 2018 年第 3 期。

15　王树生：《超越孤寂：文明进程中的临终关怀及死亡》,《社会科学》, 2020 年第 12 期。

16　李义庭等：《临终关怀学》, 北京：中国科学技术出版社, 2000 年。

17　陆杰华、张韵：《健康老龄化背景下中国老年人死亡质量现状及其对策思考》。

18　王树生：《超越孤寂：文明进程中的临终关怀及死亡》。

19　同上。

20　刘谦、申林灵、秦苑：《由死亡范式演进看中国安宁疗护问题》,《清华大学学报（哲学社会科学版）》, 2022 年第 4 期。

21　李怡、许琼、黄丽云：《基层医院肿瘤患者临终关怀模式的研究》,《中国老年保健医学》, 2019 年第 6 期。

22　朱正刚、周阳、陈燕：《中国传统伦理文化对临终关怀照护的影响》,《中国老年学杂志》, 2015 年第 21 期。

23　慕佼见、杨海龙：《浅析我国临终关怀的发展现状》,《才智》, 2019 年第 26 期。

24　贺苗等：《中国安宁疗护的多元化反思》,《中国医学伦理学》, 2018 年第 5 期。

25　贺苗等:《中国安宁疗护的多元化反思》。

26　P. J. Miller, "Death with Dignity and the Right to Die: Sometimes Doctors Have a Duty to Hasten Death", *Journal of Medical Ethics*, vol. 13, no. 2 (June 1987), pp. 81–85.

27　姜姗、周宁、姜柏生:《晚期肿瘤患者安宁疗护实践中的认识误区、伦理困境及对策探讨》,《南京医科大学学报（社会科学版）》, 2019 年第 2 期。

28　姜海婷:《医学人文境界的概念、内涵及其影响因素》,《医学与哲学》, 2021 年第 18 期。

29　陈保同、尤吾兵:《临终关怀伦理的中国本土化问题研究》,《中国老年学杂志》, 2011 年第 12 期。

30　王宁:《医学人文：沟通科学与人文的桥梁》,《上海大学学报（社会科学版）》, 2022 年第 6 期。

31　柳云:《论医学人文观的历史变迁及其现代特征》,《医学与哲学》, 2022 年第 24 期。

32　同上。

33　王宁:《医学人文：沟通科学与人文的桥梁》。

34　柳云:《论医学人文观的历史变迁及其现代特征》。

35　姜海婷:《医学人文境界的概念、内涵及其影响因素》。

36　郑艳姬、吕沁:《从感觉到意义：疼痛的社会文化属性》,《医学与哲学》, 2019 年第 22 期。

37　李文杰等:《癌症疼痛药物治疗理念的发展与变迁》,《医药导报》, 2021 年第 1 期。

38　郑艳姬、吕沁:《从感觉到意义：疼痛的社会文化属性》。

39　蔡翔:《晚期肿瘤患者疼痛的原因分析及其对策》,《医师进修杂志》, 1992 年第 10 期。

40　冯珠娣、汪民安:《日常生活、身体、政治》,《社会学研究》, 2004 年第 1 期。

41　［英］克里斯·希林:《身体与社会理论》第二版, 李康译, 北京: 北京大学出版社, 2010 年。

42　王一方:《痛苦如何走向哲学——痛苦哲学的内涵、隐喻与范畴》,《医学与哲学》, 2021 年第 18 期。

43　孙佳雯:《苦难与疼痛的社会生产及其社会根源》, 硕士学位论文, 华东师范大学, 2010 年。

44　王一方:《痛苦如何走向哲学——痛苦哲学的内涵、隐喻与范畴》。

45　杨晓霖、佟矿:《痛苦哲学中的隐喻智慧与叙事赋能》,《医学与哲学》, 2021 年第 18 期。

46 蔡翔:《晚期肿瘤患者疼痛的原因分析及其对策》。

47 ［英］布莱恩·特纳:《身体与社会》，马海良、赵国新译，沈阳:春风文艺出版社，2000年。

48 张庆宁、蒋睿:《临终关怀:身体的医学化及其超越》，《思想战线》，2014年第5期。

49 同上。

50 王一方:《痛苦如何走向哲学——痛苦哲学的内涵、隐喻与范畴》。

51 郑艳姬、吕沁:《从感觉到意义:疼痛的社会文化属性》。

52 王一方:《痛苦如何走向哲学——痛苦哲学的内涵、隐喻与范畴》。

53 李强、邓建伟、晓筝:《社会变迁与个人发展:生命历程研究的范式与方法》，《社会学研究》，1999年第6期。

54 ［美］爱利克·埃里克森:《生命周期完成式》，广梅芳译，北京:世界图书出版公司，2020年。

55 Robert Joseph Zalenski and Richard Raspa, "Facing Death: Palliative Care, Erik Erikson, and the Final Stage of Life", *Journal of Palliative Medicine*, vol. 19, no. 8 (August 2016), pp. 804–805.

56 ［美］爱利克·埃里克森:《生命周期完成式》。

57 刘利品:《从宗教对人死亡的"拯救"到人独立面对死亡——基于马克思的宗教思想和埃里克森人格发展阶段理论》，《文化学刊》，2017年第9期。

58 Robert Joseph Zalenski and Richard Raspa, "Facing Death: Palliative Care, Erik Erikson, and the Final Stage of Life".

59 伍麟、邢小莉:《人的老化与社会情绪选择理论》，《医学与哲学（人文社会医学版）》，2008年第9期。

60 同上。

61 ［瑞士］伊丽莎白·库伯勒-罗斯:《论死亡和濒临死亡》，邱谨译，广州:广东经济出版社，2005年。

62 Charles A. Corr, "The 'Five Stages' in Coping with Dying and Bereavement: Strengths, Weaknesses and Some Alternatives", *Mortality*, vol. 24, no. 4 (October 2019), pp. 405–417.

63 Ibid.

64 Ibid.

65 Howard J. Parad, "Loss: Sadness and Depression. Attachment and Loss Series, vol. 3. By John Bowlby. New York: Basic Books, 1980. 472 pp. $22.50", *Social Work*, vol. 26, no. 4 (July 1981), pp. 355–356.

66 Simon Shimshon Rubin, Alexander Manevich and Israel Issi Doron, "The Two-

Track Model of Dementia Grief (TTM-DG): The Theoretical and Clinical Significance of the Continuing Bond in Sickness and in Death".

67 Ibid.

68 Ibid.

69 强万敏、郑瑞双:《尊严疗法在癌症患者中的研究进展及对我国临终护理的启示》,《中华护理杂志》,2013 年第 10 期。

70 章艳婷、钱新毅、李建军:《临终患者尊严死的研究进展》,《护理学杂志》,2020 年第 7 期。

71 韩跃红、孙书行:《人的尊严和生命的尊严释义》,《哲学研究》,2006 年第 3 期。

72 张伟、周明:《老年临终关怀中的尊严死与安详死》,《医学与哲学（A）》,2014 年第 1 期。

73 强万敏、郑瑞双:《尊严疗法在癌症患者中的研究进展及对我国临终护理的启示》。

74 景军:《尊严死之辨》,《开放时代》,2022 年第 4 期。

75 刘建利:《尊严死行为的刑法边界》,《法学》,2019 年第 9 期。

76 章艳婷、钱新毅、李建军:《临终患者尊严死的研究进展》。

77 许宝惠等:《国内外患者尊严研究进展》,《医学与哲学》,2021 年第 23 期。

78 陈云良、陈伟伟:《临终医疗的人权法理——"尊严死"概念与边界的思考》,《人权》,2021 年第 3 期。

79 刘建利:《尊严死行为的刑法边界》。

80 刘建利:《晚期患者自我决定权的刑法边界——以安乐死、尊严死问题为中心》,《中国社会科学院研究生院学报》,2018 年第 3 期。

81 刘建利:《尊严死行为的刑法边界》。

82 陈云良、陈伟伟:《临终医疗的人权法理——"尊严死"概念与边界的思考》。

83 《中华人民共和国宪法》,2018 年。

84 杨立新、李怡雯:《论〈民法典〉规定生命尊严的重要价值》,《新疆师范大学学报（哲学社会科学版）》,2020 年第 6 期。

85 胡超:《论患者的拒绝医疗权》,《医学与法学》,2018 年第 2 期。

86 杨立新、李怡雯:《论〈民法典〉规定生命尊严的重要价值》。

87 孙也龙:《临终患者自主权研究——以境外近期立法为切入》,《西南政法大学学报》,2017 年第 5 期。

88 同上。

89 胡超:《论患者的拒绝医疗权》。

90 刘建利:《尊严死行为的刑法边界》；刘建利:《晚期患者自我决定权的刑法边界——以安乐死、尊严死问题为中心》。

91 余文诗等:《"尊严死"还是"赖活着"？——我国生前预嘱的伦理困境分析及

对策研究》,《中国医学伦理学》, 2018 年第 6 期。

92　王兆鑫:《生命选择与死亡尊严：权利保障视角下生前预嘱的立法规制——以〈民法典〉和〈基本医疗卫生与健康促进法〉部分条款为切入点》,《中国卫生法制》, 2021 年第 3 期。

93　郑玲:《内涵模式与先行经验：尊严死决定程序的规范化研究》,《中国公共政策评论》, 2021 年第 3 期。

94　强万敏、郑瑞双:《尊严疗法在癌症患者中的研究进展及对我国临终护理的启示》。

95　魏亚红、刘巍:《尊严疗法在晚期癌症患者中的研究进展》,《中国肿瘤临床》, 2016 年第 19 期。

96　强万敏、郑瑞双:《尊严疗法在癌症患者中的研究进展及对我国临终护理的启示》。

97　魏亚红、刘巍:《尊严疗法在晚期癌症患者中的研究进展》。

98　Harvey Max Chochinov, et al., "Dignity in the Terminally Ill: A Developing Empirical Model", *Social Science & Medicine*, vol. 54, no. 3 (February 2002), pp. 433–443; Harvey Chochinov, "Dignity-Conserving Care — A New Model for Palliative Care: Helping the Patient Feel Valued", *JAMA: The Journal of the American Medical Association*, vol. 287 (June 2002), pp.2253–2260.

99　Harvey Max Chochinov, et al., "The Patient Dignity Inventory: A Novel Way of Measuring Dignity-Related Distress in Palliative Care", *Journal of Pain and Symptom Management*, vol. 36, no. 6 (December 2008), pp. 559–571.

100　Harvey Max Chochinov et al., "The Patient Dignity Inventory: A Novel Way of Measuring Dignity-Related Distress in Palliative Care"；马丽莉等:《中华传统文化视角下疾病终末期患者尊严模型解析》,《中国护理管理》, 2020 年第 4 期；李玉、叶志霞、李丽:《ICU 临终患者尊严死的研究进展》,《解放军护理杂志》, 2016 年第 7 期；明星、徐燕:《临终患者尊严内涵及影响因素的国内外研究进展》,《护理学杂志》, 2015 年第 19 期；黄瑶、周英:《患者尊严测评工具的研究进展》,《中国护理管理》, 2020 年第 12 期。

101　万崇华等:《癌症患者生命质量测定量表 EORTC QLQ-C30 中文版评介》,《实用肿瘤杂志》, 2005 年第 4 期；强万敏、郑瑞双:《尊严疗法在癌症患者中的研究进展及对我国临终护理的启示》；葛国靖等:《中文版患者尊严量表初步修订及信、效度评价》,《中国公共卫生》, 2016 年第 8 期。

第二章　秋叶落于田野：研究场域、方法与对象

第一节　医院及其安宁疗护开展概况

F市M医院

本研究的一处田野选在F市M医院。F市是我国的一线城市，政治、经济、文化、技术等方面都较为发达，其安宁疗护的发展在国内来说也同样较为先进和成熟。通过进入该市安宁疗护开展的代表性医院，能够相对深入和全面地挖掘出我国安宁疗护推广、实践和运行中的历程、思路和状态，引发更加到位和切题的相关思考。而F市M医院是一所集医疗、预防、保健、康复、急救、教学、科研于一体的大型三级综合医院，地理位置优越，交通方便，多条公交线路直达，占地面积约6万平方米，编制床位1000余张，在岗职工近2000人。

F市M医院的安宁疗护科室是国内较早成立的安宁疗护科

室，在发展过程中取得了较多荣誉。虽然 F 市 M 医院是一家三甲综合性医院，但对于一些癌类的治疗名声在外，因此有不少慕名前来的肿瘤患者。在这样的情况下，F 市 M 医院的安宁疗护科室主要的收治对象便多是恶性肿瘤末期患者，其中不乏为获得安宁疗护和临终关怀而慕名前来的，但也存在许多以会诊、转诊方式无奈地进入或"借床"的患者。总之，由于创办时间较早，F 市 M 医院的安宁疗护科室的招牌在社会上比较响亮，也被认为是国内相对成熟和有体系的实践案例。

按照 2017 年国家卫生计生委制定的《安宁疗护中心基本标准（试行）》的要求，F 市 M 医院安宁疗护科室的病区占地约 1 000 平方米，共有床位 14 张，均为单人间病房，病区内还配有谈心室、咖啡厅、静修室、全自动洗澡间等，为肿瘤终末期患者提供安宁疗护服务近 2 000 人次。病区灯光明亮，四处摆放着绿色植物和精致可爱的配饰，病房内外干净整洁，主要由蓝绿色墙纸和木黄色的家具组成，令人感到温馨平和。病房内一般布置有一张病床、一张书桌、一面衣柜、一张躺椅（主要供陪护者休息使用），墙上挂着几幅风景油画。房门正对的是整面明亮的落地玻璃和镶嵌在上面的一扇玻璃门，门外通向一个被打通的大阳台。走廊上铺着人工的绿色草坪，草坪上摆着一列黄色的藤编桌椅，窗下的墙面上盘着绿色藤蔓，窗外阳光正好，整体环境十分舒适宜居。在护士站的台面上，摆放着一些日常生活用品（如指甲剪、橡皮筋等）、一盒精美可爱的小饰品和一本写满感恩和祝福的留言册，供患者和家属随意使用，设计十分用心。

　　科室内配有 4 名医生和 10 名护士。此外，F 市 M 医院安宁疗护中心有来自各行业的志愿者，并与一系列社会公益性质组织建有长期合作关系，以提供更为完善的舒缓疗护、心理咨询、宗教信仰、社会支持等方面的服务。团队中，医生负责患者各项身体检查、症状评估及控制，减轻患者痛苦；护士随时对患者进行身、心、社、灵全方位的评估，与医生讨论患者症状的处理，执行舒适护理，如洗头、洗澡、按摩及翻身摆位等，指导家属如何照顾患者，为患者及家属提供心理、社会和精神灵性层面的照护；社工是患者 / 家属、医院及社会资源三者之间的桥梁，协助患者完成心愿及提供相关社会资源；志愿者协助患者洗头、理发，协助采办用物，倾听、陪伴、抚慰患者及家属，提供悲伤辅导。

　　在 F 市 M 医院，安宁疗护的服务对象主要是疾病终末期患者及其家属，包括肿瘤与非肿瘤的疾病患者，但前文已经提到，目前科室主要针对晚期肿瘤患者开展服务。一般而言，随着病情的进展，如果医务人员（包括专科医生或缓和医疗团队）、患者及家属认为专科治疗无效，或者患者不能耐受因治疗带来的副作用，治疗的弊大于利，不再具备继续治疗的条件时，即可过渡到安宁疗护。进行安宁疗护的患者应满足知晓病情、出现症状、具有安宁疗护意愿这三个条件。M 医院中，安宁疗护方案及手段包括西医药物对症处理治疗、中药内服、全息治疗、经络疗法、中医外治法、食疗药膳等特色舒缓治疗，洗澡、伤口护理、芳香按摩等舒适护理，以及心理、社会评估与照顾，灵性照顾，哀伤辅导和社区支持等服务。

H 市 D 医院

本研究的另一处田野选定在 H 市的 D 医院。H 市是一个二线城市，其经济、技术与文化观念等都不发达和突出，安宁疗护的实践就更难以与已有充分实践经验的地区同日而语。但之所以选择该城市，首先是因为目前在我国的整体环境中，安宁疗护尚未成为共识，也仍未达到成熟化和体系化，因此该城市的具体情况对于我国国内安宁疗护的平均发展水平而言具有一定的代表性和补充意义。相对走在前列的超级城市、一线城市而言，也十分值得我们讨论和反思，同时也能够和 F 市的情况形成比照和启发。其次则是因为该城市中，真正意义上开展安宁疗护和临终关怀的机构十分稀少，D 医院的安宁疗护科室就是其中的代表，以医院下设的病区形式开展，符合我国推行安宁疗护的一般路径，也代表它当前阶段的普及程度。此外，开展机构数量之少也意味着该科室的运转情况基本上可以覆盖该城市安宁疗护实践的总体样貌，十分便于研究的开展与分析解释的进行。

H 市 D 医院同样居于市内重要地理位置，交通便利，生活设施周全，周边有各色的市场、餐馆、超市等功能区，占地面积六万多平方米，住院楼则有十万余平方米。D 医院是一家三甲医院，以肿瘤诊治为专科特色，在岗职工 2 000 余人，共有编制床位 1 600 余张。在肿瘤诊治和临床护理领域的丰硕成果吸引了附近的大量肿瘤患者，因此在过剩的技术导向逐渐催生出死亡的现代问题之时、在国家对安宁疗护推行力度加大之时、在人们的生命意识和尊严需要不断觉醒之时，安宁疗护对这样一所以肿瘤为"头目"的医院而言便极为重要和迫切。另外，D医院相对而言较为先进和全面的理念、科教和临床护理的发展，也为安宁疗护的推行与建设提供了土壤和养分。H市D医院从一开始便在肿瘤科的日常护理工作中加入临终关怀理念，到近年来理念逐渐成熟，发展出建立安宁疗护的独立科室的动力，开展安宁疗护病房试点工作，并逐渐建立和启用独立的科室与病区。这个过程仅用了短短几年，也使得其安宁疗护的实践仍有较多不够成熟之处。

D医院安宁疗护科室的病区设置在住院部高层，采光、俯瞰视野良好，并且有效避开了嘈杂区域。病区占地面积近2 000平方米，目前开放病床24张，设有套间、单间及双人间，此外科室配备谈心室、中医室、淋浴间、静修室、康复室等功能性设施。科室内配有专职医生4人、护士11人，与此同时不定期地面向社会招募心理咨询师、社工团队和志愿者参与科室活动。

从科室病区的装潢看，确实体现出"舒适"与"生活质量"的取向，同时兼顾安全、便捷与医疗专业性。病区以黄绿色调为主，灯光明亮又不失温和，整体环境干净整洁，营造出轻松、活泼并具有希望与生命力的氛围，而病区内的病房也突破传统病房的功能化设置，主要采用家装形式：大套间内设有会客室，配备冰箱、微波炉、空调等家电，沙发、餐桌等家具；小单间和双人间内也配有洗手间、桌椅、电视等，打造出"居家"的诊疗环境。除此之外，病区设有静修室，用于患者及家属进行专门的交谈或告别；设有大空间和地面防滑的淋浴间，可以为行动不便的老年人提供淋浴服务；位于大门另一端的阳台设有"植物认领区"，供患者家庭认领与照顾绿植；休闲区内设有许愿墙，贴有患者及家属的心愿，这些无不体现出高度的人性化和"去医院化"。

　　H市D医院的安宁疗护科将症状管理、舒适照护、人文（灵性）关怀作为服务内涵，收治临终期不足6个月的末期重症患者，理论上符合安宁疗护的理念标准。其中，症状管理要求对生命末期患者进行多学科诊疗，准确筛选、评估其疼痛、呼吸困难、恶心呕吐等症状，结合病情给予适当的镇痛药物、辅助药物及其他治疗，以缓解各种症状，提高生活质量；舒适照护则包括床上洗头、芳香疗法、中医泡脚、精油抚触、口腔护理、音乐治疗等一系列服务；人文（灵性）关怀要求科室及时开展心理评估，进行心理疏导，在特殊的日子里开展具有安宁特色的活动。此外，科室与当地红十字会、民政局、公益组织等建立联系，一方面探索建立人体器官和遗体捐献、殡葬服务、遗嘱安排等相关事项的联络机制；另一方面尝试建立志愿服务提供与进入的体系。

第二节　研究方法、伦理与个案综述

研究方法与伦理

　　本研究基于这两家医院，深入其中仍处于发展与探索阶段的安宁疗护中心／病区，主要采取参与式观察法、访谈法和档案法等方法进入田野、收集材料，关注其中安宁疗护工作的具体开展以及不同主体的经历、立场、心理和抉择，试图使用质性研究方法窥探我国安宁疗护实践的全貌和特征，回答其中有关临终"尊严"的问题。因此，本研究将结合个体视角和结构性视角，从个案角度出发、以个案方法为主，进入结构性的分析和概括，以推动论述的递进。

通过前期阅读文献、建立框架、制定研究计划与提纲，进入田野后进行参与式观察、对不同主体的访谈和查阅病案，本研究最终得到了一系列个案视角的叙述，后文的分析将围绕这些内容展开。值得注意的是，由于医院场所的特殊性，包括医护人员与医院患者在内的个案对象的特殊性，以及所涉话题的敏感性，本研究在田野工作和材料收集中遵循了特殊的伦理规范和原则。

首先，对于医护工作者，本研究在参与式观察和访谈之前明确了研究的目的、主要内容、用途和隐私的维护，并以最大限度的不打扰为前提参与医护人员的日常工作和组织访谈。其次，对于患者及家属，由于医院制度和病区属性的特殊性，我们一般需要在医护人员的陪同与监督下与其接触，一方面在跟随医护人员查房、患者与家属来到医生办公室与医生交流的情境下，以旁观者视角参与和观察；另一方面以社工见习或志愿者的身份进入病房与患者和家属进行日常交流、陪伴和抚慰，在接触与交流中尤其注重患者隐私和权益的保护，关注话题的走向和患者的身体及心理状态的即时变化，同时务必以患者为

中心、以陪伴和服务患者为主要目的，而不应以功利性的调查
和材料收集为主要目的。

　　由于在场观察的即时性，同时又为了实现个案信息的完整
性，本研究还通过医护人员的陈述和医院方关于患者的病案记
录，尽可能地补全了所接触和了解的患者个案，从进入安宁疗
护到当前或是临终阶段（也有部分患者在田野过程中离世）的
完整历程。同样由于保障医疗制度下患者的隐私，本研究全书
采用化名，且对可能暴露真实身份的重要信息进行了模糊化或
匿名化处理。

基于叙事方法的患者案例形成

　　在这里，由于患者与临终情境的特殊性，我们还需要再特
别提及围绕患者主体的进入方法、互动方法和最终个案形成的
方法。在这样的情境中，介于循证与治疗医学的结构语境，同
时又朝向疾病与死亡的身体和社会表征，作为面向社会科学的
调查者和介入者，寻找一种"中和"的方法，是与患者及其疾
病维持长久联系，同时不遗失进入的深度和力度的最佳策略。
而这种"中和"的方法则是"叙事方法"。

　　叙事，即叙述自己的经历或故事，最早由国际医学人类学
家凯博文提出，旨在使叙述者个人性格特征、内心情感、文化
背景、社会关系等得到总体上的理解[1]。这时的叙事是一种文学
用语、话语模式，也指一切人类行为，即事件本身[2]。叙事研

究的主要特点是把人的叙事作为研究对象，用叙事分析来研究对象，用叙事来呈现并解释研究的发现[3]。事实上，"叙事分析"属于史学、文学、语言学、社会学、人类学、心理学等经常使用的一种研究策略[4]。其中，叙事方法在社会学研究中是一种重要的范式转向。在转向中，调查研究和干预对象的"叙述"成为日后论述与反思的关键性证据，这种叙述把人们的"生活经验"转化为建构自我的有效手段[5]，而这对于身体、疾病、死亡而言有着不可忽视的意义。尤其是在面对人们关于"苦难"与"病痛"的讲述时，自我建构对于研究的价值无可否认。

之所以将叙事方法称为一种"中和"的研究方法，是因为这种集中在人文社科研究中的调查与反思手法，在医学人文的发展与倡导中也逐渐被用于医学场域。美国哥伦比亚大学内科学教授丽塔·卡伦（Rita Charon）在其 2006 年的专著中将"叙事医学"定义为由具有叙事能力的临床工作者所实践的医学，定义叙事能力为认识、吸收、解释并被疾病故事感动的能力[6]。2014 年罗马一家相关领域的国际专家委员会将叙事医学定义为"获得、理解、融合疾病经历中所有参与者不同观点的工具"[7]。其中，医学叙事关注的是患者的人际关系维度和内在心理维度，其主要优势在于弥合医疗卫生服务中的分歧，包括医生和患者对疾病情境的认识、对病因的认识、对羞耻/责备/恐惧等情感的认识、对死亡的认识这四个方面，这适用于所有的医学场景，但在慢性病特别是肿瘤患者中体现出重大优势[8]。这是因为，以患者为中心的医疗要求医生不仅从生理、病理、病因、治疗选择等纯粹生物医学的视角来解释患者的病痛，还要关注患者的叙事——患者对疾病的解释是基于他对疾病的感受[9]。而关注、再现、归属是叙事医学的核心概念，细读文学作品和写作则能够更好地培养医生的叙事能力，即认识、吸收、解释并被疾病的故事感动的能力。其中，书写平行病历成了叙事医学的一种重要方法——通过描写细节实现关注，通过描写情境实现复杂环境的再现，通过描写医疗决策过程实现医患之间的归属[10]。

叙事医学的多学科领域提供了更好地理解临终体验、帮助濒死之人和他们的照护者的途径和工具，这些工具天生就是缓和医疗，能够弥合病人的观点与照护者自我保护之间的距离[11]。这种叙事方法运用于医学关怀中的尝试亦值得我们借鉴，例如平行病历的形式、以患者为中心的医疗原则、以关系为中心的照护原则等，都为我们的研究过程提供了见解和启发。由于医学被称为"关于个体的科学"，患者对自己如何得病总有自己的解释，因而关于疾病和治疗的一般性知识在具体的运用过程中总有不确定性而总需要考虑个体化的因素[12]，这时循证医学的有效性往往受到质疑，结合个体经历、体质的解释与方案反而更能获得认可。这种"以患者为中心"的思想，应当被优先作为我们介入患者、与患者相处的原则，而叙事在这样的中心思想中往往不自觉地发生，从而被记录、被分析并产生更远大和广泛的意义。

我们应该清楚的是，患者个人对重大疾病和死亡的自我理解，不仅对于其本人，而且对于迫切地希望理解安宁疗护实践的我们而言，都有着重要的意义。这种基于主体性的叙事引导，一方面基于诸多患者个人叙事的集合，使我们能够生成十分具有代表性和阐释意义的解析维度，对质性研究的推力令人惊喜至极；另一方面为疾病和忧虑的心境带来积极回应，也能够帮助患者在叙事过程中回顾、梳理、反思和重建主体性。因而，叙事方法往往不止于一种研究策略，也被视为一种"疗法"。其中，叙事疗法主要包含三个环节：首先，通过隐喻等方法外化和解构问题；其次，引导当事人从多元视角观察自己的人生经历，发掘自身特质，最终在原有的故事中加入新的积极元素，重建新的生命故事；最后，通过重组会员对话、局外人见证、定义式仪式等形式巩固新的生命故事，使其内化并成为当事人价值体系的一部分[13]。

同时基于这种"帮助目的"与"研究目的"，只要被合理而正确地使用，叙事的方法在临终场景，尤其是医院安宁疗护场景中的运用可以说是一种共赢。而当我们回到作为一种研究方法的叙事，特别是与研究对象接触与相处的方法、资料收集的方法、个案形成的方法，首先应该清楚的是，只要满足叙述主体把人物参与的事件组织进一个符号链，且这个符号链可以被接受主体理解为具有内在的时间和意义向度这两个条件，所有的基于个体的思维或言语行为都是叙述[14]。这时，个体的思维和言语行为实际上是一种经验的再现，对于这种再现，作为研究者，我们需要对它产生关注（Attending）、诉说（Telling）、转录（Transcribing）、分析（Analyzing）以及对分析所作的阅读（Reading）[15]。其中，分析的方法包括：针对叙事内容共性的主题分析法；关心语气、措辞、情感化言语、上下文关系、隐喻及象征意义的语言结构分析法；注重一对一或几人对话情境的互动分析法；将叙事视为言说艺术的饰演分析法[16]。完成这些环节之后，一个完整的叙述方法的流程就被基本地进行了。

于是，抱着这样的研究策略和助人目的，"尊重""倾听""引导"和"宽慰"基本成了本研究在接触患者个案时最重要的介入手段，而需要明晰的是，几乎所有的提问和回应，我们都不应该也不曾以功利化的研究目的为优先，而应该以"帮助患者达到最舒适、最有尊严的状态"，"帮助患者解决和逃离当下的各种问题与困境"为准则。至于最终会收集到什么样的材料，收集到的材料是否切合大纲和设想，我们应该全然相信叙事方法的威力，并求诸事后对叙述内容到位的整理、编码、分析和重组。要知道，在安宁疗护的场景中，如果真正做到尊重患者、帮助患者、以患者为中心、与患者同立场的相处，那么在其中获知的、见闻到的、感知到的各种信息，也必然不失关键和价值。因为这时，患者往往会不留戒备地望着你、向你吐露痛苦、视你如同己出、祝福你、挂念你，甚至拥抱你，我相信在这样的场景中，不会有比这些更珍贵的情形了。

个案综述

在以上进入方法、材料收集方法的指导与运用之下，最终得到的个案素材中包括医生、护士、社工、志愿者等在内的安宁疗护实践者提供的微观层面的工作经历、感受，宏观、中观角度的观点、看法与所知，也包括患者层面的生活史与疾病、治疗、需要、选择、互动等信息。而为了方便陈述和分析，患者及其家属（部分包括护工等陪护者）的立场和抉择将以家庭为单位、围绕患者的主题展开，因此，表格中虽然只呈现了患者的个人信息，但有关资料包括了家属等相关人员。需要说明的是，由于两所医院的诊疗特色都在于肿瘤应对，且当前国内安宁疗护的主要受众对象也集中在恶性肿瘤晚期患者，因此本研究得到的所有个案都是肿瘤末期患者。表 2.1 与表 2.2 分别展示了本研究中 F 市 M 医院和 H 市 D 医院的主要个案的基本信息，此外还有一些接触较少、较为粗浅，或是由他人提及和告知的案例同样会在本书的论述中出现，但由于信息不全、论证作用相对较弱等原因，个案表格省略了这部分案例的信息。在主要个案的信息中，除了性别和年龄，医护人员重点展示其职务和在医院安宁疗护科室的工作时长，而患者则重点展示其疾病和在医院安宁疗护中心／病区中的住院时长。

为了在后续分析中更为清晰且明了地呈现材料的来源与案例的基本背景，我们为每一个个案按照"医院—身份—称谓—性别—年龄"的顺序，进行了统一格式的编码。其中，医院按照地市与名称的首字母分为 FM 和 HD，身份中医生为 DR、护士为 NS、社工为 SW、志愿者为 VT、实习生为 IT、患者为 PT，称谓为其姓氏首字母（如有重复则顺延到第二位字母），性别按照男女分为 M 和 F。

表 2.1　F 市 M 医院主要个案信息简表（表中人物称谓均为化名）

类型	个案编码*	姓名/称呼	性别	年龄**	职务/疾病	工作/住院时长***
实践者	FM-NS-S-F	宋护士	女		护士长	6年
	FM-SW-Y-F	喻社工	女		医务社工	不到1年
	FM-SW-Z-F	赵社工	女		实习医务社工	1周
	FM-VT-Y-M	杨广庆	男		志愿者总领队	多年
	FM-VT-Z-F-60	钟宁士	女	60	志愿者	1次
患者及其家庭	FM-PT-Li-F-48	林洁	女	48	结肠恶性肿瘤	12天
	FM-PT-Lu-F-80	路珍季	女	80	左肺下叶恶性肿瘤	25天
	FM-PT-Ma-M-46	马小军	男	46	横纹肌恶性肿瘤	7天
	FM-PT-Wa-F-41	万清菲	女	41	结肠恶性肿瘤	23天
	FM-PT-Wu-M-77	武峰州	男	77	胰腺恶性肿瘤	26天
	FM-PT-Xi-F-68	夏兰平	女	68	十二指肠乳头恶性肿瘤	33天
	FM-PT-Xu-F-74	徐美羑	女	74	胆管恶性肿瘤	30天

* 在后文的论述中，（个案码）表示前文直接引用或间接引用了该个案的访谈、档案等材料。

** 个案年龄的计算以 2023 年 3 月为基准。

*** 这里的工作时长和住院时长都指在 F 市 M 医院安宁疗护中心的时长。由于表中各个案在调查结束时都仍在中心，因此统一按截至 2023 年 3 月 12 日计算。

表 2.2　H 市 D 医院主要个案信息简表（表中人物称谓均为化名）

类型	个案编码*	姓名/称呼	性别	年龄*	职务/疾病	工作/住院时长***
实践者	HD–DR–T–F–34	田医生	女	34	主任医生	不到 2 年
	HD–DR–D–F–31	董医生	女	31	医生	1 年有余
	HD–NS–J–F–33	江护士	女	33	护士长	1.5 年
	HD–NS–M–F–41	孟护士	女	41	前护士长	6 个月
	HD–NS–L–F–45	李护士	女	45	进修护士	4 个月
	HD–IT–W–F–22	小魏	女	22	实习生	2 个月
患者及其家庭	HD–PT–Hu–M–[82]	胡坛根	男	[82]	肺恶性肿瘤	17 天
	HD–PT–K–F–63	孔娟	女	63	卵巢恶性肿瘤	89 天
	HD–PT–Li–M–[59]	李林仙	男	[59]	胃恶性肿瘤	36 天
	HD–PT–Lu–M–[49]	陆弘严	男	[49]	右额叶胶质母细胞瘤	1 天
	HD–PT–Q–F–[76]	秦爱萍	女	[76]	阑尾恶性肿瘤	28 天
	HD–PT–S–M–[84]	盛才宝	男	[84]	肝恶性肿瘤	24 天
	HD–PT–Wu–M–81	吴闵坚	男	81	前列腺泡腺癌	16 天
	HD–PT–Wa–M–[45]	王鄂江	男	[45]	直肠恶性肿瘤	15 天
	HD–PT–Xi–F–46	肖静河	女	46	胰腺恶性肿瘤	6 天
	HD–PT–Xu–F–[68]	徐熙桂	女	[68]	结肠恶性肿瘤	7 天
	HD–PT–Z–F–[33]	赵玲	女	[33]	胰腺恶性肿瘤	16 天

*　在后文的论述中，（个案编码）表示前文直接引用或间接引用了该个案的访谈、档案等材料。

**　个案年龄的计算以 2023 年 2 月为基准，对于已逝者，用方括号内的数字表示其终年。

***　这里的工作时长和住院时长都集中在 H 市 D 医院安宁疗护病区中的时长。值得注意的是，除了孔娟，这部分的患者各个案在调查结束时都因病死亡或出院而不再在院，因此住院时长数据相对比较完整。而对于调查结束时仍在病区中的个案的在院时长，统一按截至 2023 年 2 月 4 日计算。

注　释

1　于晓丽等:《癌症患者实施叙事护理的研究进展》,《护理学杂志》, 2020 年第 7 期。

2　同上。

3　赵毅衡:《"叙述转向"之后: 广义叙述学的可能性与必要性》,《江西社会科学》, 2008 年第 9 期。

4　葛忠明:《叙事分析是如何可能的》,《山东大学学报 (哲学社会科学版)》, 2007 年第 1 期。

5　赵毅衡:《"叙述转向"之后: 广义叙述学的可能性与必要性》。

6　郭莉萍:《什么是叙事医学》,《浙江大学学报 (医学版)》, 2019 年第 5 期。

7　Fioretti, Chiara, Ketti Mazzocco, Silvia Riva, Serena Oliveri, Marianna Masiero & Gabriella Pravettoni 2016, "Research Studies on Patients' Illness Experience Using the Narrative Medicine Approach: A Systematic Review", BMJ Open 6(7).

8　黄文静:《全科医生视角下肿瘤晚期居家临终关怀患者的医学叙事法应用研究》,《中国全科医学》, 2020 年第 1 期。

9　郭莉萍:《什么是叙事医学》。

10　同上。

11　贺苗等:《中国安宁疗护的多元化反思》,《中国医学伦理学》, 2018 年第 5 期。

12　郭莉萍:《什么是叙事医学》。

13　周爱华、廖绪:《叙事疗法在老年社会工作的应用——以香港慢性病患老年人为例》,《社会工作》, 2019 年第 3 期。

14　赵毅衡:《"叙述转向"之后: 广义叙述学的可能性与必要性》。

15　葛忠明:《叙事分析是如何可能的》。

16　同上。

第三章 土壤在瘠沃之间：安宁疗护推行与实践的结构观

在启用个案、进入个体化的临终情境，并尝试勾勒安宁疗护实践中主体的感受、抉择、心态与行动之前，这些具身性的故事注定无法脱离一个总体的结构情境，而对于故事的释读也不可回避地与"情境定义"互相勾连。结构和系统的范式与理论指导我们，除了对象个体本身的特征、问题之外，社会场景和外部环境，以及不同子系统单位要素之间的相互作用都构成介入与干预的重要维度，甚至常常起"决定性"的作用，那么要真实而深刻地理解安宁疗护推行与实践过程中的景象、群像和个人画像，就必须首先细细地描摹在主体性周边的"环境"中弥散着的各种要素与氛围。而在本研究进行的场所中，"医院"的场景尤其需要受到关注，有关结构与底色的搭建与调配，就理所应当地被引入医疗机构的活动、组织和制度层面。安宁疗护在医院的发生、医院对安宁疗护的建设、医院与安宁疗护的相互影响与妥协，也就成为我们所讨论的一切的框架性的前提。

在本章中，医院安宁疗护实践的结构观是我们着重梳理和分析的对象。在其中，需要注意的一是在质性材料生成论述的过程中，这样宏观的视角并不应显得太过抽象，而仍需与具体的现实、现象和案例紧密结合，于是我们最终关注的仍然是切实发生在所调查医院场景中的事项与说辞；二是在结构的梳理中，除了阐释清楚安宁疗护得以发生和维续的土壤、空间、框架、机制和推动力量，得以知悉个体如何在其中立足和生活，更重要的目的则在于要从中发现阴影面，即问题的所在，以便充分说明我们随后要着重剖析的个体在其中的"妥协"与"调和"。

第一节　理想之开端：医疗机构作为初探

我们在第一章中曾介绍过我国在临终关怀和安宁疗护领域的早期探索，下面我们主要回顾一下我国对安宁疗护的政策支持与实践。1994年国家原卫生部首次在《医疗机构基本标准（试行）》中要求护理院对临终患者、晚期绝症患者提供临终护理服务，并将"临终关怀科"列入《医疗机构管理条例实施细则》和《医疗机构诊疗科目名录》[1]。随之2006年国家和老龄工作部门出台了三份重要文件，《国务院办公厅转发全国老龄委办公室和发展改革委等部门关于加快发展养老服务业意见的通知》[2]、《中国老龄事业的发展》白皮书[3]、全国《爱心护理工程试点工作规程》[4]均提到要发展老年临终关怀服务，并在全国《爱心护理工程试点工作规程》中对临终关怀服务的宗旨和做法做出了详细规定[5]。2015年11月，国务院办公厅转发的《关于推进医疗卫生与养老服务相结合指导意见的通知》中，明确提出建立健全医疗卫生机构与养老机构合作机制，整合医疗、康复、养老和护理资源，为老年人提供治疗期住院、康复期护理、稳定期生活照料以及临终关怀一体化的健康和养老服务[6]。2016年民政部、国家发展改革委发布的《民政事业发展第十三个五年规划》[7]和2017年国务院发布的《"十三五"国家老龄事业发展和养老体系建设规划》[8]中，明确要求为老年人提供治疗期住院、康复期护理、稳定期生活照料以及临终关怀一体化服务，加强对临终关怀机构的建设支持。此外，2016年在全国政协第49次双周协商座谈会中首次提出将"安宁疗护"作为我国临终关怀实践的统一概念术语[9]，这一词汇同年被首次纳入中共中央、国务院印发的《"健康中国2030"规划纲要》[10]。2017年2月，原国家卫生计生委修改《医疗机构管理条例实施细则》，在医疗机构类别中增加了"安宁疗护中心"，进一步加强安宁疗护机构管理[11]。

　　至此，我国对安宁疗护的政策支持进入了更加细化的阶段。2017年1月，原国家卫生计生委出台了《安宁疗护中心基本标准（试行）》《安宁疗护中心管理规范（试行）》和《安宁疗护实践指南（试行）》，前两个文件明确了安宁疗护中心的定义、床位、科室设置、建筑要求、设备配置与相关的管理规范，为安宁疗护的具体实践提供了方向和准则[12]，而最后一个文件明确了安宁疗护的实践以临终患者和家属为中心，以多学科协作模式进行，针对临终患者常见的疼痛等13种症状控制，舒适照护和心理、精神及社会支持等，提出了具体的指导意见[13]。在具体实践规范的指导下，原国家卫生计生委和现国家卫健委分别在2017年和2019年先后出台《关于开展安宁疗护试点工作的通知》[14]和《关于开展第二批安宁疗护试点工作的通知》[15]，强调"支持在医养结合机构、社区卫生服务中心（乡镇卫生院）开展安宁疗护服务，支持开展居家上门安宁疗护服务；结合实际，有条件的可在二级医院开展安宁疗护服务"，"探索在二级及以上医院开设临终关怀（安宁疗护）科，在肿瘤科、老年医学科等相关科室开展安宁疗护服务，有条件的可增设安宁疗护病区"。而到2022年4月，卫健委在发布的《全国护理事业发展规划（2021—2025年）》中强调，要加快发展安宁疗护，推动各地按照《安宁疗护中心基本标准及管理规范（试行）》，结合分级诊疗要求和辖区内群众迫切需求，着力增加安宁疗护中心和提供安宁疗护服务的床位数量；制、修订《安宁疗护实践指南（试行）》及相关技术标准，不断规范从业人员实践行为；加快培养培训从事安宁疗护服务的专业人员，切实提高生命终末期患者的安宁疗护质量[16]。

　　总结来看，我国已经在制度上对安宁疗护中心的建立、运行与内容等进行了较为细致的规范。从政策文件的文本内容来看，安宁疗护的医学专业性、个性化需求满足、针对性服务落实、人性化身心关照和对患者的隐私和行动空间的扩展得到了空前的强调，但对于临终患者如何实现其真实的"尊严"，以及患者和家属如何参与自己的临终阶段做具体的描述仍然屈指可数，仅仅在《安宁疗护中心管理规范（试行）》中"质量管理"部分的第七条涉及应该"建立良好的与患者沟通机制，按照规定对患者及家属进行告知，加强沟通，维护患者合法权益，保护患者隐私"[17]。但实际上，这样的表述仍然坚持权威式的"告知"，而并未深入保障作为安宁疗护初衷的临终尊严。于是，从中我们会发现，在当前我国为安宁疗护推行提供的政策土壤中，更多的养料集中于安宁疗护得以建立、扩散和基本实施的空间与制度支持，而未能对其更加精确和深入的概念、理念、结构、个体和实践情境进行充分的讨论、梳理和规范。因此，当前我国安宁疗护的总体实践情况仍然较为粗浅和初级，倘若我们进一步关注临终者在其中的十分具体而微的"尊严"情况，便会发现诸多疏漏。

　　此外，在政策对安宁疗护实践的推进下，依据开展的场地和主体，我国安宁疗护的模式基本可分为家庭服务式、独立式和综合性医院附属下的临终关怀部门三类[18]。目前，由于处在初步发展阶段，我国的安宁疗护实践仍然以单一的临终关怀医院、医疗机构附设的临终关怀病床和临终关怀病室等以及养老机构为主，而以家庭、社区、医护人员相结合的综合临终关怀模式相对缺失，尚在探索和构想的阶段[19]。而在具体的探索与推广过程中，为了适应日常生活情境中专业医学和照护资源的空缺，并较好地连接起医疗资源、护理服务和生命关怀三方，将安宁疗护点开设和倚靠在医院便成了"权宜之计"。于是，我们会发现医疗机构往往作为安宁疗护实践的"初探"，医院的安宁疗护病房几乎成了当下我国安宁疗护主要发生的地点。

除此之外，即使作为目前已在政策推动下开展的初探，医院中安宁疗护科室的成立伴随着观念、助推者、资金、技术、团队等多种要素的耦合，也需要极其深厚的新医学根基或是难以苛求的偶然性，因此安宁疗护实践的进一步推广和下移其实还面临着大量阻碍。实际上，就算是在医院的初探中，都已经暴露出动力不足的压抑前景。然而，即便只着眼于目前已经开展安宁疗护实践的医院，也有研究指出，在社会主义初级阶段，我国医疗机构开展相关服务理念不一、能力不齐，严重影响安宁疗护的规范建立与发展，同时安宁疗护法规、政策、管理的政府缺失和不配套，使已经开设安宁疗护的不少医疗机构处境尴尬[20]。因此，在本就不完善的制度与政策引导下，受医院场域的影响，医院安宁疗护的实践与开展必然困难重重。

这些结构上的困结指明了安宁疗护在制度与"正式"运行上的缺陷，在很大程度上是构成个体"妥协"和行动者"非正式化"的"调和"的前提与背景。在实地的调查中，医院内部推行的安宁疗护实践主要表现出位于医疗整体的内部分化、资源紧张与保障缺失下的不平等、多学科团队建设不到位、临终主体性在关怀中的缺位这几方面的问题，下文将一一论述。

第二节　尊严的分化：安宁疗护与医疗整体的分歧和张力

在医院安宁疗护的实践中，首先出现的矛盾是安宁疗护与医疗整体的分歧和张力，由此衍生出医院内部关于临终尊严的"分化"。这样的矛盾一方面直接地构造出安宁疗护在穿插进医院场景时来源于环境外推力的不和谐之声，使得安宁疗护在传统医疗的取向中定位诡谲、夹缝求生，同时在人文缺位的医学伦理边框中行动受阻、施展不足；另一方面则在更为宏观的层面上，投射出当前在医疗的整体系统中——即使是较为先进和前列的医院机构——医学人文的理念仍然渗透不足的现实。而这带来了更显忧患的状况——临终者在寻找医疗资源与尊严的同时必须直面两者的取舍与不可兼顾，也使得当前在有所尝试地开展安宁疗护的医院中，患者的尊严受到"分化"，生命与死亡的质量在当前社会与医疗行业中往往参差不齐。

"力挽狂澜"与"缓和安宁"的价值之争

对于处于生命末期、预期医疗效果有限的患者，安宁疗护反对针对原发疾病的治疗，而提倡以"缓和"手段注重症状控制、舒适照护以及心理慰藉。在现阶段还未触及深刻反思健康、技术与观念的进展下，这一理念往往与专业医师的工作原则与思维习惯、医疗机构的运行模式背道而驰，从而导致位于医疗机构中、依赖于医院系统的安宁疗护定位诡谲，处境尴尬。

　　如此一来，安宁疗护在医院中首先遇到的便是"名不正则言不顺"的问题。由于没有处理好本土化中的文化适应问题，死亡被认为是一种"医疗事故"，因此安宁疗护同时遭遇公众和医疗机构的不理解、抵制和污名[21]。在医学伦理中，"医者仁心""救死扶伤"的精神长久以来作为传统医德一贯被提倡，"救治"的准则几乎成为医学道义。患者的生命一度被放在首位，医生进行的所有救助措施都应当以延续和救治患者的生命健康为目的。这种传统的救治理念从"决然"和"不予讨论"的角度与安宁疗护的个体计划、叙事需要及主体诉求等形成原始冲突[22]。具体而言，传统的常规医疗模式强调积极救治，当患者心搏骤停时，如果家属不决绝地拒绝抢救，医生不可避免地要实施心肺复苏术，这已经成为医疗的常规做法和标准干预。但研究提出心肺复苏术在恶性肿瘤晚期患者中的抢救成功率不超过10%，甚至认为对于无法治愈和处于不良状态下的院内晚期肿瘤患者来说，心肺复苏是徒劳的[23]。这样的张力带来了安宁疗护的激进诉求以及它对于医生职业价值观和医学实践的重大挑战。

　　傅侃达认为，选择医学院读书的学子都是有些情怀的，要么是悲天悯人，要么是有悬壶济世之心，而且在医学生阶段他们学习的医学知识和医学人文知识又大多是救死扶伤，挽生命于垂危[24]。在这样的医学培养背景下，由于缺少安宁疗护学科的独立建设，当前投身于医院安宁疗护实践的医护人员都来源于传统医学教育模式的培养。H 市 D 医院的安宁疗护科受综合肿瘤内科的上级管理，科室主任一方面应对着普通肿瘤科的治疗任务，另一方面又需要在新病区推行安宁与优逝的理念。这种积极与保守之间的撕裂感使得推行人和创始人都在一些情况下难以克服传统医学伦理对安宁疗护的疑虑。而这种撕裂的状态也是 F 市 M 医院安宁疗护科室每一位医护人员面临的现状，他们在成为安宁疗护科室的一分子的同时，也都是医院肿瘤科的主治医生和轮班护士。

相比之下，在 H 市 D 医院安宁疗护科任专职的三名医生和十余位护士都十分年轻，但他们此前也都是其他科室的医护，且都未接触过安宁疗护和临终关怀相关的专业学习、训练和培训。如董医生之前就一直在另一家综合医院的心内科担任医生，主治心血管方面的疾病，不仅少有接触肿瘤患者的机会，更是未受过缓和等理念的影响。她表示自己"对于安宁这一块的专业知识也不是特别懂，我可能都没有你懂"；"同时我自己对死亡这一块其实都没有那么豁达，我觉得我到这个时候可能都迈不过这道坎，在工作中就更会有些迷茫"（HD-DR-D-F-31）。孟护士长在安宁疗护科室建立初期带了护士团队半年后又回到综合肿瘤内科的病房，而江护士长此前在消化肿瘤科做营养护理，后来为了当选护士长来到了安宁疗护科室。她提到"说实在的，我当初真的只是为了竞聘护士长才来到这里，并没有抱任何其他的期待，对（安宁疗护）这个领域也不了解，而且这边的工作压力也确实更大"（HD-NS-J-F-33）。总而言之，在人员上，医生和护士都缺乏专业性，甚至有时缺少对安宁疗护的独特热情与动力，因此这一本就需要依靠理念而推动实践的领域在现实中的发展就更显得阻滞。

　　在实地的参与式观察中，以及对许多患者进行面对面的接触和档案的阅览中，我们发现在医院安宁疗护日常的诊治中，仍然不乏各类针对原发疾病的筛查（如穿刺、检测等）、干预手段（如化疗、手术等）和用药（如靶向药等）。倘若从医院的整体实践看，安宁疗护的位置就更显得尴尬和诡谲。如我们在试图和 H 市 D 医院的一位放疗科主任医生沟通的过程中，他表现出对安宁疗护理念和理论研究的讽刺和不满，认为治疗理应是第一位的，而安宁疗护的构想根本不现实。与此同时，和一些不知自身处境且十分排斥安宁疗护的理念与符号的患者相似，这位医生对于我们的到来，以及对社工、心理咨询师、志愿者等人员加入的提议表现出十分的不满。他认为医院就应该是医生的主场，因为只有医生能治病救人，只有医生懂得医学技术。对于我们这些不懂医学而只抱着"幼稚狭隘"的执着进入医疗场景中的"闲杂人等"，他表露出不加掩饰的看不起、数落甚至于诘难。这其实也是安宁疗护当前在医院中的常见处境，诸如包括这位医生在内的许多主体都认为在医院中开设这样的科室和病区只是一种"政治任务"和"形式主义"。

　　我国医学技术用了很短的时间发展到了世界较先进的水平，但我们的认识还处于"治病"的阶段。而由于经济的快速发展、技术的迅速进步，医疗机构还处于高投入阶段，对高科技手段的使用正处于上升期，医学研究还处于"技术中心主义"的阶段，人们对积极的治疗技术有很高的期望值[25]。抱着如此观念的人，除了有大批乐生恶死、渴求健康与生存的患者与家属，更常见的恰恰是医院中与安宁疗护共处一室，甚至朝夕相处的医生。

除了伦理与观念上的桎梏让安宁疗护难以真正融入医院的有机运转，医疗机构的惯常运行模式也使安宁疗护因其人文性、公益性而不被肯定。研究认为，安宁疗护这一事业很难营利，因而无法激发医疗机构的动力。中国现行的医疗收费标准是为了治病而设立的，医疗机构的收益主要通过采取具体的治疗措施和用药获得，而安宁疗护的定位是以最少的医疗干预减轻患者的痛苦，最大限度地减少技术性医疗手段和药物手段对病人的伤害，同时大量增加人文关怀——这些服务需要付出很高的人工成本，而这些人工成本却很难通过收费得到弥补[26]。因此，医疗机构无法从安宁疗护服务中获得收益，甚至往往要以亏损的代价才能换得对安宁疗护的深入贯行，这使得医疗机构往往缺乏提供安宁疗护服务、深化安宁疗护发展的动力。F市M医院安宁疗护科室的医务社工喻老师就提到：

> 虽然进入安宁疗护之后病人要花很多钱，但其实从医院的角度来说，他们也没有收到很多费用，现在科室只是根据病房条件收应该付的一个钱（床位费）。然后相比于积极治疗的患者，科室里病人治疗和用药的花销其实并不那么大，他们只是需要一些基本的止痛药和症状药，仅靠床位费是不足以弥补安宁疗护的付出和成本的，所以说多数医生也不愿意过来。因此医院在安宁疗护这块现在基本上是赔着钱或者是持平的状态，赚钱是一定赚不到的。也

> 因为现在是赔钱的状态，所以医院对（安宁疗护）科室的
> 投入比较少，他们也没有打算聘请和购买社工（服务），
> 同时护士也是不够的，那么团队提供的照顾就不够，在人
> 力资源上就更加枯竭了。（FM-SW-Y-F）

此外，来到 H 市 D 医院安宁疗护科室病区中进修的李护士也提到，安宁疗护科的成本与投入巨大，仅靠对患者的收费是远远入不敷出的。要想持续地在医院开展安宁疗护的实践，国家对此的支持与补贴、社会慈善事业的进入以及医院内部对营利和公益事业加以平衡的决心都十分重要。而这之中的缺失与遗漏，都成了医院难以开展或难以持续进行安宁疗护实践的原因。就像王云岭提到的那样，安宁疗护应该属于社会福利性事业，对于社会的发展、稳定、文明以及人的尊严都具有重要意义。但由于这一事业无法带来利润，所以在当下很容易被忽略，更难获得民间资本的支持。

跌落于医疗整体性中的关怀难尽

更进一步地，如果要细思安宁疗护科室实践中的具体氛围，亦会发现其中仍然处处渗透着医疗管理的取向——毕竟它同样受到医院规章制度和各项细则的约束与控制——而这难免与"关怀"的初衷相互错位。

如果我们深究病区的功能和布局，会发现无论是 F 市 M 医

院还是 H 市 D 医院，都存在一些可斟酌和反思之处。整个安宁
疗护的病区和医院其他科室的病区、病房大同小异，也被一道
设有门禁的大门与外界隔离，门禁管理严格，病区内的病人同
样受医院住院管理办法制约，缺少出入和行动的自由。进门处
的护士站宽阔且注重服务性与交谈性，护士站的一侧是医生办
公室，开放性较强，护士站的后方是环形的走廊，病房分布在
走廊周围。而病房内部虽然注重居家装潢，但病床和床位四周
也体现出严格的医学标准，设有各类输液等治疗器具和生理监
测设备，排布着各式的输液管和电线，甚至不乏引起人们焦虑
的"嘀嗒"之声。

　　医院是十分注重"安全"而规避"风险"的机构，因而当
舒适和安全能够被兼顾时，安宁疗护的实践便会表现融洽，但
舒适的需求一旦具有风险性，压抑就会再次出现。这就是为何
在住院病区，护士站总是会成为类似于"环形监狱"的"中间
岛屿"，而护士们落座的位置和朝向更是指向明确地覆盖了各
个区域和方向，整体上呈现出一种来自"监管"的压抑。虽然
安宁疗护病房内外的布置都很温馨，但病床的周遭仍然与传统
病房相差无几，各种器械、管道、嘀嗒之声和各种颜色的监测
数字及线条还是布下了难逃的焦虑感。这些都为医院的管理和
控制带来了便利，因为他们的工作任务之一就是确保患者的情
况尽收眼底且在掌控之中。如果说对这些尚不置可否，那么住
院部和安宁疗护科室病房的门禁与出入权限就更应当引起必要
的警惕。

　　葛文德医生曾在书中详细地论证过，老年人之所以不愿意

在病院和疗养院等机构度过晚年，是因为这些地方散布着模式化管理的机械感，对"风险"的抑制达到极致，以至于人们在最后的生命中失去了一切自由、责任和意义的找寻 [27]。而对应的解决思路是辅助生活机构，这里几乎和在家中一样，不仅装潢和设施具有生活气息，同时生活在其中的人们拥有较高的自主性，但又能保证如有需要随时可以得到帮助和护理，这一理想方案和安宁疗护科室的差异似乎主要就在于人们的自由程度。

　　H 市 D 医院安宁疗护科室遵守医院对住院部和病房的管理，一个病人配有一位家属，拥有出入权限，但出入时间有严格限定，早上不得早于 6 点，晚上不得晚于 9 点，同时原则上病人不被允许随意出入病区，且各项行程均应该得到主治医生的同意。而 F 市 M 医院安宁疗护科病区虽然在门禁管理上相对宽松，但出于安全考虑，仍然不允许患者随意出入，同时对于亲友探望的时间也有严格的规定，一般而言要在下午 3 点以后，而且持续时间不能超过 2 小时。区块化的行动空间和被物化的受控方式是十分压抑人性的，我们不难在科室或病区的公共空间中看到状况尚可的患者来回踱步，更有患者常常直接向护士提出想要出去转转的愿望，但碍于身体状况、医生担心和医院的规定最终都没能实现。总之，病区内的患者往往被紧密地包裹在一层层屏障和壁垒之中，这些阻碍自由、价值和能动性的障碍被附上了"保护"的名义，却不禁令人反思临终者究竟更想要什么——他们或许只想要出门看看天地、踩踩泥土、置换空气，他们或许想和不熟识的面孔聊聊远方和许久未了解过的世界，他们也可能并不这么想，但似乎只要围绕着这些具有"风险"的话题与希望，作为患者便很难得到发声和满足的机会。

除了处在身体周围与实际空间之中的壁垒和牢笼，医疗取向之下的控制与剥夺还体现在医患告知的过程中。在我国《民法典》第七编《侵权责任》第六章"医疗损害责任"中，第一千二百一十九条规定："医务人员在诊疗活动中应当向患者说明病情和医疗措施。需要实施手术、特殊检查、特殊治疗的，医务人员应当及时向患者具体说明医疗风险、替代医疗方案等情况，并取得其明确同意；不能或者不宜向患者说明的，应当向患者的近亲属说明，并取得其明确同意。"[28] 其中，仍然界限不清的"不能或者不宜"的情况便十分值得玩味。如果不告知终末期病情，患者可能会因没安排好生命最后一程而留有遗憾；如果告知实情，患者的心理是否能够承受打击、接受最终的结果又引人顾虑。两条处理原则看似冲突，实则反映了"有利"和"不伤害"的医学伦理原则，在根本目的上具有伦理一致性[29]。在这样的情况下，由于对规避风险的偏好，医院场景中医生主体往往更多地从更具底线性的原则出发而偏向于"不伤害"的原则，医患告知在十分敏感的绝症与死亡面前的实现情况就十分不容乐观。即使是在安宁疗护的场景中，出于医生角度通常的考虑，死亡面前的坦诚交谈往往也难以开展，如此一来，关怀就跌落于医疗整体的"陷阱"中一蹶不振。

此外，医疗整体的取向通常还直接地作用和反映于医患互动中检查、方案与治疗的具体场景，而这也同样受制于医疗整体的规范与行动取向。例如，现有病历规范要求医生在患者住院期间，应常规地进行体格检查并记录。面对疾病终末期患者，即使通过叩诊或触诊发现病情恶化，也没有很好的对因治疗措施，频繁检查反而会增加患者的痛苦和不适。而在营养支持和输血与否方面，若按照医疗常规，医生应当给予患者积极的营养支持和输血治疗，但对于临终患者，若尝试各种医疗措施后仍不能减轻症状，过多的营养支持和输血治疗只会拖延死亡过程，增加患者痛苦，甚至可能给患方家庭造成"人财两空"的局面[30]。不限于以上的这些医疗场景原本是安宁疗护的理念所极力避免的，然而因为安宁疗护对专业医疗资源的需求，安宁疗护的初探不得不在医院中进行。但反过来医院整体的规范与取向又深深抑制着安宁疗护中企图释放和发挥关键作用的关怀。这样的矛盾根深蒂固地源于各类正式制度、国家战略与重心、资源运作和社会文化观念等背景，在困扰安宁疗护开展的情境本身之时，同样也使得社会普遍的对生命与死亡质量、临终尊严的理解与实践落入低潮。

　　这是医院场景中尊严的内在整体性分化，意味着医院当前运作的现实除了狭义地使安宁疗护科室、中心、病区和病房内部的实践和行动身心狼狈，还在广义上使得面临疾病和死亡的众人几乎都难以在获得医疗支持的基础上受到关怀，提高生命与死亡质量。应该强调的是，安宁疗护在本质上是一种关于"优逝"与"尊严死"的理念，是期冀着社会整体实现临终阶段能够受到全方面且到位又深入的症状控制、舒适护理、心灵慰藉，以实现善终。因而，在医院的实践场景中，受到打击的不仅仅是住院部某层楼内一方小小的空间，而是早已在分歧中身处水深火热的不得体的临终状态。我们本来会期冀，通过在医院中开设安宁疗护的实践点，依靠它对于医院场景的渲染和扩散，将在临终面前实现安宁与尊严的资源惠及医院每一处痛苦发生的角落。然而现实情形是，安宁疗护的稚嫩和弱小不仅难以触动医院中的传统价值，更在动力与支持不足的背景下面临深重的来自医疗整体的冲突和张力。于是，安宁疗护在医院场景中的融入情况，以及与其他科室的合作程度十分落魄，这又带来了患者群体内部的"尊严分化"——仅仅处在安宁疗护场景中的临终患者，相对而言能够获得更完善的临终尊严；而身处医院其他科室和病房的患者，往往在非常不体面的挣扎中不平静地离开。但是，这样的选择分化，绝不是完全出于患者及家属的观念和价值分异，也常常受到经济与财务层面更为沉重的影响。这就引出了医院安宁疗护实践的结构观中的另一个问题，即在资源紧张与保障缺失下的不平等现象。

第三节　不平等的维度：谁享有尊严？

1997 年 10 月 27 日，中国正式签署《经济、社会国际及文化权利国际公约》（以下简称《公约》）。该《公约》规定，各签署国都有义务尊重健康权，不得剥夺或者限制任何人平等获得预防性、治疗性和缓和性保健服务的机会。因此，在我国，患者理应有权获得缓和性医疗服务，而保障患者享有安宁缓和医疗也是保障人权的体现[31]。但人民医疗服务权的实现需要满足两个主要条件：一是应当保证当前社会上有足量的医疗服务供给；二是国家和社会应该保障患者可以顺利、自主地获得所需要的医疗服务。而在我国安宁疗护的现实实践中，这两个条件都没有得到很好的满足。对于前者，当前社会上启用的、开放的安宁疗护资源与服务渠道十分有限，即使是目前作为主要推行形式的医院安宁疗护，能够承接的患者数量也非常稀少；对于后者，当前国家和社会对人们自由享受安宁疗护服务的保障和支持力度仍比较微弱，对于医疗保险、护理保险、安宁疗护保障体系等的建设仍不完善。因而在资源紧张的前提下，人们享有安宁疗护服务的权利面临种种挑战，不平等的维度就出现了。

资源紧张与失衡

原国家卫生计生委颁布的《安宁疗护中心基本标准（试行）》中规定，开展安宁疗护的机构应根据当地实际需求和资金情况，兼顾发展等设置床位数，床位总数应在 50 张以上[32]。有学者提出，在大城市以建立 6～8 所具有 80～120 张临终关怀床位的医院为宜[33]。然而，目前国内大部分安宁疗护机构都未能达到这样的规模[34]。

F 市 M 医院安宁疗护科目前仅有 14 间病房，每间病房仅可容纳一位患者，供不应求的情况十分严重。据了解，想要入住 F 市 M 医院安宁疗护科的病房，患者需要提前一个月开始排队，且常常"爆满"。据科室的社工所说："这里不是一般人想进来就能进来的，要有钱，很多时候也要有一些门路。"（FM-SW-Y-F）入住患者林洁的母亲说："我当时为了给她（女儿林洁）找安宁疗护的病房，打遍了全 F 市医院的电话，找遍了有安宁疗护服务的医院，到处都很难进去，最后来到 M 医院。虽然 M 医院的床位也很紧张，但其他很多医院的床位更难抢。"（FM-PT-Li-F-48）母亲于一年前在安宁疗护病房离世的志愿者钟女士也提到，在母亲失去所有救治希望后，普通医院的普通病房出于周转需要、治愈率和资源利用率的考虑，不再愿意容纳这样的病人，于是她开始为母亲寻找安宁疗护的去处。然而私立机构在医疗支持和护理服务上的专业性较差，公立医院则"一床难求"。疫情期间，她和母亲都在 M 医院安宁疗护科的排队名单上等了一个多月，才从原来的病房中转出来（FM-VT-Z-F-60）。此外，目前住在安宁疗护病房中的路珍季，在退休前就是本院的医生，这样的患者通常被优先考虑。资源紧缺下，各类资本的不平等生产就默然地呈现出来。

H 市 D 医院安宁疗护科目前也仅开放病床 24 张，虽然当前病区内的床位使用情况略显宽松，但作为 H 市为数不多的安宁疗护实践点，这样的数量难以承担全市的需求。如此一来，医院中开设的安宁疗护病房对社会安宁疗护需要的承载能力其实十分之弱，这既来源于医疗器械、床位、空间等硬性资源的匮乏，也受到人员、技术、理念等软性条件低迷的影响。

安宁疗护资源的紧张和稀缺还体现在一系列宏观上不均衡、不协调的问题上。首先是地域分布上的不平等，当前安宁疗护的资源与发展主要集中于发达地区，北京、天津、上海、广州等地的安宁疗护与临终关怀机构和人员数量都远远超过中西部地区[35]。F市作为发达地区，已有较多医院开设了安宁疗护科室与病房，同时还有大量社会机构、护理服务机构和养老服务机构帮助承载安宁疗护服务的供给与临终关怀的落实；而在H市，想要接受安宁疗护只能前往D医院或另一家半公益性质的安宁疗护机构。同时，F市和H市人民对于安宁疗护理念的认知、服务的需求差异也十分显著。在F市，各处的安宁疗护床位都拥挤而难以获得，而在H市D医院仅有的24张床位中往往有10张床位处于闲置状态。在这样的前提下，其中绝大多数病人也属于出于安宁共照的"借床"患者，即专门处理疼痛与症状的非临终患者，或是仅为病房环境而并不接受安宁疗护服务的患者。这样的疏松需求或许对于稀缺的资源而言是一种相适，然而这其实蕴含着更大的观念上的不平等——在H市，患者常常在自知甚至理所当然中失去临终尊严和有质量的生存的机会和权利。

其次，不均衡同样表现在患者的组成结构上。研究认为，安宁疗护服务的患者主要集中于晚期癌症患者，对慢性病晚期患者及非肿瘤的恶性病患者如心脑血管疾病、慢性呼吸系统疾病患者等较为忽视；而服务的人群同样也主要集中于老年人，其他年龄段人群如儿童和青年等比较欠缺[36]。现实中确是如此，不论是在H市D医院这样的肿瘤专科医院，还是在F市M医院这样的综合性医院，安宁疗护中的患者几乎全部都是恶性肿瘤晚期患者，然而因重症和绝症而临终的情况绝不仅仅出现在癌症患者身上，其他疾病的转向与纳入同样也呼求着更加充足、到位和平衡的资源供给与布局。同时，或许是由于老年人

有着更加良好的生命周期过渡与阶段转换的心态，步入医院安
宁疗护的老年人是当前安宁疗护主要的服务对象。年轻的临终
患者常常由于不甘心和对安宁疗护的顾虑等，选择在治疗与受
苦的境遇中不放弃一丝"希望"，这就更需要安宁疗护的理念
和服务不受"中心""病区"或是"结构"框架的约束，而延
伸入医院的四处，为医院上下所有临终患者提供围绕尊严的照
料。但这不仅意味着资源的富余和可及，更需要安宁疗护克服
在医院中受排挤、受阻碍、受诘难的边缘状态。

保障缺位下的分化与不平等

　　从安宁疗护和临终关怀的资金支持情况来看，欧美国家的
临终关怀服务费用大多通过医疗保险、医疗补助、募捐等方式
获得。在英国、美国等都形成了完整的、体系化的临终关怀费
用结构，甚至在相关机构之间形成了合作、商业化关系，总体
上临终关怀资金覆盖率高、福利落实情况好。在我国安宁疗护
开展中，医保政策的接轨情况目前还较不成熟。在费用并不低
的安宁疗护服务面前，临终病人的经济负担较重，对于老年人
而言尤为明显[37]。而这往往使得安宁疗护在社会观念、认知与
评价本就不到位的情况下，受到更加剧烈的排斥。

　　F 市 M 医院安宁疗护科的床位费以 A 级病房计算，统一
为 600 元 / 天，因此这部分床位费无法纳入医保报销。除了特
殊的床位费以外，科室本身对于安宁疗护不再额外收取任何费

用，检查、治疗与医药费用照常收取，按照基本医疗保险的报销目录报销。但即便如此，一方面很多在安宁缓和疗护阶段所需用到的镇静、镇痛等管制类药品不仅供应上困难，更重要的是其中还有很多药品没有纳入医保支付系统[38]；另一方面由于对恶性肿瘤的治疗方案通常非常复杂，除非进行临床试验，一般如果选择继续治疗，这部分的费用也不可小觑。在 F 市 M 医院安宁疗护科室病房，多数患者身边都有聘请专业护工陪护，这部分费用通常不会少于 300 元 / 天。由此可见，入住 F 市 M 医院安宁疗护科的经济门槛十分高。

同样，H 市 D 医院安宁疗护科室的进入门槛也不低，不仅受传统观念的影响使得愿意进入者少之又少，高额的服务费用也使许多人望而却步。因此，进入的患者生存期都十分短，更有不少患者是因为家属不再能支持其在 ICU 中的费用而转入的。据了解，H 市 D 医院的普通病房多为三人间，床位费为 55 元 / 天，而安宁疗护病区中的双人间床位费为 70 元 / 天，特殊的单人间和套间的费用相对高很多，前者为 400 元 / 天，后者为 600 元 / 天。普通病房的床位费同医药费、检查费和治疗费一样，可以纳入医保报销，但安宁疗护的床位费却不在报销范围内。而如果接受安宁疗护的服务，还需要额外支付非医疗收费项目，即安宁疗护的专项护理费。江护士提到，这项费用的一般标准是 320 元 / 天，而科室考虑到进入患者的财务情况，通常会改为两天收一次，于是安宁疗护专项的护理服务也相应地变为隔天开展（HD-NS-J-F-33）。这部分费用同样无法报销。我们不妨对病区中李林仙和陆弘严两位患者进行比较：前者入住安宁疗护病区 36 天；后者入住头颈部肿瘤放疗科四病区和神经内科病房 14 天、重症监护室 12 天，入住安宁疗护病区不足 1 天。前者最终在这一周期产生的总费用为 44 058.46 元，医保报销后需自付 13 358.96 元；后者最终在这一周期产生的总费用为 100 649.84 元，医保报销后仅需自付 4 000 余元。可以看出，虽然在普通病房进行各项治疗会产生更多的费用，但其中大多可通过医保报销，如此一来入住安宁疗护病区给患者带来的经济压力相比于在医治病区更大。

虽然从理想状态说，安宁疗护中的临终患者可以放弃几乎所有不必要的治疗和检查，尤其是昂贵的生命支持系统，但安宁缓和医疗的服务仍非人人都可负担得起的，从多方位的疗护到长期的追踪疗护都是一笔较大的开支[39]。对患者而言，漫长又特殊的安宁疗护往往会花费更多金钱，因此安宁疗护的门槛不仅体现在观念上，也体现在经济状况上。在这样的高门槛面前，本应为安宁疗护的分化和不平等提供化解路径的社会保障体系目前仍是缺位和不完善的。

2019 年国家卫生健康委办公厅印发的《关于开展第二批安宁疗护试点工作的通知》提出，要探索将安宁疗护服务费用逐步纳入基本医疗保险、长期护理保险以及其他补充医疗保险范畴[40]。然而，基本医疗保险在保障安宁疗护时，存在医保服务时间及项目界定难等问题，以及套取医疗保险费用、占用床位等现象[41]，且在我国安宁疗护的试点中未能实现在全国范围广泛开展社会医疗保险参与安宁疗护，可见安宁疗护及其社会医疗保险普及程度还不高[42]。因此，如何因地制宜地完善安宁疗护医疗保险的支付方式，通过科学地研究和精算完善我国安宁疗护医疗保险的支付标准，是推动我国安宁疗护事业发展的关键一环[43]。而我国的长期护理保险制度目前仍然在试点和探索的过程中，我们当前所讨论的两家医院的安宁疗护均未能得到长期护理保险的支持。也有研究指出，安宁疗护事业不仅需要国家提供社会医疗保险的支持，也要发挥商业健康保险和社会救助体系的专业优势，形成以政府为主导、社会组织联动机制相结合的长效机制，从而缓解因病致贫、因病返贫的问题[44]。然而在当前的社会观念之下，不仅缺少提出围绕安宁疗护而建立商业保险体系的人与契机，更缺少市场化供需考察下对于安宁疗护商业保险建设的利润驱动力。

　　总体而言，无论是国家、政府还是社会力量，当前我国对于医院安宁疗护实践中的保险、保障体系建设仍不完善，而安宁疗护的特质又伴随着较高的消费支出，这使得安宁疗护服务在资源稀缺的背景下无法为社会大众共同享用——经济上不平等的分化就由此暴露出来。

第四节　协作模式的困境：边缘的社工与艰辛的护士

　　世界卫生组织将向患有现代医学尚无法治愈的、各种严重的、致命性疾病的患者，通过早期识别、全面评估和治疗躯体症状、精神心理症状，并提供多学科团队协作（Multiple Disciplinary Team，简称 MDT）模式的整体帮助，以提高患者生活质量，同时为患者的家庭成员和照护者提供整体关怀的专业，定义为姑息治疗[45]。从严格意义上讲，MDT 是指跨学科整合管理模式。它原先是随着整合型卫生服务体系在全球范围内的推行与演进，应运而生的一种符合复杂疾病特征的整合型卫生服务诊疗模式。这种诊疗模式会针对某种复杂性疾病，整合不同学科的卫生服务人员，以患者为中心，为患者量身定制"个性化""精准化"的诊疗方案，从而改善患者生存率，提高患者生存质量与满意度[46]。应用到姑息治疗与安宁疗护中的 MDT，则是指针对安宁疗护患者的病理、心理、社会环境以及影响因素，由姑息治疗与安宁疗护专科医师，其他临床专科医师、护士，药师，心理治疗师，营养师，康复治疗师，社会工作者、志愿者，患者本人及其家庭成员和照护者组成的多学科团队，对患者实施全面的医学检查、身心功能评估，征询患者及其家庭成员和照护者的需求，针对患者的问题和需求，达成全面的、一致性的解决方案[47]。随着安宁疗护的快速发展，多学科协作模式的人员构成将日益多元化，陆续加入个案管理师、心理学家、儿科专家、精神病学家、音乐治疗师、芳香治疗师、伤口护理专家等[48]。

与此同时，也有学者把这种多学科、多专业团队的工作模式概括为全科医学背景下安宁疗护多专业团队（Hospice Multiple Professional Team，简称 H-MPT）[49]。但总之，这种跨学科、跨专业人才合作组建团队的模式能够有效推动对安宁疗护患者进行综合性的躯体、精神心理症状改善和人文关怀，帮助患者提高生活质量，确保生命终末期的舒适和尊严[50]，是安宁疗护的重要组成部分。然而，在医院的实践中因受制于医学导向、医学权威而常常处于被架空的状态。

医学权威下社工的边缘处境

布朗斯坦（Laura R. Bronstein）基于合作理论、服务整合理论、角色理论及生态系统理论提出了跨学科合作模型（Model for Interdisciplinary Collaboration，简称 MIC）。它是指通过团队中不同学科专业人员的一系列协同活动，实现团队中单一成员无法实现的具体目标[51]。研究指出，MIC 的应用初期，在医务社工角色尚未被认可的情境中，护士在团队中具有最高话语权，医务社工在组织召开跨学科团队组会以及开展工作中常会遇到瓶颈[52]。事实上，当前我国医院安宁疗护的实践恰处于这样的阶段。在仍然偏重于医护力量的 MDT 践行下，社工等进入医院场景中的新兴主体力量始终处于边缘位置，甚至受阻在门外。

例如，虽然 F 市 M 医院安宁疗护科的谈心室配备了两位社工老师长期驻守，并且细心又贴心地以个案工作为主要方式协助安宁疗护的开展，然而事实上，他们既不是医院聘请的、在医院系统中的合约工作人员，F 市 M 医院也从来没有为安宁疗护购买第三方社工服务的打算。目前在科室内从事医务社工工作的喻老师提到：

> 我们是属于自己"贴"上来的，因为我们所在的机构是公益性质的机构。我们机构特别想大力推广安宁疗护的概念和理念，又因为 M 医院是属于在建立安宁疗护病房方面非常老牌、非常成熟的医院，我们认为来到这里会特别有价值，所以我们几位社工就到这儿来了。后来我们也和医院谈了服务购买的问题，但是发现医院这边好像并没有渠道来进行社工服务的购买。他们本身的规划中好像没有对社工这块的一笔支出。所以我们也想着就在这儿再待一段时间，如果医院再不购买，我们可能就会另做一些考虑和选择，或许就要去别的医院了。（FM-SW-Y-F）

对于这种"非正式"进入的情况，喻老师表现出苦恼："现在我们作为社工其实是很委屈的一个角色，然后我们的沟通也是很有限的，因为来到这里是我们自己的意愿，我们不是医院邀请过来的，不是他们表达出明确的需要的，所以他们对于我们的尊重程度也是有限的。"（FM-SW-Y-F）然而，对于造成这种现象的原因，喻老师认为"不同的人有不同的想法，不同的医院也有不同的情况"（FM-SW-Y-F）。例如，她提到科室的宋护士长十分认同社工在安宁疗护实践中发挥的作用，"护士长是很希望我们留下来的，可主任、领导不一定这么想，那这件事就没办法办成"（FM-SW-Y-F）。又例如，她认为这和医院的风格也有关。对此，喻老师列举了几家社工的工作处境比较理想的医院，而她所在的机构就在其中一家医院提供第三方的外包服务，"他们（医院方）为我们机构去那儿工作的社工老师提供薪水，也是因为医生就有这个（安宁疗护的）概念，也都愿意让社工进入"（FM-SW-Y-F）。因此，在 F 市 M 医院的安宁疗护科，穿梭于肿瘤科和安宁疗护中的医护团队对于安宁疗护的理念、认知和设计、实施都逐渐暴露出纰漏，社工的处境则是其在团队建设上的症候。

> 有时候我们主动去找相关的医生，想跟他交流一些跟某个患者相关的事情。有的医生在不是特别忙的情况下与我们的相处还算不错，但有的医生就不会特别理会我们，他说他主要的任务是在下面的肿瘤科，而安宁疗护中的病人本来也没有什么治疗，他们就不太愿意处理这边的事情。（FM-SW-Y-F）

面对这样的情况，医生的在意度不足，护士的护理服务也十分有限，为了实现安宁疗护所预期的临终者的尊严与平和，社工的力量或许反而显得更加重要。生物—心理—社会医学模式向医务人员提出更高的要求，临终关怀中的社会心理和伦理问题更加复杂，多元化需要与医疗技术专门化之间的矛盾将医护人员推向一种进退维谷的两难境地。面对来自患者和家属身体舒适、心理平安、社会功能与社会角色健康和整体、个人医疗的殷切期望[53]，医务社工介入安宁疗护的必要性常常被忽略，在 H 市 D 医院安宁疗护科室同样如此。

　　如果说在 F 市 M 医院的安宁疗护科，我们还能以社工见习生和志愿者的正式身份进入病房、行走在病区中，那么进入 H 市 D 医院安宁疗护病区的过程就显得十分艰难且"水土不服"。这种"水土不服"不是对于作为研究者的我来说的，而是安宁疗护科室原生的"水土不服"。因为，首先在 H 市 D 医院的安宁疗护科室中，安宁疗护的专业团队里就几乎从未出现过社工的身份。虽然科室对外宣称有"由医生、护士、营养师、心理师、音乐治疗师、社工、志愿者组成的安宁疗护多学科合作团队"，但科室内的日常工作却仅由医生和护士承担。因此，当我尝试以社工的身份进入病区、融入病区时，科室的医生难以掩饰地展露出疑虑。对于社工、社会科学甚至是人文气息"扑入"医院场景的意义之惑，从一开始便引发了进入路径上的合法性危机，医生或许并非有意阻止我开展工作、研究或是介入，而是并不知道我可以做什么、应该做什么、最后会做些什么，因此那些僵持住的协商往往以"你目前还不太适合进入病房"作为收场，弥散在科室、在病区中的医生办公室忙碌的氛围中，也宣告了第一次进入的失败。但我的主体性挫败却难以弥散在个人的心境中，尤其是我仍然不甘于放弃这项研究，或者更确切地说，放弃这次观察的机会。因此，在整理思路后，我和科室的王主任商讨了我的初衷、社工的功能，以及我进入后将要尝试做的事。"一切以患者为中心"，我坚定地说道。在这样的磨合下，加上补充了一些有力的推荐，我总算被同意进入病房。然而，在跟随医生查房的过程中，我又感受到了"水土不服"的第二个面向，即作为"中心"的患者总是用好奇的目光上下打量我这个些许陌生且不能加以信任的面孔。随着好奇而来的便是排斥和示意离开的目光,甚至在得知了社工和志愿者的身份后,仍有不少患者表示并不懂也不理解和接受这样的角色进入。这样的情形,一方面来自观念的阻碍,以及在场域中从未出现的角色突然闯入时带来的短时间内的难以接受;另一方面则源于患者的特征与性质,即在这个场景中,他们大多数不是来接受——至少这是他们的说辞——安宁疗护的,因此对于安宁疗护的运行模式他们没有必要也没有动力去了解和接纳。

工作"全包"下艰辛的护士

在 H 市 D 医院的安宁疗护科室,除了医护人员,安宁疗护所应配备的其他任何角色、专业人士的身影都是缺失的。然而,疾病不仅是医学问题,也是社会问题。面对来自患者和家属身体舒适、心理平安、社会功能与社会角色健康,以及整体、个人医疗的殷切期望,医护人员要么需要迫切地与其他专业技术人员合作,建立多学科的整合型服务[54];要么只能依靠自己,将有限的关怀传递给患者。因此,为了达到安宁疗护工作的丰富性,贴近理念的理想境地,科室往往将护士塑造成万能的。

首先,在护士的本职范畴之内,安宁疗护科室的工作内容和要求更为细碎、丰富和严格。江护士提到:

　　末期患者的需求比较多，自理能力也比较差，而且在日常的照料中需要注意的方面也很多，同时我们晚上的值班压力会很大，因为他们晚上的病情变化得比较频繁，我们这里从理论上说都是生存期不足 6 个月的，实际来说可能更短，几乎都很难活过 1 个月，所以想想看十几个病人随时都可能出点情况，我们的工作压力是很大的。（HD－NS－J－F－33）

　　临终病人的病症并不是单一的，而是复杂且多重的。在《安宁疗护实践指南（试行）》中仅仅对于症状就列举了 13 种，包括疼痛、呼吸困难、咳嗽咳痰、咯血、恶心呕吐、呕血便血、腹胀、水肿、发热、厌食、口干、睡眠或觉醒障碍和谵妄，每种都有特殊的评估观察、治疗和护理的流程、手段和注意事项[55]。此外，护士还要注重患者的舒适照护，关注病室环境、病床情况、口腔护理、肠内外营养护理、静脉导管维护、留置导尿管护理、会阴护理，协助沐浴和擦浴、洗头理发、进食和饮水，排尿排便护理、卧位护理、体位转换、轮椅和平车的辅助使用等[56]。

　　其次，在护士的职能之外，由于科室缺少营养师、心理师、音乐治疗师、社工、志愿者的参与，这类工作通常也会交付给护士。不论是营养搭配指导和协助，还是对患者进行心理社会评估、情绪反应观察、开展死亡教育，抑或患者权利的认知和落实、社会支持系统的维护、各种政策材料文件的处理等，均落在护士肩上，科室中的护士需要兼顾营养师、心理师和社工的责任。更有甚者，江护士还提到："因为我们科室的病房是全省的安宁疗护示范病房，我们的宣传工作也很重要，经常要接待来参观、访问、学习、进修和调研的其他人员，此外我们的公众号、视频号这些也全是让我们的护士来运营，我们都要学会拍视频、剪视频。"（HD-NS-J-F-33）如此一来，科室内护士的精力十分分散和受挤压，对工作普遍满意度不高，感到"压力很大，身体累、心里累，人的精力是有限的，能力也是有限的，不可能面面俱到，不可能什么事情都一个人来做，同时还要做得好，但我们这边现在确实缺人"（HD-NS-J-F-33）。

最后，在科室单薄的组织架构中，医生仍然居于主导，而护士位于底层。医生终究是被视为"更加专业"的，也因此许多杂乱的任务和工作都被塞给护士。然而在安宁疗护的理念中，照护工作最为重要，也是实现舒适、生活质量和临终尊严的主导路径。在这种"去技术化"的理念号召中，安宁疗护科的实践却仍然在技术化和医疗化的语境下开展，护士以及护理工作没有受到应有的关注和重视，以至于护士的能动性被削弱，个性化的照料以及需求和提供的对接也就面临诸多挫折。故而护士的行动空间和激励动力如何进一步扩展和活化也是当前实践工作的一大重点。

而在 F 市 M 医院的安宁疗护科，由于医务社工的参与，护士的工作相对而言可以限定在常规范围内。但考虑到在这一场景中 MDT 同样被架空而脆弱，社工随时可能的抽离为护士的工作以及安宁疗护的良性运行带来了隐患。

或许社工和志愿者的参与能为安宁疗护的运行带来底气，

但F市M医院安宁疗护科的护士其实并没有为病人提供很多区别于以往传统医疗的特色服务，而仍然局限于打针、换药等工作。至于那些能够体现出安宁特征的服务，其实主要是由医务社工和志愿者负责提供。然而，喻老师等社工的进入也并非医院的购买结果。在没有为科室规划和设置社工与志愿者的情况下，从F市M医院的主体角度来看，这里的医护人员实际上并没有单独为患者提供包括心理危机识别与干预、精神慰藉与疏导，甚至是许多舒适照护中明确规定和要求的服务内容。我们发现，F市M医院安宁疗护科更多的是作为场地的提供方，为患者提供了一个更加舒适的住院环境，提供了症状控制方案落实的空间，以及基本的医疗资源支持和医院护理服务。而至于安宁疗护更多具体的特色服务内容，则往往由科室中的其他主体承担，如医务社工、志愿者、家属、护工等。这虽然是MDT所强调、所构想的实践图景，但F市M医院安宁疗护科最大的问题在于其MDT目前仅仅处在一个暂时平衡的脆弱状态，其架空的模式使我们不得不考虑当社工和志愿者都抽身离开的场景。社工喻老师对此说道："医院对（安宁疗护）科室的投入很少，提供的所有服务都是不够的，我们社工老师或是志愿者再不加入进来的话，可能不论是人力资源还是最后安宁疗护的实现情况，都要枯竭了。"（FM-SW-Y-F）

　　总结来说，我们能够得知，无论是F市M医院的安宁疗护科还是H市D医院的安宁疗护科，MDT的实现情况都不是很好。其中F市M医院安宁疗护科至少还暂时存在慕名前来支援的社工和志愿者，而H市D医院安宁疗护科中除了医护人员，其他身份的工作人员则不见踪迹。反过来，在这样MDT偏侧和架空的状态下，医院安宁疗护的实践又通常出现两种结果：一种是护士为了实现安宁疗护所要求的对于患者身、心、社、灵多面需求的照顾，需要同时承担多种责任和功能，最终在巨大的压力下身心俱疲而苦不堪言；另一种则是护士并不承担这些责任，而让它们在安宁疗护的实践中直接缺位，使得安宁疗护的服务也被架空。这两种情况最终都会导致医院安宁疗护运行结构中的诸多问题，以及患者临终尊严上的道道瘢痕，亟须引起人们对医院安宁疗护实践中团队建设与人员架构的关注、调整和改造。

第五节　关怀的尴尬面向：临终自决权与主体性的游离

"临终自决权""医疗自主权""生前预嘱"和"医疗代理人"等紧密围绕临终语境下患者"尊严"的相关概念，实际上都不是我国法律框架中所明确界定、建构的概念，但它们在安宁疗护的实践中却发挥着至关重要的作用，因而常常被我们所提及。研究提出，使临终患者尊严受侵蚀的最重要因素是失去了选择的能力[57]，所以这些权利对于安宁疗护的实现和临终患者的体面而言，其重要性不言而喻、不证自明，但它们在践行中的尴尬处境却也令人唏嘘不已。

前文已经提到，"患者自主权"是患者依照自己的意志做出医疗决定的权利，它包括"患者积极自主权"和"患者消极自主权"[58]。而由于与传统医学理论几乎无所冲突，前者的实现往往安常处顺，只是有时对于具体的方案和计划需要医患之间加以斟酌；但后者由于在重大疾病和临终的场景中涉及生死问题，因而有关拒绝和放弃的决定，常常在模糊的生命权和传统医疗伦理的对冲中陷入尴尬和紧张的处境。在我国台湾地区病人自主权利的相关法规中，明确支持优先保障医疗自主权，以避免医疗自主权与患者生命权相冲突。当然，只有患者在充分了解自己的病情、治愈率等必要信息的情况下所做出的拒绝医疗决定，才能得到优先保障，否则自我放弃生命权是不合法的[59]。在我国大陆地区，有关患者自决权，尤其是临终患者对于维持生命、姑息疗法和死亡方式等的自决权、自主性，除了深圳特区近年通过的"生前预嘱"条例以外，法律还没有这方面的规定。既然进入了医院安宁疗护实践的探讨，我们就有必要将这种冲突及冲突之下的结构性语境呈现出来，以揭示当前医院安宁疗护实践中人们着力打造的临终"关怀"的尴尬面向和患者主体性在其中的游离。

医疗自主决定权利的应然路径

由于死亡带来的过度敏感和逃避，我们在本书中讨论的临终决定一般指"医师可预见到的导致患者死亡的行为或有意忽略"[60]的那些吐露出"拒绝"态度的决定。关于这样的决定，有研究者认为可以将它们划分为两种类型：一是拒绝维持生命治疗和要求姑息疗法的决定；二是要求死亡的决定[61]。其中，以安乐死和协助自杀为代表的后一种决定在国际上仍然存在极大的争议，这一商榷未定的概念我们可以暂时排斥在安宁疗护实践的考量范畴之外；而在与安宁疗护息息相关的前一种决定中，"维持生命治疗"的方法一般包括机械换气、肾透析、化疗、抗生素以及人工营养和水化等[62]，它们用以抵抗原发疾病和延长生命，对此的放弃代表着默然走向死亡。而姑息疗法即我们通常讨论的安宁疗护中对于疼痛和症状的控制，以及最后的镇静干预，它们有时存在致命副作用的风险[63]，但通常也意味着同时放弃延长生命的治疗，因此在医疗实践中面临着较大的法律、伦理和操作困障。

首先，当前有大量研究指出，拒绝医学治疗的权利普遍被认为是一项基本的自由原则，是个人具有的重要的正当程序自由利益，它来源于人们享有的对自己的身体和自由的基本权利[64]。其中，临终患者自决权的理论依据是恩格尔哈特（H. T. Engelhardt）所著的《生命伦理学基础》（ *The Foundations of Bioethics* ）中的"允许原则"，以及比彻姆（Tom L. Beauchamp）和邱卓思（James F. Childress）合著的《生命医学伦理原则》（ *Principles of Biomedical Ethics* ）中的"尊重自主原则"[65]。而在国际人权法领域，拒绝医疗权已经被许多全球性人权公约和区域性人权公约所确立。通过确立为健康权的一部分或是单独确立为患者拒绝医疗的权利，已成为相关国际人权公约所确立的患者的一项基本人权 [66]。

　　例如，由经济、社会、文化权利委员会发布的《第 14 号一般性意见》指出："健康权既包括自由，也包括权利。自由包括掌握自己健康和身体的权利，包括性和生育上的自由，以及不受干扰的权利，如不受酷刑、未经同意强行治疗和试验的权利。另一方面，应该享有的权利包括参加卫生保护制度的权利，该套制度能够为人民提供平等的机会，享有可达到的最高水平的健康。"根据该定义，未经患者同意不得对其进行强行治疗是健康权的应有之义，患者拒绝治疗的权利是健康权的一个不可分割的组成部分，是患者所享有的一项基本人权。2005年，由联合国教科文组织通过的《世界生物伦理与人权宣言》第六条第一款规定："只有在当事人事先、自愿地作出知情同意后才能实施任何预防性、诊断性或治疗性的医学措施。必要时，应征得特许，当事人可以在任何时候、以任何理由收回其同意的决定而不因此给自己带来任何不利和受到损害。" [67]

　　其次，与包括拒绝医学治疗权利在内的医疗自主权息息相关的，便是预先医疗指示的法律效力问题。患者是否能够合法、自主地行使预先医疗指示几乎可以说是医疗自主权能否真正实现的关键性和根本性条件。"预先医疗指示"（Advance Directive，简称 AD）是指个人考虑到其将来可能失去决定能力的情况，在自己仍然意识清醒和有决定能力时，为自己未来在生命末期失去意识表示能力的情况下的医疗处置预先做好规划的意思表示 [68]。它包含了说明性（Instructive）的指示和代理性（Proxy）的指示：其中生前遗嘱属于说明性指示的范畴，它允许个人预先决定有关自己终末期阶段得到特定治疗的偏好；而代理性指示则允许患者个人指定代理的医疗决策者在其无法自主做出决定时替他做出医疗决定，医疗保健持久授权书（Durable Power of Attorney for Health Care，简称 DPAHC）就是一个例子[69]。有研究指出，此处所指的"医疗代理人"只是见证和监督其意愿执行的人，并非真正的代理型预先医疗指示[70]。在此基础上，预立医疗照护计划（Advance Care Planning，简称 ACP）的概念被进一步提出，它是指患者在意识清楚时，在获得病情预后和临终救护措施的相关信息下，凭借个人生活经验及价值观，表明自己将来进入临终状态时的治疗护理意愿，并与医务人员和（或）亲友沟通其意愿的过程[71]。总之，预先医疗指示通过预先做出医疗指示的方式，实现了患者跨时间的自主，使得患者不再因为晚期疾病等因素而被隔离于医疗事务的处理之外，不论其身体情况如何，都能积极参与到医疗事务的决定过程之中，保留了患者在医疗活动中的主体地位[72]。

我们知道，我国目前对于以生前预嘱为代表的预先医疗指示的立法和保障仍有欠缺，因此在缺少"本人决定模式"的前提下，"代理人模式"一般更多地为我国医疗实践所采用。但是，根据性质和权限的不同，医疗代理人在大体上也可以分为两类，对应于预先医疗指示的两个类别：一类是被指定的帮助落实说明性预先医疗指示的代理人，另一类则是可以替代患者做出医疗决定的医疗代理人。其中，前者即帮助见证、监督和实施生前预嘱内容的代理人，而对于后者我国目前尚未对此制定特殊且有针对性的规定[73]。但实际上，我国在规定主体"未有能力"或"能力丧失"时一贯遵循"监护人"原则，即从"意定监护"的制度框架下对临终患者的"代理人代为决定"模式提供践行的路径。例如，在 2019 年修改的《中华人民共和国老年人权益保障法》第二十六条中规定：具备完全民事行为能力的老年人，可以在近亲属或者其他与自己关系密切、愿意承担监护责任的个人、组织中协商确定自己的监护人，监护人在老年人丧失或者部分丧失民事行为能力时，依法承担监护责任；老年人未事先确定监护人的，其丧失或者部分丧失民事行为能力时，依照有关法律的规定确定监护人[74]。2017 年实施的《中华人民共和国民法总则》第三十三条规定：具有完全民事行为能力的成年人，可以与其近亲属、其他愿意担任监护人的个人或者组织事先协商，以书面形式确定自己的监护人；协商确定的监护人在该成年人丧失或者部分丧失民事行为能力时，履行监护职责[75]。这直接将意定监护的主体范围从老年人扩大到了成年人，也特别强调要以书面形式确立监护人[76]。

　　因此，无论是在现行的法律框架下，还是在医院的具体实践空间中，我们都能见到患者的自决权游离而转移至代理人手中的现象，这不禁再度引发人们关于临终患者在安宁疗护中的主体性困境的深思。

不健全实践框架下的主体性游离

　　进入实践的场景，显而易见的是在我国现行的有关医疗决定的法律法规中，对患者尤其是临终患者的医疗自主权保障尚有待加强。例如，此前我国对于医疗决定的规定一直都是双签字制度，近年来才在新修订的《医疗机构管理条例》第三十二条中强调了患者自身同意的优先性和主要地位，但其中仍然界限模糊、时机不明地纳入了近亲属和医护人员的主张：医务人员在诊疗活动中应当向患者说明病情和医疗措施；需要实施手术、特殊检查、特殊治疗的，医务人员应当及时向患者具体说明医疗风险、替代医疗方案等情况，并取得其明确同意；不能或者不宜向患者说明的，应当向患者的近亲属说明，并取得其明确同意；因抢救生命垂危的患者等紧急情况，不能取得患者或者其近亲属意见的，经医疗机构负责人或者授权的负责人批准，可以立即实施相应的医疗措施[77]。同样的不明晰在《民法典》中呈现为"不能或不宜"这一宽泛笼统的情境定义，在前文已经提到。可以确定的是，我国目前有关医疗场景中如何告知、如何商讨、如何决定又如何惯性执行的规定和引导都尚不利于对患者医疗自主权的保障，而我国对于临终患者自主权的针对性的法律构建，尚未展开。这就造成临终患者享有哪些自主权不明晰，医护人员也因为没有法律依据而对临终患者的自主决定无所适从[78]。

而安宁疗护十分重视和强调患者与家属一同参与到其治疗、干预和临终安排的过程之中，以此有效地维护其临终尊严。但在我国当前有关安宁疗护的表述、践行中，这些往往以医生为主体，而缺少突破医学"权威"与"崇拜"、患方"参与"和"共享"的真正实现。例如，在当前相关政策文件的表述中，

《安宁疗护中心管理规范（试行）》仍然停留在对治疗过程中医生及时告知的强调，而没有明确规定患者和家属参与的权利。而在践行的场景中，我们以 H 市 D 医院安宁疗护科室为例，作为安宁疗护的实践试点，它相对医院整体而言已经尝试尽最大的努力尊重家属的决定，试图让家属参与到方案的制定过程中，然而患者的意愿还是难以得到真正的重视。这正是因为：

> 我们 H 市现在还是没有针对患者在其中的权利的相关条例，就像你说到的深圳将生前预嘱入法了，这个在国内其他地方还是没有的，所以我们的地方特色还是以患者家属的意愿为主。因为我们作为医院，在做各种决定的时候也是要考虑法律风险的，如果出了什么问题，我们不能说是因为患者希望我们这么做。因为现在法律中并没有保障在医疗过程中患者说的就有效，所以一旦出现问题我们是要担责的，尤其是和死亡相关，我们科室的风险系数就特别高，所以我们也特别敏感。（HD-DR-T-F-34）

就如田医生所说，现在互联网上已经创建出许多民间组织和平台，供患者和家属在上面订立预嘱和愿望，但这些非正式、非官方的手段在法律的框架下得不到保证，就难以在正式的机构中得到落实。就像 F 市 M 医院的安宁疗护科，虽然尝试推广生前预嘱推广协会及五个愿望的签署，但常见的协商和决定仍然在大多数情况下被束缚在医生和家属的手中。

这首先提醒我们思考医疗场景中的"决策模式"。葛文德医生认为现实中存在三种医患关系："家长型"关系强调医生的权威角色，确保病人接受医生认定的最佳治疗方案；在"咨询型"关系中，医生提供最新的知识和技术、列举备选方案，由病人及其家属独立做出选择；而"解释型"关系强调医生需要帮助病人权衡他们更大的生活目标，甚至质疑他们，让他们重新思考其考虑失当的优先选项和信念，在真实的生命意义与价值框架下引导他们参与自己的临终安排并获得临终尊严[79]。与之对应，国内也有学者根据患者决策地位的不同，将医疗场景中的决策模式更加本土化地分为家长式决策、知情决策和共享决策三类[80]。安宁疗护的理念最提倡解释型的医生和共享决策的模式，要使医疗空间中的"决策"成为一个过程而不仅仅是一个事件，需倡导医生与患者结成治疗同盟，两者都发挥重要作用[81]。具体地说，安宁疗护希望医生与患者及家属之间启用讨论式的交流。医生作为专业知识和信息的提供者、决定的引导者、反思的逼近者，告知并帮助病人充分了解自我，调动有关自我的生活经历、社会关系与资源、价值判断和个人愿望等方面的信息，并在此前提下掌握同时位于身体和思想层面的自主权。

　　但在 F 市 M 医院和 H 市 D 医院安宁疗护科的实践中，医生普遍处在家长型和咨询型医生的中间地带，其中知情决策的实现往往都存在一定困难。现实中，常常由医生之间商量出最佳方案，与家属的商讨通常更像一堂灌输式的医学小课堂。而即使医生给出多种可能的选项，他们与家属和患者的交互也并不十分充分，仍然趋向于"权威"角色的压制。对此，董医生和田医生认为结构和制度的缺陷是这一现象的始作俑者，他们认为医院的场景常常为患者及家属带来对医学技术的依赖，即使这为安宁疗护的理念所批判。董医生说：

> 他们（指患者和家属）既然选择来医院，虽然进的是安宁疗护科室，还是希望得到一些专业的治疗和干预。他们在疾病面前也显得很无助、很迷茫，一般也不知道自己能怎么办。这个时候我们只能给他一种信心，用那种比较坚定的语气甚至是命令式的告知让他们能足够相信我们，他们自己也会心安一点。（HD-DR-D-F-31）

除了决策的生成，医院安宁疗护实践中有关临终决定的落实同样背离了临终者的主体性，这也表现为医疗机构和医方主体对于家属决策权利的尊重。医院在患者病重或病危时会开具告知/通知书，告知的对象被明确地定义为"患者家属或患者的法定监护人、授权委托人"（F市M医院病重/病危告知书文本；H市D医院病重/病危通知书文本），告知的内容为患者当前的病情和可能的发展结果，并收集被告知人的意见，而关于这些信息和病程的实际状况，医生和家属往往都十分默契地对患者闭口不谈。告知的具体内容主要包括：病情危重事实、抢救工作开展的强制性、风险的提前告知与免责说明。

> 患者肿瘤晚期，广泛转移癌，多脏器功能衰竭，病情持续进展，治疗效果不满意。该患者在我院治疗，虽经医

护人员积极救治，但目前患者病情危重并且病情有可能进一步恶化，随时会出现一种或多种危及患者生命的并发症。

限于目前医学科学技术条件，尽管我院医护人员已经尽全力救治患者，仍存在因疾病原因患者不幸死亡的可能，请患者家属予以理解。

（F市M医院病重／病危告知书文本）

目前患者病情危重，并且病情有可能进一步恶化，随时会出现一种或多种危及患者生命的并发症，一旦发生就会严重威胁患者的生命。

根据我国法律规定，为抢救患者，医生可以在不征得您同意的情况下依据救治工作的需要对患者先采取抢救措施，并使用应急救治所必需的仪器设备和治疗手段，然后履行告知义务，请您予以理解并积极配合医院的抢救治疗。

由于目前医学科学技术条件的局限性，尽管我院医护人员已经尽全力救治患者，仍存在因疾病原因患者不幸死亡的可能，请您予以理解。

（H市D医院病重／病危通知书文本）

而在意见收集的部分，以H市D医院的病重／病危通知书为例，提供给被告知人三个选项以供勾选：

　　□ 同意医护人员采取一切抢救措施，包括必要的有创抢救措施，我将予以理解并积极配合医院的抢救治疗

□ 不同意医护人员进行有创救治措施，仅同意使用药物进行救治

□ 要求自动出院，对所发生的一切后果我们自行承担责任

（H 市 D 医院病重 / 病危通知书文本）

综合以上告知 / 通知书的内容，我们知道，根据我国的法律，患者与家属对于是否抢救的意愿和要求未得到系统化地保障，医院有权违背家属的意愿和要求而采取强制的抢救措施。因而在生与死的抉择中，选择生永远能将正式机构的风险最小化，患者的痛苦和尊严便成为考虑之次。这看上去为游离在正式制度之外的权利和需要带来了不少悲伤，然而医院对家属意见的收集同时也能体现出其中仍然存在一些可商讨的空间，即"患者家属或患者的法定监护人、授权委托人"还是有权利做出独立的决定。虽然这一决定可以被驳回，但通常情况下医院对事故的担忧主要集中在事后家属的不满和抗议。因此田医生也表示："只要没有特殊情况，我们都会遵从家属的要求，再不济他们也可以选择出院，这样医院不需要承担责任也就不会干预他们的决定。"（HD-DR-T-F-34）因而患者的家属、监护人和委托人通常在正式制度的框架内拥有其自主性，而这一委托人却不能是患者自己，这与安宁疗护对临终患者拥有自决权和主体性的理念期望不符，但在"意定监护"的路径上提供了一种非正式化得知和践行临终主体愿望和决定的可能。于是，此时的问题便又落回了医院安宁疗护实践场景中各主体之间的

关系和共识之上。在现实的实践中，在正式制度之下，为达成理念、达至尊严的非正式取向手段，也恰恰要从实践场景中各主体之间的关系和共识入手，有关的行动和策略将在本书后面的章节，围绕各主体具体的心态、立场、处境、行动和策略，通过"协商"与"沟通"的方式来讨论。

注　释

1　卫生部：《关于下发〈医疗机构基本标准（试行）〉的通知》，1994 年 9 月 2 日，http://www.nhc.gov.cn/yzygj/s3572/201706/4d84820f321144c290ddaacba53cb590.shtml，2023 年 3 月 28 日参引。

2　国务院办公厅：《国务院办公厅转发全国老龄委办公室和发展改革委等部门关于加快发展养老服务业意见的通知》，2008 年 3 月 28 日，http://www.gov.cn/zhuanti/2015-06/13/content_2879022.htm，2023 年 3 月 28 日参引。

3　国务院新闻办：《国务院新闻办发表〈中国老龄事业的发展〉白皮书》，2006 年 12 月 12 日，http://www.gov.cn/jrzg/2006-12/12/content_467212.htm，2023 年 3 月 28 日参引。

4　中国老龄事业发展基金会：《关于印发〈爱心护理工程试点工作规程〉的通知》，2013 年 9 月 17 日，http://www.cadf.org.cn/index.php/post/372，2023 年 3 月 28 日参引。

5　同上。

6　国务院办公厅：《国务院办公厅转发卫生计生委等部门关于推进医疗卫生与养老服务相结合指导意见的通知》，2015 年 11 月 20 日，http://www.gov.cn/zhengce/content/2015-11/20/content_10328.htm，2023 年 3 月 28 日参引。

7　民政部、国家发展改革委：《民政部、国家发展改革委印发民政事业发展第十三个五年规划》，2016 年 7 月 6 日，http://www.gov.cn/xinwen/2016-07/06/content_5088745.htm，2023 年 3 月 28 日参引。

8　国务院：《国务院关于印发"十三五"国家老龄事业发展和养老体系建设规划的通知》，2017 年 3 月 6 日，http://www.gov.cn/zhengce/content/2017-03/06/content_5173930.htm，2023 年 3 月 28 日参引。

9　吴玉苗等:《中国安宁疗护服务政策演变与发展》,《医学与哲学》,2020 年第 14 期。

10　国务院:《中共中央　国务院印发〈"健康中国 2030" 规划纲要〉》,2016 年 10 月 25 日,http://www.gov.cn/zhengce/2016-10/25/content_5124174.htm,2023 年 3 月 28 日参引。

11　国务院:《中华人民共和国国家卫生和计划生育委员会令（第 12 号）国家卫生计生委关于修改〈医疗机构管理条例实施细则〉的决定》,2017 年 2 月 21 日,http://www.gov.cn/gongbao/content/2017/content_5230276.htm,2023 年 3 月 28 日参引。

12　国家卫生计生委办公厅:《国家卫生计生委关于印发安宁疗护中心基本标准和管理规范（试行）的通知》,2017 年 2 月 8 日,http://www.nhc.gov.cn/yzygj/s3593/201702/88b4c10220c5474d905eeb43b272d24f.shtml,2023 年 3 月 28 日参引。

13　国家卫生计生委办公厅:《国家卫生计生委办公厅关于印发安宁疗护实践指南（试行）的通知》,2017 年 2 月 9 日,http://www.nhc.gov.cn/yzygj/s3593/201702/83797c0261a94781b158dbd76666b717.shtml,2023 年 3 月 28 日参引。

14　国家卫生计生委办公厅:《国家卫生计生委办公厅关于开展安宁疗护试点工作的通知　国卫办家庭函》,2017 年 10 月 27 日,http://wsjkw.sc.gov.cn/scwsjkw/sclljk/2017/10/27/6d9318ad60734956b77e5483131ffe6c.shtml,2023 年 3 月 28 日参引。

15　国家卫生健康委办公厅:《国家卫生健康委办公厅关于开展第二批安宁疗护试点工作的通知》,2019 年 12 月 5 日,http://www.nhc.gov.cn/cms-search/xxgk/getManuscriptXxgk.htm?id=efe3ed3d9dce4f519bc7bba7997b59d8,2023 年 3 月 28 日参引。

16　国家卫生健康委员会:《国家卫生健康委关于印发〈全国护理事业发展规划（2021—2025 年)〉的通知》,2022 年 4 月 29 日,http://www.gov.cn/zhengce/zhengceku/2022-05/09/content_5689354.htm,2023 年 3 月 29 日参引。

17　国家卫生计生委办公厅:《国家卫生计生委关于印发安宁疗护中心基本标准和管理规范（试行）的通知》。

18　马红鸽、席恒:《卫计委介入老年人临终关怀服务问题研究》,《西北大学学报（哲学社会科学版）》,2016 年第 2 期。

19　杜鹏、王永梅:《中国老年临终关怀服务的实践与制度探索》,《中国特色社会主义研究》,2015 年第 5 期。

20　杨晶等:《中国老年安宁疗护的研究进展》,《中国老年学杂志》,2020 年第 11 期。

21　贺苗等:《中国安宁疗护的多元化反思》,《中国医学伦理学》,2018 年第 5 期。

22　冯晨音:《健康权视角下安宁疗护的伦理探究》,《西部学刊》,2020 年第 13 期。

23　姜姗、周宁、姜柏生:《晚期肿瘤患者安宁疗护实践中的认识误区、伦理困境及对策探讨》,《南京医科大学学报（社会科学版）》,2019 年第 2 期。

24　贺苗等:《中国安宁疗护的多元化反思》。

25　同上。

26　同上。

27　［美］阿图·葛文德著、王一方主编:《最好的告别:关于衰老与死亡,你必须知道的常识》,彭小华译,杭州:浙江人民出版社,2015 年。

28　中华人民共和国全国人民代表大会:《中华人民共和国侵权责任法》,2020 年。

29　姜姗、周宁、姜柏生:《晚期肿瘤患者安宁疗护实践中的认识误区、伦理困境及对策探讨》。

30　同上。

31　刘慧、羊海燕:《安宁缓和医疗中患者的权利及其保障研究》,《医学与法学》,2022 年第 3 期。

32　国家卫生计生委办公厅:《国家卫生计生委关于印发安宁疗护中心基本标准和管理规范（试行）的通知》。

33　刘芳等:《临终关怀的理论与实践》,《医学教育探索》,2003 年第 3 期。

34　黄豆豆、张槊、郭斌:《老龄化背景下安宁疗护的困境与出路》,《大庆社会科学》,2021 年第 1 期。

35　陆杰华、伍海诚:《老龄化背景下中国特色临终关怀体系建构的若干思考》,《新视野》,2017 年第 1 期。

36　同上。

37　杜鹏、王永梅:《中国老年临终关怀服务的实践与制度探索》。

38　刘慧、羊海燕:《安宁缓和医疗中患者的权利及其保障研究》。

39　同上。

40　国家卫生健康委办公厅:《关于开展第二批安宁疗护试点工作的通知》。

41　胡芳、韦彦名:《长期护理保险制度参与安宁疗护的挑战与对策研究》,《卫生软科学》,2023 年第 1 期。

42　邹然、谌永毅、黄旭芬:《医务社会工作者在安宁疗护中的角色和作用》,《中国护理管理》,2019 年第 6 期。

43　同上。

44　黄豆豆、张槊、郭斌:《老龄化背景下安宁疗护的困境与出路》。

45　海峡两岸医药卫生交流协会全科医学分会:《姑息治疗与安宁疗护基本用药指南》,《中国全科医学》,2021 年第 14 期。

46　毛一晴等:《国内外多学科团队诊疗模式研究进展》,《中国医院》,2022 年第 3 期。

47　海峡两岸医药卫生交流协会全科医学分会:《姑息治疗与安宁疗护基本用药指南》。

48　王燊霏等:《多学科协作模式在安宁疗护中的应用研究进展》,《中华护理杂志》,2018 年第 7 期。

49　唐跃中等:《全科医学安宁疗护多专业团队服务模式构建及效果研究》,《中国全科医学》,2021 年第 22 期。

50　海峡两岸医药卫生交流协会全科医学分会:《姑息治疗与安宁疗护基本用药指南》。

51　Laura R. Bronstein, "A Model for Interdisciplinary Collaboration", *Social Work*, vol. 48, no. 3 (July 2003), pp. 297–306.

52　陶秋荣等:《跨学科合作模型在安宁疗护团队中的应用成效研究》,《医学与哲学》,2021 年第 4 期。

53　邹然、谌永毅、黄旭芬:《医务社会工作者在安宁疗护中的角色和作用》。

54　同上。

55　国家卫生计生委办公厅:《国家卫生计生委办公厅关于印发安宁疗护实践指南(试行)的通知》。

56　同上。

57　张伟、周明:《老年临终关怀中的尊严死与安详死》,《医学与哲学(A)》,2014 年第 1 期,。

58　胡超:《论患者的拒绝医疗权》,《医学与法学》,2018 年第 2 期。

59　刘慧、羊海燕:《安宁缓和医疗中患者的权利及其保障研究》。

60　娄长春、颜红军:《临终决定》,《医学与哲学》,1993 年第 1 期。

61　孙也龙:《临终患者自主权研究——以境外近期立法为切入》,《西南政法大学学报》,2017 年第 5 期。

62　娄长春、颜红军:《临终决定》。

63　同上。

64　孙也龙:《临终患者自主权研究——以境外近期立法为切入》。

65　贾冰云、王志中:《浅析临终关怀服务对象的自决权——基于社会工作视角》,《山西高等学校社会科学学报》,2016 年第 12 期。

66　胡超:《论患者的拒绝医疗权》。

67　同上。

68　李大平、杨云滨:《医疗预立意愿书研究》,《中国卫生事业管理》,2013 年第 2 期。

69　Cathy A. Klein, "The Importance of Advanced Directives", *The Nurse Practitioner*, vol. 30, no. 4 (April 2005), p. 11.

70 刘慧、羊海燕:《安宁缓和医疗中患者的权利及其保障研究》。

71 邓仁丽等:《中国文化背景下预立医疗照护计划的研究进展》,《中华护理杂志》,2015 年第 9 期。

72 刘慧、羊海燕:《安宁缓和医疗中患者的权利及其保障研究》。

73 Liz Gwyther, Frank Brennan, Richard Harding, "Advancing Palliative Care as a Human Right", *Journal of Pain and Symptom Management*, vol. 38, no. 5 (November 2009), pp. 767-774.

74 中华人民共和国民政部:《中华人民共和国老年人权益保障法》,2019 年 1 月 8 日,https://www.mca.gov.cn/article/gk/fg/ylfw/202002/20200200024078.shtml,2023 年 3 月 31 日参引。

75 第十二届全国人民代表大会:《中华人民共和国民法总则》,2017 年 3 月 15 日,http://www.npc.gov.cn/zgrdw/npc/xinwen/2017-03/15/content_2018907.htm,2023 年 3 月 31 日参引。

76 曹凯、姜柏生:《基于意定监护制度对预先医疗指示的思考》,《医学与哲学》,2020 年第 8 期。

77 国家卫生健康委员会:《医疗机构管理条例》,http://www.nhc.gov.cn/cms-search/xxgk/getManuscriptXxgk.htm?id=368c667ee1244ac4844a8a787185b8c6,2023 年 3 月 31 日参引。

78 孙也龙:《临终患者自主权研究——以境外近期立法为切入》。

79 [美]阿图·葛文德著、王一方主编:《最好的告别:关于衰老与死亡,你必须知道的常识》。

80 杨廉平等:《患方在危重临床决策中的地位探讨》,《中国卫生事业管理》,2012 年第 4 期。

81 同上。

第四章 安宁于妥协之下：临终抉择 与心态的个体观

　　"安宁"作为尊严的投射，却处于种种妥协之中。这是临终情境中包括临终者和亲友等在内的个体所面临的真实纠葛。本章将重点梳理这些安宁疗护实践中位于微观层面、对象视角的主体处境，挖掘在疾病与死亡的降临和萦绕中这些个体的需要、抉择和心态，从而透视出医院中的安宁疗护路径于他们而言扮演了何种角色，具有何种意涵，适切于哪些需要，又存在怎样的问题、障碍和忧虑，并为后续进一步叙述与论证具有针对性和方向性的"调和"提供前提与指导。其中，妥协往往伴随抉择与应对的主体而贯穿临终进程的始末，它主要表现为在选择是否积极治疗以及是否进入安宁疗护时，个体在众多需要中有所取舍，因而任何选择都体现出妥协；在面对疾病和死亡的胁迫时，个体在殷切求生与身体每况愈下的夹击中往往只能妥协于现实；在临终阶段的各种商议与决定中，理想与现实的差距以及知识上的不足等都会带来让步与妥协……

　　于是，在总体上，妥协是一种消极的状态，它象征着人们不得不对于某些重要的或是热切的希望进行舍弃而产生痛苦和委屈，与安宁疗护的理想与目标——为临终者带来平和、安慰和尊严——相悖，亟须我们消解和克服。然而深入真实的场景后，我们会发现许多妥协背后的构型与成因往往难以撼动，正如我们也对他们的疾病与死亡无能为力，而这种处境正是妥协发生的最重要的现实背景。因此，我们应该清楚，面对妥协，最重要的是人们对于现实的认知、态度与反应，以及人们与妥协的相处，甚至于人们在难以化解的妥协之中的需求与自得。例如，既然无法移除死亡的现实背景，那么重要的行动就应该在于扭转与慰藉人们面对死亡的心境与哀愁，引导人们通过调整欲求与观念来修正不堪的心理处境；又如，人们在复杂的现实要素中已经陷入妥协与不满足，那么如何正确应对自身的处境，如何在让步的前提下依然尝试主动探索自我剩余的需求，好比体面与尊严，就显得尤为重要；再比如，当选择与心态仍然难以调整和改善，那么在此基础上给予外部的支持，帮助临终个体获得更大的抗衡力量，也不失为一种有益的安宁疗护尝试。总之，在深入个体临终的具体场景及其中深邃的妥协境况之前，"妥协"的多面意涵必须首先被界定和梳理到位，而这一部分最为重要的，依然是被反复强调的个体的处境与他们各自特殊又复杂的考量维度。

第一节　暧昧的态度：选择与进入安宁疗护

进入通道的疏松或拥挤

　　医院的安宁疗护病房主要为恶性肿瘤患者所需要，以 F 市 M 医院以及 H 市 D 医院为例，其中绝大多数安宁疗护患者都是癌症末期患者，在本研究的调查过程中两家医院的安宁疗护病房也都为肿瘤患者使用。因此，我们往往会发现，医院的安宁疗护科室与肿瘤科共用一套班子，或是联系极为紧密。这种科室组建与资源供给的模式在很大程度上决定了医院安宁疗护的患者接收和准入标准。

　　在 F 市 M 医院，安宁疗护科与肿瘤科密不可分，其中安宁疗护科主要由肿瘤科医生接管和负责，其门诊也被设置在肿瘤科之下。在众多患者及家属的口中，该医院的安宁疗护病房更像是普通肿瘤科病房的"豪华版"。因而患者在选择与进入 M 医院的安宁疗护科室时，不论是会诊、门诊还是转诊，都必然先经过肿瘤科及肿瘤科医生的评估、诊断与认证。该院安宁疗护科室的官方介绍中提到，本院住院患者或急诊患者由原诊疗医生以会诊方式，经安宁团队成员会诊，符合入住标准者，转安宁疗护科室接受安宁缓和照护；门诊患者则可由安宁缓和医生评估后入住；而由外院转诊的患者需要先到肿瘤科门诊就诊，再由安宁缓和医生评估后入住。F 市 M 医院的许多患者都是之前住在该院肿瘤科普通病房的，他们或是为了更好的治疗环境（但肿瘤一般也都已发展到恶性程度），或是已不得不接受自身病情的恶化，而经过会诊和商议后决定转入安宁疗护科室。当然，也有一部分患者及家属是在认清了疾病与现实后，主动希望接受安宁疗护，通过互联网或口头介绍经由门诊评估确认后来到该医院安宁疗护科室。

　　类似地，在 H 市 D 医院，安宁疗护科室病区本就从肿瘤综合内科中试点的安宁疗护病房发展扩大而来。它由肿瘤综合内科的主任提议、推行和建立，其最初的护士长孟护士也是先从肿瘤综合内科调去，如今又回到肿瘤综合内科担任护士长。在该院安宁疗护科室和病区不断发展的过程中，形成了独立的医护队伍，但它仍然较多地受到肿瘤综合内科的指导和管理，尤其是在接收病患的渠道上。患者一般从其他科室中借由会诊而转入，或从外院经过事先联系好的医生转诊进入。或许是由于观念问题，又或是受到诊疗程序的影响，田医生表示，即使医院每周都会为安宁疗护科室安排固定的门诊时间，但"（新）患者一般不会来门诊，来门诊的大多也是已经入院的病人或家属来咨询或开取药，很少有病人直接通过安宁疗护的门诊入住安宁病房"（HD-DR-T-F-34）。

　　H 市 D 医院的安宁疗护科室的病区总共才 24 张床位，其中由于安宁疗护通常需要家人参与陪伴和照护，因此家属和病人共同入住是主要模式。在这样的背景之下，病区的床位却并不显得紧张，"我们（科室病区里）现在大概有 15 位病人，一般都稳定在这个数字"（HD-NS-J-F-33），"而且病区里的病人并不都是来接受安宁的，有专门来处理疼痛的，也有肿瘤患者单纯为了更好的环境来做化疗的，而且因为这个话题很敏感，我们没办法划分得那么清楚，所以真正确切地来接受安宁疗护的病人是很少很少的"（HD-DR-T-F-34）。由此可见，作为全省仅有的两家临终关怀与安宁疗护实践点之一，"疏松"的需求与其他肿瘤救治科室病区的热闹非凡形成鲜明对比，体现出 H 市中人们在疾病中对于"安宁"的避讳。田医生作为科室的主任，认为"安宁疗护"的牌子是很多病人望而却步的重要原因，虽然没有取作"临终关怀"已经算是为"避开死亡"做了最大努力。但人们只要稍加询问，或是只看科室病区门口立起的鲜艳易拉宝上的夺目介绍，都会觉得这块土地难免过于充满绝望。"我们应该叫'无痛病区'，告诉人们这里主要的工作是控制以疼痛为主的症状，这样或许会好很多，毕竟在现在的观念条件下，大多数人确实还不太能接受安宁疗护。"（HD-DR-T-F-34）总而言之，安宁疗护对于正在疾病中的人们而言似乎有着某种特殊的隐喻，人们在这样的生命场景中本就力求希望和慰藉，如此新进的理念常被理解为一种近乎"坐等死亡"的被动状态，选择和进入便只能算作低头、认命、妥协和放弃，而这些字眼对于癌症末期的病人而言，更是如同一把利刃。

其中，除了整体上 H 市的生死观念较为传统以外，多数病人来自周边的乡村和不发达城市也致使 H 市 D 医院安宁疗护科室中患者的死亡观念普遍趋于传统和保守，因而对于安宁疗护的接纳程度较低，妥协感受较强。这种病人的城乡分异来源于抉择的区别，孟护士提到，"周边乡村和不发达地区的人患上肿瘤以后，更多会选择在省会的肿瘤医院（即D医院）；而城市里的人如果患上了肿瘤，尤其是恶性的和比较麻烦的，可能更多会选择在北上广这样的城市治疗。这不是因为癌症的发病率有城乡差异，现在城镇与乡村的肿瘤发病率差距应该不是太大"（HD-NS-M-F-41）。而在乡村等地区，安宁疗护与临终关怀理念的普及情况较差，且这类地域内中华传统文化与观念更为根深蒂固，因此能完全接受安宁疗护的较少，D医院推行安宁疗护的土壤和根基就面临挑战。此外，这些不发达地域的人们经济条件都并不可观，导致他们对于自身需求和尊严的判断与理解也十分狭窄。孟护士表示在与这些病人的接触中发现，"他们认为自己患病的基本需求（即治疗需求）都还没有满足，就更没有其他需求（心理慰藉、症状治疗）了。他们不认为自己需要什么额外的、更高层次的东西，他们只想要治好病，只希望自己不要成为负担"（HD-NS-M-F-41）。

与H市D医院安宁疗护科室病区的疏松大相径庭，F市M医院安宁疗护科的床位就十分紧张，进入通道格外拥挤。由于F市安宁疗护需求十分旺盛，而M医院的安宁疗护科只有14个床位，曾经是患者家属而如今是志愿者的钟女士提到，"（科室的）病房太少了，我们当时问了肿瘤科的医生，医生说可以住进来但得排队，我们大概排了有一个多月才住进来"（FM-VT-Z-F-60）。而这种排队"盛况"是科室的常态，"现在外面都还有排队等着的，这里不是想住就能住的"（FM-SW-Y-F）。然而，这种"拥挤"并不意味着人们对于死亡更加豁达，却反而折射出一种紧张感。紧张的原因之一在于，2022 年 F 市的人口约为 H 市的 3.4 倍，经济生产总值约为 H 市的 5.8 倍，更多的人口、更高的经济生活水平、更为先进的观念使得 F 市人民对于医疗资源及先进的医疗理念有着更多且迫切的需求。但显而易见的是，当前医院安宁疗护的资源仍难以满足这一需求。紧张的原因之二在于，和田医生所言不谋而合，在 F 市 M 医院安宁疗护科中同样充斥着一种对安宁疗护概念与定义的"模糊化处理"，真正意义上、明确地来接受或愿意接受甚至只是可以接受安宁疗护的病人少之又少，而且界限不明。他们入住在这里到底是为了更加舒适和卓越的环境，还是明面上的疼痛管理，又或是更深层次的逃避，我们不得而知，也不必得知。然而足以见得的是，"安宁疗护"依旧被当作一个刺耳的词，患者和家属对于安宁疗护的选择以及进入的具体过程依旧沾染着一种暧昧不清的态度，甚至直接体现出对这一理念的狐疑和逃避。但令人乐观的是，无论是在 F 市 M 医院还是在 H 市 D 医院，都出现了一些较为理想化的、与安宁疗护的理念和设想十分契合的案例。尤其是在 F 市 M 医院的安宁疗护科室，整体上对于安宁疗护理念与实践中的一系列概念和要素都显得更为了解、包容和接纳，那么裹挟在其中的问题也都变得更加温和而可解。

情愿地受用

在医院安宁疗护病房中有这样一类患者和家属，他们平和而坦然地面对自身的现实状况，对于自己的所需与所求都清晰明了，对于安宁疗护的选择也就主动且真诚——但这样的案例毕竟少数。

2022年7月初，H市D医院安宁疗护科室病区中的李林仙去世，终年59岁。在家人和医护人员纷纷与他做最后的道别后，他成为一名"大体老师"，遗体被送往医学院用作医学研究。李林仙生前是一名退休教师，他心怀大爱，从小就决定去世后要将遗体捐献，在热爱生活、感恩生命的同时也不惧死亡。2021年初，他因腹痛腹胀查出胃部肿瘤和低分化腺癌，在进行了切除手术和三个周期的化疗后复查结果提示肿瘤进展，然而他认为自己的身体不能再耐受化疗，因此主动要求停止此类原发病针对性治疗，仅使用止痛药缓解症状（HD-PT-Li-M-［59］）。2022年5月底，由于疼痛加剧，普通止痛药效果减弱，他直接通过门诊来到D医院安宁疗护科寻求症状缓解支持。在照护过程中，与一众同在科室病区但态度十分纠结和犹豫的患者截然不同，他决绝地拒绝一切原发病治疗，明确地向医护人员指出只需要根据疼痛情况开具适合的止痛药，并希望平和地死去，死后捐献遗体。这则案例为科室大力颂扬，因为这是科室病区成立以来难得一见的完全符合安宁疗护理念的案例，给予了众多工作人员极大信心。

同样在H市D医院，46岁的肖静河对安宁疗护的选择与进入也十分直截了当。2021年10月在同省其他医院确诊胰腺肿瘤后，肖静河在丈夫的带领与陪伴下辗转H市和上海市，进行了为期近一年的手术、化疗等胰腺癌综合治疗。然而，治疗效果的沉抑让肖静河开始真诚地思考疾病、生命以及自己的处境。她说："我这个病是治不好的，这点我是明白的。我从一开始就是接受的，也没有因为这个（疾病）而抑郁，所以既然治疗没有用了，那我觉得也没有必要再浪费这些精力和财力了。"（HD-PT-Xi-F-46）于是，从2022年9月开始，肖静河放弃了一切包括手术和化疗在内的针对原发病即胰腺肿瘤的西医治疗，并且选择在家休养，辅助中药调理，享受生命最后的时光。然而，在2023年1月初，肖静河突然出现腹部疼痛及间断呕血黑便的症状，不愿意再围绕肿瘤进行治疗的她在听说该院安宁疗护科室可以只针对症状做干预控制后，主动预约了安宁疗护科室的门诊。肖静河在2023年1月底2月初入住安宁疗护科室病区，并在症状得到控制后果断决定在2023年2月4日也是元宵节的前一天出院回家。出院前，她憧憬地说："回去之后，今年的元宵节我要吃一个肉馅的大元宵。"（HD-PT-Xi-F-46）

在F市M医院安宁疗护科室病区的走廊里，经常可以见到林洁推着输液架四处闲逛。她会去谈心室的书架上翻翻自己感兴趣的书或杂志，会寻找状态还不错的患者问好并聊天，会一心念叨着她想要尝试的沙盘游戏，她说自己是一个好奇心十分旺盛的人，永远也坐不住。此时已经48岁，同时饱受恶性结肠肿瘤困扰的林洁，实际上早在20年前就患上了难以根治的溃疡性结肠炎，因此这次复发后查出肿瘤，可以说她既意外又不意外。总之，20年前的经历让她面对疾病——即使是绝症——也能够迅速振作起来。所以，她一方面积极搜寻各种相关的医学知识、资源与实时资讯，加入医院的临床试验组，配合医生制定和实施合适的医疗方案，反复做基因检测，尝试寻找生的机会；另一方面，她又逐渐意识到自己不容乐观的身体情况，她承认如今她的"机会"越来越少，明白自己大概只剩下一种注定的结局，因此她在第四次治疗手术失败后毅然决然地通过门诊来到该医院的安宁疗护科室（FM-PT-Li-F-48）。在这种暧昧的态度中，却也能够见到林洁的豁达与果断。她并不是不清醒地一味逃避患病的事实以及死亡逼近的可能，也不是不清楚自己真正想要的是什么。相反，或许正是因为已经厘清了自己的真实想法，以及那些自己所在意的和欲求的事物，她才会在治疗和放弃中犹豫不决。但是，她依然住进了安宁病房，当前的治疗尝试逐渐趋于保守，她在当下所关注的重点也回归了自身的生活——她调整自己的生活状态与感受，读自己感兴趣的书，看自己想看却一直没看的电影，听到远处的音乐就随之舞动，感到乐趣就哈哈大笑。即使到现在为止，她可能仍未做出那艰难的决定，但她让周围人都相信她对安宁疗护的选择，以及她对自身生命的掌握，都是主动而正面的。

在 F 市 M 医院安宁疗护科室病区的另一侧，住着 68 岁患有十二指肠乳头恶性肿瘤的夏兰平。基于此前在其他医院治疗中的不愉快经历，夏兰平向我们抱怨作为病人的"身不由己"，她说"病人永远是弱者，在医院里你只能受控于医生，没有自己的自由"，她认为"这是一种黑暗"。（FM-PT-Xi-F-68）夏兰平提到此前在同市的 L 医院治疗的经历，她认为 L 医院没有如实告知她病情和严重程度，直接给她上化疗，还告诉她肿瘤正在缩小，有好转的可能。甚至于，她痛诉 L 医院在患者不知情同意的情况下就把患者纳入临床试验，于是乎每次都被莫名其妙地抽了两管血，后来她通过数次询问才得到"不然你以为怎么会给你做免费基因检测"的回应。"医生只是把病人当工作对象、当实验品，不管你的死活。"（FM-PT-Xi-F-68）夏兰平提到。对于肿瘤，本来的流程是先消炎治疗，等肿瘤缩小和身体逐渐恢复后才进行手术彻底切除，但 L 医院在没有彻底消炎和见效时直接给她上了手术，导致肿瘤没有切干净，耽误了治疗，这是作为"一介草民"的悲哀（FM-PT-Xi-F-68）。医疗资源紧缺，所有的议题都有关利益，因此夏兰平手术结束后就直接被安排出院，十余天后回医院拆线，她提出其中的不合理："一般拆线前都应该在医院留观才对"（FM-PT-Xi-F-68）。床位珍贵是夏兰平得到的最后结论，也是难以弥补和化解的社会痛症。而她认为 F 市 M 医院的安宁疗护科室病区之所以可以长期入住，就是因为这里的项目都是自费的。夏兰平向我们展示最近在手机上看到的一位缓和医疗主任医生所作的演讲，她说"这位医生才是真正的好医生，她真正地为病人着想，为病人考虑，我们需要这样的医生"（FM-PT-Xi-F-68）。能够看出，对于医疗资源紧张以及传统医学模式的不满，使得夏兰平转而向安宁疗护寻求慰藉，当然，更加重要的是，她也意识到自身肿瘤的不断恶化以及医治可能性的微弱。不论如何，夏兰平对于安宁疗护的选择和进入都充斥着被关照和提高生命质量的迫切需要，这样的选择无可非议地是主动且积极的。

　　以上几个案例虽然各有特点，但都从较为正面的角度展现出人们对安宁疗护相对积极的选择与进入。其中，他们的共同点都在于对安宁疗护的选择带有主动利用和受用的意图，而这种意图则会带来较为积极的抉择境况。总而言之，他们都希望得到安宁疗护的帮助，解决一些在传统医疗模式或是居家条件下难以化解的问题，于是都做出了这一勇敢的决定。当然，这样的勇敢必须来源于对疾病和现实的坦诚相待，对于生命状态和生活质量的看重，以及对于安宁疗护理念的认可和相投。

无奈中裹挟

　　同样是家属决定进入 F 市 M 医院安宁疗护科室治疗，74岁患有胆管恶性肿瘤且已经面临癌细胞转移的徐美玲的处境却很不一样。一方面，徐美玲其实十分清醒，整体的精神状态并不混沌、错乱，加上她一直自视"职业女性"，关注社会发展，希望跟上时代前进的脚步。常常陪伴在她病床旁的女儿说："我妈跟其他一些病人可能有些差异，她的神志是非常清醒的，而且她目前暂时的指标相对于晚期癌症病人来讲还算凑合，所以她也非常敏感。"（FM-PT-Xu-F-74）因而，另一方面，徐美玲对于环境和周遭发生的一切都十分敏感。实际上她虽然大致清楚自己生病的现实，但由于自身感受、家属特意回避等原因，却仍然不了解自己真实的病情和所处阶段，一时间也难以消化自己接受安宁疗护的事实。2022 年 10 月确诊肿瘤后，徐美玲在次月接受了针对肿瘤引发的梗阻性黄疸进行的引流术，由于没有进行其他针对肿瘤的治疗，且术后仍然存在不适，徐美玲在 2023 年 2 月上旬入住 F 市 M 医院安宁疗护科室病房。或许这一切发生得过于突然，徐美玲也并不相信自己的身体已经渐入膏肓，因而关于疾病和治疗的一切细节，女儿都没有完全透露给她。

对于这种情形，科室的医务社工喻老师提到："病房里确实会有这样一部分人，不知道什么情况就被裹挟到这来了，可能是因为病情，也可能只是（普通病房）吵闹的原因，就成为这里的一分子了，他们对于安宁疗护的理念和模式可能多少会有些不理解，甚至不接受。"（FM-SW-Y-F）这种被裹挟而进入的情形并非个例，80 岁的路珍季此前照顾了十年患上肺腺癌的老伴，在 2022 年春节前夕，伴随着老伴离世的消息而来的是同一种肿瘤又"轮转"到她身上的打击性事实，而且她的情况更加糟糕。确诊以来的一年中，路珍季经历了化疗、靶向药等多种肿瘤治疗，但效果都不显著，如今她更是饱受胸腔反复积液的困扰。之前路珍季一直在 M 医院肿瘤科的普通病房接受治疗，病房里床位紧张、人员复杂、环境嘈杂，她认为那是一段难熬的时光。因此，在新冠疫情后，作为 M 医院的退休医生，路珍季决定转来安宁疗护科室，为的是更好的居住和治疗环境，而她也仍未放弃积极的治疗尝试。她说："我死也要死在这，不要去四楼（肿瘤科普通病房）。"（FM-PT-Lu-F-80）可以发现，路珍季几乎只是为了更好的病房条件而来到安宁疗护科室，虽然治愈的希望相当渺茫，但她仍然在尝试。

　　这种进入本只是基于自身考虑的一种选择，然而由于这部分患者在潜意识中就并不认可安宁疗护的理念，也无意接受安宁疗护的深入关怀、照料、抚慰和临终协助，因此"安宁疗护"的牌子和氛围对他们而言，反而成为一种布满消极创伤的负担。例如，徐美玲进入安宁疗护科室病房已近一个月，她的女儿认为病区内时时发生的死亡对于母亲和她都是一种消耗和侵蚀。她说这一个月来她们隔壁的病房里已经换了四个人，这种关于生死的单刀直入的打击甚至让她产生了从安宁疗护病房离开的想法，而她更加担心的是处于这种环境中的母亲的心思与状态（FM-PT-Xu-F-74）。而对于路珍季，安宁疗护也肉眼可见地为她带来了许多悲观思绪，她认为医生同意她进入基本上就是判定了她将死的必然，而"走出"安宁疗护病房就成了她同时在治疗上和精神上的目标。如同她常常向我们哀叹的那样，"我是走不出这间病房了"（FM-PT-Lu-F-80），言语中安宁疗护仿佛已经成为死亡的代名词，是她抗争的对象。

　　和路珍季同样有曾为医务工作者的经历，H 市 D 医院安宁疗护科室病区中 49 岁的陆弘严，一直在皮肤病医院工作，膝下有一子一女。然而和疾病朝夕相处的经历却没有为他们增加应对的经验，当病痛降临在陆弘严的身上时，错愕与悲怆还是令他陷入了慌乱与绝望。2021 年中，陆弘严由于频繁无故的阵发性头痛前往医院检查，查出了右侧额叶占位性病变，在进一步的检查和会诊中他被告知了高级别胶质瘤的可能性。7 月下旬，陆弘严进行了全麻的脑肿瘤切除术，并辅以近三个月的化疗后，复查结果却提示肿瘤的复发进展（HD-PT-Lu-

M-［49］）。此后，他一直积极进行化疗和药物治疗，由于症状愈发严重，且在原医院的治疗效果不佳，他和家属在打听和他人推荐中，于2022年初选择转入D医院继续治疗。在住院进入D医院头放四病区并接受半个月的化疗和药物治疗后，陆弘严开始出现意识障碍，病情不断恶化，其间在短暂转入神经外科进行降颅压、补液、腰椎穿刺行脑脊液释放试验等治疗中未见显著效果，最终在某天夜间他病床边的心电监护提示血氧饱和度下降，心率、呼吸异常，进入昏迷状态。医生和家属请来麻醉科和重症医学科共同会诊，进行气管插管术和设备辅助通气，当天抢救成功并转入重症监护室。在ICU持续昏迷12天后，家属在医生建议下将陆弘严转入安宁疗护病区，并决定若发生紧急情况无需进行胸外按压等有创抢救措施（HD-PT-Lu-M-［49］）。陆弘严在转入安宁疗护病区的当晚去世。

陆弘严最终只进入安宁疗护病区半天，而且他在入院一段时间后便丧失了思考、表达和决定的能力，因而此后的诸多决定皆由家属做出。值得肯定的是，在陆弘严陷入意识障碍前，他和家属至少达成了抗争的"共识"，毕竟未过半百的生命对于死亡而言太过年轻和令人惋惜，同时"上有老、下有小"的现实处境为他带来了难舍难辞的巨大遗憾。因此，或许可以认为治疗的决定并不违背患者的意愿，但我们无从得知他如果预先知道昏迷以及死亡的情境，又会对这段未来作何设想，有关于此后文会详细讨论。但无论如何，许多进入或未进入安宁疗护的癌症末期患者都并不会在治疗过程中考虑安宁疗护，他们或许觉得未到时候，但往往残酷的事实很少会给予他们充足的准备时间。而那些进入安宁疗护病区的少数病人们，又多数是家属在原主治医生建议下的选择（HD-NS-J-F-33），且这个决定也往往是试探性的（HD-NS-M-F-41），是带有"妥协"意味的，是需要经过加工才能够面向患者和他人表述的。

H 市 D 医院安宁疗护科室病区中，81 岁的吴闵坚于 2021 年底在同省另一家医院查出肺占位、肺结节和前列腺瘤等，由于年龄较大，不适合进行化疗治疗，因此当时亦在该医院进行症状治疗。但由于症状控制的效果不佳，且医院肿瘤科床位有限，家属便在原主治医生的建议下来到 D 医院的安宁疗护科室病区。吴闵坚本就未接受过于激进的手术、放疗和药物治疗，安宁疗护已经是其原来的治疗中已选择的方向，然而在这样的情况下，家属也是以"来无痛病房做症状控制"的名义告知其本人（HD-PT-Wu-M-81）。事实证明，当前肿瘤末期患者中，即使仅接受症状治疗的也多驻留在医院的肿瘤科和普通病房，因为只有在这里的活动才是真正意义上的治病，而安宁疗护中的照护由于其对于疾病与末期状态的接受，会在本就剧烈的病耻感之上，加上更为显著的疾病标签。因此来到安宁疗护科室的决定对于患者而言是试探性的，吴闵坚在住院过程中反复强调想要回家，而这种意愿是他在肿瘤科普通病房中所未出现的（HD-PT-Wu-M-81）。此外，这一决定对于家属而言也是不坚定的，一方面他们在巨大的责任负担下面对未知的现实而肩负沉重的压力，他们也无比希望抓住治愈的可能，哪怕只有一线希望，但同时面对坚固的事实也需要考虑亲人的死亡尊严；另一方面，他们面对社会与舆论压力（HD-NS-M-

F-41），安宁疗护的选择被视作妥协和放弃，而做此选择的家属常常被戴上"不孝不忠"或是毫无人情与血性的帽子。H市D医院安宁疗护科室的江护士提到，之前本来有一位家属想把他癌症晚期的父亲转来病区，但在再三考虑后因为担心他父亲多想，认为自己没救了或是家人都要放弃他，最终决定把他安置进泰康的养老院进行症状控制，而这位父亲退休前是一位文化程度相当高的大学教授（HD-NS-J-F-33）。

这些案例中，选择并进入安宁疗护的恶性肿瘤末期患者，要么是在家人的"蒙骗"下不明不白地进入，要么就是另有所求地进入而仍将安宁疗护视为一种消极悲观的死亡影射，与之抗衡而挣扎不已。这些案例是一面面反射镜，它们引导我们去思考为何在现代社会中面对死亡的困结如此深重，人们却始终将安宁疗护视为放弃，甚至在进入安宁疗护后也表现出各种形式的妥协。在这样的背景下，安宁疗护究竟如何穿梭于现行的观念土壤，在这些暧昧不清的多面考虑中又落成一个怎样的模样？面对这些问题，我们需要进入安宁疗护的实践场景中去看患者与家属最真实和在场的观念、心境、协商、抉择及临终。

第二节　抗争的共识：传统死亡观与生命历程下的难以和解

在安宁疗护的实践中，明晰死亡意义、疏解死亡恐惧是其中一大任务，却也是安宁疗护本土化推行所遇到的巨大困难。我国的传统生命观念极其重视生命活动的过程，而尚少关注生命活动的价值，于是这种观念对象征着生命终止的死亡赋予了不祥的文化意涵，使得人们只谈优生不谈优死，习惯于逃避死亡。在这样的生死观影响下，个体的生命历程，包括过往经验、家庭背景、性格特质、疾病在生命历程中的角色等，往往会在人们对疾病与死亡的抗拒中添入更加具象的、不可和解的缘由。可以说，在疾病和死亡面前形成抗争的共识并不是一条单行道，生命与存在的前提式的重要性，使得基本上所有人在面对失去生机的可能性时都会出于本能地进行反抗和挣扎。然而这种抗争行为的本质及内在意涵却各不相同，尤其是当死亡几乎成为一种不可逃避的必然情形时，失望和焦虑的难以和解常常成为临终阶段最为重要的议题和最为艰难的困结。这种绝望往往令人唏嘘，但我们仍然应该梳理清楚，因为它是构成"妥协"的重要维度之一。

存在胜过一切

从最为宏大的角度说，安宁疗护从目的到手段都体现出了现代社会中公民对生命健康"优生优逝"的价值偏好，与中国传统哲学思想中的"乐生恶死"水火不容，而且对生命全周期保持健康状态的生存期待形成了价值抨击[1]。因此，"乐生恶死"的文化是临终场景中令绝望生根发芽的肥沃土壤。而这对于个体的心态与抉择的影响几乎不依靠任何具体的理由和复杂的机制，仅仅通过表面隐秘得不见踪影但实际上发挥了深远持久、潜移默化的渗透作用的生命教育而实现。在中国人的骨子里，人们坚信"活着是一切的前提""存在胜过一切"，因此，当不复存在的可能性出现时，人们甚至忘了珍惜眼前剩余的、存在的光芒，而只顾苛求获得更多、更持久的存在。即使有的时候最终费尽心思和力气"虏获"的存在甚至够不上生活的标准，更谈不上那些所有备受强调的、以存在为前提的感受和价值。这种对生命延续的本能欲望实际上是一种被动的需要与抉择，因为一方面它出于作为生物渴求生存希望的天然本能；另一方面它不受控制地被文化磁场所激活，而产生巨大的干扰力量，让人们忘记思考并关注自身最迫切、最本质也是最真诚的需要。

在 H 市 D 医院安宁疗护科室病区边缘的一间病房中，躺着一位陷入重度昏迷多日的肿瘤末期患者。江护士解释道，这位60 余岁的患者之前一直在肿瘤科接受积极的治疗，他与家属达成了坚定的"抗争的共识"，即使病症已经转入危险期，主治医生已经向家属传达病危和临终信息，抢救和 ICU 还是成了这个家庭的首选项。而这位患者在 ICU 昏迷了十余天后，家属还是决定将他转入安宁疗护科室，而在安宁疗护的病房中，即使撤掉了气管、呼吸机等生命支持系统，这位患者仍然在生死之线上苦苦挣扎（HD-NS-J-F-33）。董医生说："他的各项指标和数据都很不好，人肯定是十分痛苦的，能让他坚持到现在的是他坚定的求生欲。"（HD-DR-D-F-31）这则案例与陆弘严的案例有较多相似之处，他们都选择在肿瘤科普通病房内接受治疗，却在生命垂危的节点上被家属转入安宁疗护病房，这既不是他们自己的选择，安宁疗护也并未发挥很多作用——对于这类昏迷和濒死的病人，科室无法提供更多的症状支持和心理照顾，只能密切关注和跟踪其各项生命指标。

　　这样的患者显然是在治疗的痛苦中度过了全部的余生，他们或许在一定程度上得到了生命的延续，但这种延续是否有其价值，又是否为一种相对好的临终方式，旁观者很难作出评判。但重要的是，在很多人看来，安宁疗护都是对死亡的"妥协"和屈服，而对抗死亡、寻求生机则常常是被视为正确的、应当被提倡的价值导向。这种看似积极应对、旨在主导生命的行为，有时在本质上却是对死亡的逃避、对生命价值的出卖、对临终者的尊严和真实愿望的绑架，尤其是当死亡已经足够逼近的时候。因此，我们时常会听到医生对患者或家属坦白，认为患者的病情发展到如此地步已经没有继续救治的必要了。但不少患者和家属仍然会提出，"如果有希望，肯定是无论如何都要活下去的"——这正是一位家属在 H 市 D 医院安宁疗护科室的医生办公室中对医生说的话。

　　在这样的观念主导下，不知不觉中人们不再思考是延续生命的时长更重要，还是在有限的生命时长中提升生活质量与生命价值感更重要。人们默认活着是讨论其他一切的前提，在这一语境下，患者、家属与医生之间形成"抗争的共识"成为常态。用江护士的话说，"这里的大部分病人都没办法彻底'看透'死亡，他们都希望再多活一会儿，他们都不甘心就这样死

去"（HD-NS-J-F-33）。在 H 市 D 医院安宁疗护科室病区，
45 岁的王鄂江入院时已经是直肠癌晚期，在病区期间他表现出
对死亡的极度恐惧，多次向妻子表达想去上海治疗的愿望，他
甚至已经开始计划，要叫一辆救护车，坐上几个小时去上海的
著名医院……最终，由于病情的危重，他没能去到上海就在病
区过世了。据护士说，他在深深的遗憾和恐惧中临终，算不上
圆满（HD-PT-Wa-M-[45]）。同样在该病区，76 岁患有阑
尾恶性肿瘤的秦爱萍从另一家医院的肿瘤科转入安宁疗护科室
后，症状得到了很大程度的缓解，她十分认同安宁疗护的效
果与价值，但也始终无法面对死亡。"我觉得我（的年龄）还
没有到要死的地步，还应该再多活一会儿，我还想多活一点"
（HD-PT-Q-F-[76]），查房时秦爱萍忍不住对帮她换药、检
查胃管的护士这样说，眼里尽是无助。

　　F 市 M 医院安宁疗护病房中的路珍季同样被禁锢在这样
的困惑中，作为退休医生的她其实对自己的疾病与处境非常
清楚，但她仍然说："我现在 80 岁，其实已经活得够久了，而
且我这个病多半治不好，但我还是想尝试，有任何治疗手段我
都希望再试一试。"（FM-PT-Lu-F-80）这种以治疗和延续
生命为主导的应对方式，在路珍季老伴患病期间已经得到体
现，自费的伽马刀、口服的新型靶向药，"每种治疗都是几万
几万地花"（FM-PT-Lu-F-80）。那时的路珍季如何费尽心
力地寻找各种治疗办法，此时的路珍季就也同样如何期冀奇迹
会出现在任何一种治疗方案的使用中。而对于即将开始的新一
阶段的免疫治疗，路珍季表现出痛苦和无奈，她说这通常是肿

瘤治疗的"最后一个环节"，是一线、二线治疗全部都失败后唯一剩下的选择，也基本标志着抗癌的失败（FM-PT-Lu-F-80）。谈及化疗的过程与感受，她说药物在胸腔内滚动，摩擦着本就疼痛不已的部位，"那真是活活受罪啊"（FM-PT-Lu-F-80）。但即使如此，她也仅仅将这种苦难视作治疗所必须付出的代价。而对于如今肉眼可见的越来越少的治疗机会与方法，路珍季说，"也不能说绝望，但也没办法抱希望"（FM-PT-Lu-F-80）。在反复拉扯的心态中，她甚至一度流下眼泪，她感到恐慌，感到折磨，亦感到无力。尽管路珍季或许比任何人都清楚，她的治疗要起效果堪称奇迹，而且这种奇迹发生的可能性无比渺茫，但她仍然没有放弃对于延续生命的渴望。这种渴望几乎没有任何特别的原因，她说她的后事基本上已经全部安排好，也没有太多放不下的事情，但她就是认为既然生命仍然有延续的希望，就必须抓住，不论它带来多少痛苦和不堪。

这些被包裹在"延续生命才是第一位"的观念中的人们，一部分是并没有认清自己的病情和处境。而这不论是因为沟通与告知的不清晰，还是来自过度的打击与错愕所带来的自我保护的逃避与自欺，在他们的意识中都仍然坚信自身疾病的治愈还有希望，因而迟迟不肯主动进入临终的情境，不能及时地为剩余生命以及身后之事做好恰当的安排与准备，而这或许更加令人惋惜。另一部分则十分清晰地认识且直面自己的处境，甚至这些人中有些是医生，他们一方面会以一种无奈或是受迫的姿态走进临终的情境，"不得不"为生命的尾声作出安排与设想；而另一方面由于仍然难以克服对死亡的恐惧，他们也十分真诚地祈求着延续生命的可能，这种充满自知却与绝望无法和解的境况，以及它所带来的无助的抗争，最令人痛心和哀婉。无论如何，这类患者都是在被动中不明所以地为那些被塑造、被告知和被期待应当追求的事物和结果而努力抗争，但临终者的主体性以及身为人的复杂性却多多少少被淡化、被遗忘，他们的尊严就也面临更多被破坏的危险。

不能留下遗憾

与被动延续的期冀相似，有一些接受安宁疗护的患者同样试图在夹缝中寻找丝丝光亮。但不同之处在于，这部分患者对于救治希望的渴求并不是出于社会观念形塑下不自知的求生避死，而是带有强烈自主意识的自我满足和需求。在这类患者所形成的"抗争的共识"中，我们能够发现他们都有"不希望留下遗憾"的共性，这种规避遗憾的期望就指向了一种主动的抗争。虽然抗争同样不一定成功，甚至多半不成功，但在遗憾面前或许尝试过、努力过也是一种聊以慰藉的回应，而这种直面现实、关注自我的勇气和真诚能够更好地保护其临终尊严，抗争也就渐渐成为一种为了更好走完余生的选择和手段，不再带有更多悲怆的社会意涵。

前文提到，F市M医院的林洁在20年前就患上了难以根治的溃疡性结肠炎，那时她在同市一所三级甲等、在全国以诊治疑难重症闻名的 X 医院住了长达五个月的院，但住院经历很不愉快，到最后也没能把她治好。这段住院治疗的经历为如今的她带来了两个引人注目的特质：一是她一直以来非常积极地搜寻各种相关的医学知识、资源与实时资讯，十分了解医学领域内与她疾病有关的研究、发展和动态；同时她非常关注自身疾病、生理状态包括各项指标、症状等的变化、走向及其原因与后果。对此，她说：

> 因为我老是生病，我不能光指着大夫，我自己肯定也得懂，要不然我怎么跟他交流配合呢？我觉得病人跟大夫实际上是一种交流配合的关系，而不是说我完全听他的就行了，然后自己啥都不知道。在这个过程中，我自己也得起作用，我的能动性也得被调动起来，我得知道我是怎么了，我的肿瘤是怎么了，下一步应该怎么办，我是这样的人。而且我病了这么多年，肯定会了解跟我病情相关的事情，这些事情对于咱们这些有学习能力的人来说也不难，很快就能搞清楚了。因为医生要学所有的学科，你只需要知道跟你的疾病相关的，以及跟你病情变化相关的一些东西就行了。所以你就会非常了解你的病情还能用什么手段，什么手段已经用尽，然后医学最新的发展是什么。
> （FM-PT-Li-F-48）

对于自己如何做出一系列决定，又如何面对决定带来的后果，她列举了自己前段时间第四次手术失败的例子，来说明自己做出的选择一定不会也不能后悔：

> 我一般会先找一些我觉得比较专业的人，然后汇总他们的意见，再加上我自己对自己的了解，然后拟定一个方案和抉择。但是其中必然有取舍，所有的决定都只能说是以当时的信息和认知就这么干了，而你也不知道这是不是最优解，但一旦做出决定就不能再后悔。像我这次手术不太成功，我也没有任何人可以埋怨。即便我的主治医生跟我说他的心理压力很大，他从心里挺不愿意接受这个结果的，觉得对我很惭愧，但是我心里并没有怨他。手术做完之后，我心里肯定是很失望的，但这其实就是一次博弈，我一开始就做好了失败的准备了，我跟医生也说了我自己会承担所有的风险，所以到最后他的负担仿佛比我的还要重一些。（FM-PT-Li-F-48）

在这样的前提下，事事"亲力亲为"成了林洁的行事风格。关于她的病症和具体情况只有她自己最清楚，而在患病期间几乎全部的医疗决策都由林洁自己作出。这种主动性在恶性肿瘤末期的病人中属实十分少见，而恰恰是这种主导的位置，使得她在疾病面前虽然显得无力但并不难堪。她说：

> 我只要清醒就愿意自己去弄，主要也是碍于我自己的家庭条件，比如说我是单身，还是我妈的独生女，我就剩我妈了，所以我也不能指着一个80多岁的老人来为我去想

这件事情，我必须自己去把这些事情给弄清楚了。但是这
样也不好，因为你身边的人都不太清楚你的情况，万一哪
天真的没有精力或者能力了的话，周围的人都没有了解你
情况的，也是挺麻烦的一件事情，有利有弊。（FM-PT-
Li-F-48）

然而，在生命与疾病中长期占据主导权的林洁，对于能力
的丧失却有一些恐惧和慌乱。刚来到安宁疗护科室时，医生为
了控制疼痛给她上了止疼贴，林洁此前的疼痛和难以入睡的情
况得到了十分显著的缓解，但药物的副作用也较为显著。她出
现嗜睡、肠道蠕动变慢以及尿液变少等一系列新症状，她认为
止痛药使身体内各个器官都受到了麻痹，缺少对自我的感知。
她提出对于自己身体的麻木会使得自己不能及时了解身体发出
的信号，这种失去自知的状态给她带来恐惧。而最令她无法接
受的是自己开始变得嗜睡、虚弱以及愈发地不清醒，难以像以
前那样到处随意走动，做自己力所能及的以及想做的事——她
不想整日躺在床上沉于睡梦、无所事事（FM-PT-Li-F-48）。
如此地，从主导位淡出的隐忧仿佛给她带来了比疾病与死亡还
要窘迫的错愕感。从中我们能够看出，林洁虽然对疾病和死亡
没有太多、太严重的不良反应，但对于失去能力、失去自主
性、失去清醒的意识的抗拒却出人意料。然而，临终和死亡其
实本质上就意味着失去以上的一切，死亡逼近的过程也即逐渐
失去一系列能力的过程。但幸运的是，林洁的病症并没有过早
地侵蚀这些她十分看重的事物，因此在她还拥有清醒与能力之

时，能够较为平静地应对疾病的威胁，能够在越加短的剩余时光中仍然保持自己的生活步调和对自身需要的关注。

这正是林洁的第二个特质，即在面对患病的处境时，她并不会沉溺于悲伤和哀痛，仍然有条不紊地保持和规划着生活的节拍，她十分清楚自己真正需要的是什么。如同刚刚提到的那样，这种状态得以实现的前提是林洁的身体、生理状况非常平稳，保有独立的行动力和思考能力。关于这点她也有所困惑，因为按照病情发展而言，她的情况其实已经非常之差：肿瘤扩散与转移严重，消化系统也全部堵住，完全无法进食，需要每天依靠静脉注射大袋的白色营养液来维持生命。但她认为，既然自己的身体状态不错，就应该过好当下的每一天，她不希望留下任何遗憾。

其实林洁不是从来都这么豁达，在 20 年前的治疗中她的状态和今天完全相反。当时为了治疗溃疡性结肠炎，医院为她注射大量激素，并让她靠静脉注射营养液进食。那时医院里还没有使用现在的手推输液架，药瓶全部挂在吊顶上，林洁每天如同坐监狱一般，只能在病床周围的一小块范围内活动。再加上治疗其实并没有解决她的问题和症状，依旧每天发烧，每天痛苦地上好几次厕所，每天都陷于暗无天日的感觉中。这样的治疗一共持续了五个月，之后的两三个月，林洁的精神状态开始改变。她说，那段时间她也不和别人交流，就在心里想象各种画面，认为自己就要英年早逝，甚至认为当时身患血液病的母亲也快要被她折磨死了。那时的她躺在病床上，看着前来查房换药的医生、护士，觉得他们心里都在想这个年轻人快死了，还经常出现自己的亲人朋友都围在病床边与她告别的幻觉，甚至一心认为医院肯定已经给她下了几次病危通知，但是她母亲一直隐瞒着她（FM-PT-Li-F-48）。关于这种精神状态的转变及其影响，林洁提到：

> 后来他们说我抑郁、焦虑了，给我请了精神科医生来做评估，开了百忧解让我吃，也都没什么用。后来有一次我妈来了，就跟我生气了，狠狠地骂，她说林洁你要是再这个样子我就不来了，就不管你了，我们都这么尽心尽力的，你却一点都不振作，天天就这副死样子给我们看。她的态度非常坚决，这次翻脸突然让我有点惊醒了，因为她之前从来没有跟我生过这么大气，而且她竟然不要我了，我在害怕中突然意识到不对，觉得自己好像是出了点问题了。所以我开始试着不想死的那些事，也开始意识到我好像有点脱离现实生活世界了，然后就开始勉强自己主动地去了解一些外面的事，跟外界建立联系，慢慢就走出来了。（FM-PT-Li-F-48）

林洁认为，她的母亲成了她的心理老师，让她突然意识到，当时的自己被困在那个盒子里，而且不自知，也没有人来提醒，慢慢地自己就陷入了精神内耗之中。经历了这次转变，林洁对于疾病、痛苦与生命的意义有了更加透彻的理解，她说她逐渐能够认识到生命中真正重要的是什么、真正应该重视的是什么（FM-PT-Li-F-48）。或许也得益于这次经历，使得她如今真正面临绝症和死亡时，能够显得从容不迫，并从意识和精神的层面进行自我宽慰与拯救，真正遵循自我的意志与需要而度过不论长或短的生命时光。对于林洁而言，她的人生中几乎少有很大的遗憾或执念，她认为，在当下与疾病针锋相对的过程中，自己最担心的是错过任何可以尝试的医治机会而留下遗憾，如同前文已经谈到的那样，这也正是她四处搜集信息、跟进医学动态的原因。然而，和那些在传统观念中被动又急切地渴求延续生命的人逻辑不同，这种对于错失机会的担忧不是盲目的，而是基于各类信息和认知的较为理性的考量。因为这种追随其实出于林洁自身对生命的热忱、感悟与意义找寻，而当经历多次碰壁、眼前剩下的机会越来越少而且越来越失去光彩之时，林洁也会及时地调整心态与方向，坦然地接受舒适与安宁的需要。

手术失败后，我这次再联系之前的主治医生，他给我提供的方案就是继续吃之前临床试验的口服药，只是因为我现在无法进食，他让我碾碎了泡水吃下去。但是这个药很苦，所以我一想到要灌那些药，我其实是有点难受的。而且说实话，医生这次给我提供的这个方案实在算不上机会，因为这个药我之前一直在吃，吃到后面已经产生比较强的耐药性了，它的效果已经不好了。所以如果医生现在只能给我提供这个方案，我猜想应该是没有什么机会了，那么我现在也非常接受和考虑就"躺平"进行安宁了。（FM-PT-Li-F-48）

为什么是我？

　　和林洁主动掌握抗争而不愿留下遗憾的案例相似，在安宁疗护病房里，还有一类满是不甘心与不认命的患者。而正是由于这种不甘，使得他们往往或是越过理性而过于激进地与死亡进行抗争，或是沉湎在过度的悲伤中而瘫软在地。人们往往认为临终患者会经历五个心理反应阶段，即否认期、愤怒期、协议期、忧郁期和接受期[2]。但这部分患者较长时间地停留在前两个阶段，因而极端的情绪，如抗争的意识或是悲伤的状态尤为强烈。

　　一般而言，较为年轻的临终患者更容易出现不甘心和不认命的心理特征，就连坦然豁达的肖静河都曾经喟叹："我就是太年轻，命太短了。"（HD-PT-Xi-F-46）而在 F 市 M 医院安宁疗护科的病区内，41 岁的万清菲早在四年前就确诊了结肠癌，并进行了手术治疗。在确诊到如今的抗癌过程中，万清菲的肿瘤已经扩散转移，经历了多次病情危重与抢救，对此，她只能苦笑道："我这条小命，就反反复复地被救回来。"（FM-PT-Wa-F-41）这次，万清菲又因为出现较为严重的腹胀、腹水与身体不适，来到安宁疗护科室进行对症治疗。"病耻感"与"负担感"似乎十分容易出现在如此年轻的恶性肿瘤末期患者身上，在交谈中，万清菲同样多次流露出对命运的不甘。确实，人们往往认为，年轻的生命当然不应患上这种病症，陷入今天的境地，甚至止步于此。万清菲和她的母亲都在苦苦挣扎，却也只能落败于悲伤。"太难了"（FM-PT-Wa-F-41），万清菲和母亲反反复复地重复着这句话。正当壮年之时，却只能憔悴而落魄地蜷缩在充满死亡气息的病床上，万清菲的母亲常常呆坐在一旁望着受苦的女儿默默流泪，而万清菲本人也产生深重的负罪感——她的母亲、丈夫、孩子甚至同学和友人都为她倾尽全力地付出和关注，在疾病的境遇中，她感到十分难堪。

对于救治与死亡，万清菲的态度十分明朗。她提到，她17岁的儿子正在申请美国高校的商学院，而且还细致地帮她寻找美国密歇根州的医院与救治资源，她的眼睛闪闪发光，或许对于治疗她从未放弃过希望。同时，她还时时吐露出对于未来生活的构想，她提出不希望儿子毕业后留在美国发展、立足，因为"我们还等着他回来呢，不希望他抛下我们"（FM-PT-Wa-F-41）。而面对死亡，万清菲显得力不从心、痛苦不堪，她常常埋怨肿瘤的进展，每每谈及相关话题，她的眼里就流露出一股悲伤和恐惧。从她的处境中能够看出，即使努力尝试为临终和死亡做出必要的准备，但心中的鸿沟仍然难以轻易地逾越。

相比之下，同在F市M医院安宁疗护科病房的68岁的夏兰平虽然也生出"为什么是我"的悲叹，但她与死亡的抗争却以另一种更加保守而消极的方式进行。在夏兰平的病床一侧，靠窗的书桌上也摆着一尊菩萨像。她从三旬开始信仰佛教，在佛学院进修了四年，做过很多种职业，这次前来住院是因为肿瘤的复发。夏兰平的手中无时无刻不攥着一串木质佛珠，她一颗一颗缓慢而有节奏地拨弄着，然后抬起头满面忧思地询问道："你们觉得我为什么会陷入这样的境况呢？"（FM-PT-Xi-F-68）她几乎每天都要多次重复这个问题，信奉佛教的她对因果报应和罪业³还报的条律深信不疑，也因此，她对于疾病的纠结慢慢地演化成了对往生⁴的披露、反省与忏悔。甚至有一天，她流着泪对走进病房的我们说道："我是个坏人，是个罪业深重的人，不然佛祖不会这样惩罚我，厄运也不会降临到我身上。"（FM-PT-Xi-F-68）长此以往，夏兰平对于"为什么是我"的疑问慢慢转化为评判自身善恶的肯定句，而原先的不甘心和不认命也开始变成一种难以改善的痛心与忧郁，因为她担心她的罪业深重会对她的死亡和转生带来不良的影响，而这对于她在生死信念上的打击几乎是致命的。在这样独特的心绪下，她与疾病和死亡的抗争也呈现出十分特别的形式，在哀伤地反思和忏悔她自认为的罪业后，她往往会补充说："如果再给我一次机会，我一定知道怎么活"，"以前我没有做好人、修好佛，如果我还能活，我一定知道该怎么做"，"我要是还能活着有多好，我还想行善积德，还想发心⁵，还想做很多事情"（FM-PT-Xi-F-68）……这些祈愿，表面上来源于宗教性的悔过和求得谅解，但实际上表露出对于疾病与厄运降临、对于这种被视作惩戒的报应的排斥与不满，而展现出对于想要继续生活、想要延续生命的渴望。然而，这种抗争依旧难以具化为切实的行动，往往泯灭于持续的悲哀之中，最终停留为求生克死的憧憬而已。

难舍的牵挂

关于面对死亡时抗争共识的形成，最后也是最为具体的要素即那些点缀在俗世凡生中令人难以割舍和轻易告别的点点滴滴。20 世纪 30 年代，潘光旦曾指出，人之濒死导致的精神危难，对中国人来说，可以经过三种思想的调动加以缓解，第一就是血脉传承、子孙满堂、家族兴旺[6]。其中，既然牢固而温厚的家庭观念能够给予临终患者以慰藉，那么对家人的牵挂也常常是中国人在面对死亡时最难以跨越的沟壑。

刚刚提到的 F 市 M 医院安宁疗护科病房中的万清菲，在对死亡的不和解中就蕴含着关于亲情的牵挂。万清菲的母亲说，万清菲此时最放心不下的就是她的儿子。在交谈的过程中，万清菲总是骄傲地说着她儿子的学习、理想，眼睛里闪着光芒。她说她儿子的高中老师都很喜欢他，夸赞他的懂事与礼貌。同时，她也会时不时地吐露出对于儿子如此早地遭遇家中变故的心疼，她说："别的孩子出去处理什么事情、办理什么手续都有爸爸妈妈陪在旁边，我儿子什么事都得自己去解决，我实在觉得有点对不起他。"（FM-PT-Wa-F-41）和她非常相似的，H市 D 医院安宁疗护科病区的肖静河对于自己 21 岁的儿子也带有许多愧疚，她看着病床旁时时陪伴的儿子温柔地说："我倒没有什么遗憾，我本来也不可能见证你全部的人生，但我就是可怜你这么年轻就要失去妈妈，妈妈陪你的时间太短了点，我怕你会想我。"（HD-PT-Xi-F-46）在安心卡的游戏中，她特别选择了"希望家人能接受我即将离世的事实"这张卡牌。

而信奉佛教的夏兰平认为，虽然她现在一心忏悔感恩，念佛求解脱，但对于俗世中的种种，尤其是她的家人，她仍然还有诸多挂念：

> 你说对世间有没有不舍，有的时候想想，还真是会有不舍。我放不下我的儿子，我心疼我的妹妹。我的儿子是三级智力障碍，但是那天我给他发了一张我的照片，他说妈您头发怎么白了，怎么这么老，我好心疼。（此时夏兰平陷入哭泣）我生病以后就把他交给了我的妹妹照顾，但我的妹妹也66岁了，所以我也不愿意让我妹妹过多操劳，她身体也不好。（再次哭泣）（FM-PT-Xi-F-68）

H市D医院安宁疗护科室病区中的秦爱萍对死亡的惧怕则表现出十分复杂的构造，其中既有出于本能的求生欲望，也有对亲人的挂念。据了解，秦爱萍最放不下的是她一手带大的、令她十分骄傲的孙女和外孙女，她还在盼望着在英国读书的孙女毕业回国，期冀着在上海工作的外孙女多来看看她，但自己却被医生下了"临终判决书"，而直到临终前夕，她还在叨念着对孙女和外孙女的思念（HD-PT-Q-F-[76]）。

如此一来，需要思考的是，安宁疗护究竟应当在怎样的程度上理解和干预患者的死亡态度以及死亡情境？"尊严"究竟是仅仅从临终者个人的生理舒适感上定义，还是需要放在社会网络、关系意义中去理解？实际上这个问题在那些尝试主动选择与掌握抗争而企图不留遗憾的案例中已经有所回答。我们不断强调临终关怀中的人性、意义和释怀，认为克除孤寂和惧怕是面对死亡的关键步骤。因此，为了不让尊严的概念异化，这里需要特别强调尊严与需要的相对性与具身性，即在文献综述部分我们提到的尊严的"限度"，认为尊严的本质在于身体、思想和自我形象的一致，强调患者本人的真实需要及其来源，认为真正的"尊严"是尊重患者的意愿而非强加一种理念性的期望。

与之类似，H 市 D 医院安宁疗护科室病区中 82 岁的胡坛根在病情急转直下之时，提出了希望走时家人都在身边的愿望。他对护士说，"我没有什么遗憾了，如果（我的）儿子女儿、孙女外孙女能都在这里陪着我走，我就不会害怕了，我现在最放不下他们"（HD-PT-Hu-M-［82］），并表示为了等到家人们来，他希望用各种办法暂时延长生命。对此，科室决定启用生命支持系统，在线上与相关的肿瘤专科医生会诊，试图延长胡坛根的生命时限，同时与其子孙取得联系，为他们开通绿色通道，最终患者的老伴、儿子和外孙女在次日凌晨来到病床边。江护士回忆道："他本来已经陷入昏迷，他的儿子来了以后他的眼睛强迫着睁开看了一眼。我们让他儿子和他说话，陪着他慢慢离开。人其实到最后，哪怕他的生命体征已经没有了，最后的十几分钟里还是能听得见亲人说话的。"（HD-NS-J-F-33）这则案例同样警示我们，"抗争"并不一定都是违背尊严的，我们需要在患者的立场和需求语境中细细考量究竟哪种干预最能实现其临终价值与意义，这需要个案工作的眼光和

方法，更要引导我们再思安宁疗护实践中的"妥协"是否也有
其价值及合理性。

　　对于死亡面前的抗争，家庭的牵挂与羁绊也常常表现在家
属的思想和决定上。家属既不忍面对亲人的离去，更不愿意
"亲手"将亲人送上死亡的"捷径"。从结果上看，安宁疗护确
实会带来临终期的缩短，但其之所以被大力倡导，是因为积极
的救治理念会导致临终期更多的时间花费在 ICU、气管、按压、
昏迷等痛苦的过程中，与之相比，安宁疗护的缓和理念则会让
临终期有更长的高质量生命体验。但带来纠结的就是临终者在
末期究竟是需要或者说是期望更多的时间——即使是不堪的、
狼狈的时间——还是更有尊严的体验。后文我们还会讨论患者
意见与家属意见的优先性选择，但总而言之，在现代老年医疗
的话语体系中，代际间的权力让渡十分明显，话语权、控制权
和决定权等都被关键性地转移至年轻一代。而对于年轻的患者
而言，决定的重心也通常固定在年轻力壮的角色上，甚至是自
己。在此背景下家属的意见显得尤为重要，然而家属作为死亡
情境中的他者，往往在复杂的考虑要素中采取保守的策略。但
"安全"及"有为"与"责任"及"权力"紧紧嵌套，往往带
来"只有努力治了才不会有遗憾"的治疗思路。前文提到的吴
闵坚对疾病的思想负担十分沉重，认为治疗（包括症状支持）
没有任何意义，因此他反复提出回家的希望。但家属坚持继续
治疗，且虽然他在安宁疗护病区中接受照护服务，却也多次向
医生提出进行肿瘤等原发疾病的相关检查和修复，例如针对前
列腺肿瘤进行的前列腺穿刺活检、各类 CT 等，并有干预和针

对性治疗的意愿（HD-PT-Wu-M-81）。尽管吴闵坚最后还是出院，董医生提到其家属仍未放弃治疗的可能（HD-DR-D-F-31）。

除了对家人有牵挂，在临终语境下，人们也会对生命中一切美好的体会和感受恋恋不舍。例如，F市M医院安宁疗护科病房中77岁的武峰州回忆起年轻时的意气风发，不论是对自身从事的行业的自豪，还是对妻子和感情生活的回味，又或是健康时包括打乒乓球、自驾旅游、发掘美食等在内的爱好，都令他对当下的处境感到十分痛恶和遗憾，从而对即将到来的死亡更加抗拒和惊恐（FM-PT-Wu-M-77）。H市D医院安宁疗护科室病区中的肖静河虽然已经与死亡和解，但她也不愿意过多地提及"死亡""临终""过世""葬礼"等令人悲伤而消沉的字眼。在安心卡的游戏中，她有意地更多选择如"想接触大自然""喜欢有窗户的房间""希望有人和我一起祈祷"等在她看来十分"浪漫"的情境（HD-PT-Xi-F-46）。这些对于浪漫和美妙要素的牵挂与诉求，往往会成为人们化解死亡所带来的精神痛楚的有效方式之一，而这或许正是一种与死亡相抗争的积极而正面的形式。

总而言之，无论原因与内在机制多么复杂，与死亡相"抗争"是临终语境中各个主体的常见姿态。即使是在安宁疗护的实践语境中，传统的死亡观也不失其影响力，在症状控制的同时，心灵在濒死中的震撼与惧怕仍然难以得到缓解；在将自我以客体化甚至"过度剥夺"的方式交付给医疗救治场景的同时，临终者的主体性和以此为前提的尊严与体面便往往消失得荡然无存。但进入安宁疗护也就意味着放弃原发疾病的针对性专科治疗，甚至此时原发疾病已经无法再进行治疗。在这种情况下我们仍然可以观测到患者与家属的"抗争共识"，其中夹杂着一种"悲伤的默契"以及矛盾语境下的"妥协"甚至于"放弃"。我们必须知道，"放弃"绝不等同于安宁疗护所言之"缓和"，后者是积极的、帮助患者求得尊严的，而前者是在抗争共识前提下的受挫，象征一种消极的无奈，反而与尊严相对立。因此，我们有必要在"抗争的共识"的基础上洞察看似与之相对、实则同源共流的"悲伤的默契"。同时也正是这二者共同带来了临终境况下的"妥协"，这实际上能够为安宁疗护的实践与推广提供空间与土壤。

第三节　悲伤的默契：统一于求生与病痛的妥协

这里的默契，是指在临终所带来的各种悲伤的要素之中，患者和家属之间形成的面对死亡的妥协，随之而来的也是对安宁疗护的妥协。首先，对于死亡的妥协是一种十分复杂的情感态度，它夹杂着些许对立于抗争的放弃，也带着一些犹豫之中的接纳；其次，对死亡和安宁疗护的相继接受意味着在抗争面前，安宁疗护与死亡往往位于同一侧，安宁疗护暗示着令人无法接受的死亡，而一旦妥协于死亡，也就能够更加无所顾虑地选择安宁疗护。然而，在安宁疗护的实践场景中，由于抗争的

意念与共识常常深刻而不可破，这种妥协的默契的形成，往往
首先来自无奈之下的放弃挣扎，而暗含着某种悲剧色彩。通过
临终情境中环绕着患者和家属的各类"悲伤"要素及来源，我
们能够细细地梳理和分解在抗争、放弃与接纳之间生成的"妥
协"过程。

死亡逼仄下的"屈服"与忧郁

　　虽然少有人能平和地面对与接受死亡，但死亡终究是不可
逾越的。即使在不间断的逃避尝试中，死亡的客观现实所带来
的愈发真实和避无可避的无奈，往往会使临终者及家属最终
被动地陷入妥协，尤其是在死亡切切实实地来临之时。前文提
到，临终者一般会经历五个心理阶段，其中第四个阶段是忧郁
期，即当晚期患者出现越来越多的征兆、变得越来越虚弱而对
自己的状况再也无法否认时，他无法再做到一笑了之、无动于
衷，也无法做到怨气冲天，取而代之的将是一种强烈的失落感
和焦虑感，它们来自对生活、情感、工作等的焦虑，也来自病
人在等待与这个世界永别的过程中产生的悲伤[7]。在这个阶段，
患者和家属在身体与精力等各方面的力不从心中开始放下抗
争，而向死亡屈服，并且暗生出对于失去和终结的忧郁，于是
常常落入自暴自弃中，这种欲求与现实位置的相错就带来妥协。
　　在现实中，我们会发现一种规律，即年轻者较年老者有着
更为激烈的死亡抗争意识，而病情严重者的抗争性更弱，对于

死亡也更能展开恳切的思考。这一现象不难理解，"社会情绪选择性理论"告诉我们，一个人如何使用时间取决于他觉得自己还有多少时间。随着年龄的增长，个体知觉到的未来时间变得越来越有限，而不同社会目标的优先性会随之发生变化[8]，这决定了远离死亡的人和临近死亡的人之间无法达成共识。于是，基于人类的平均寿命和普遍的生命周期人们会对自己的生命阶段有一个基本的设想，因而在青中年阶段患上绝症、重症，意味着对个体常态化生命构想的打破。这种错愕感尤为强烈，它不仅需要个体在毫无准备的心态下，骤然面对病痛和死亡的威胁，还与社会总体观念形成对比，致使个体陷入自我悲哀。如果说年龄的区别带来了"我本不应该如此"的悲伤，那么病情的区别则带来"我还（没）有希望改善"的沉思。虽然说进入安宁疗护科室的皆为临终期不足六个月的患者，于他们而言——至少从原发病的角度——或许本就没有痊愈和好转之说，但不可否认的是，在患者群体之间确实呈现出如此的规律。

这样的规律可以通过患者之间横向的比较得到验证。以 F 市 M 医院安宁疗护科病房里同样不甘心和不认命的万清菲和夏兰平为例，41 岁的万清菲因为自己太过年轻而不想生命就这样草草收场，感到不甘后她决定采取十分积极甚至激进的治疗手段（FM-PT-Wa-F-41）；而 68 岁的夏兰平虽然也因为疾病的降临感到困惑、否认和不愿屈从，但这些情绪最终却化成了哀伤，令她远离抗争的应对状态（FM-PT-Xi-F-68）。

同样，这种规律也可以通过病人个体的时间纵向变化而直观得到。刚进入安宁疗护的病人，尤其是一些生存期偏长的病

人，相对而言对死亡的感受不那么强烈，与此同时其对死亡的
逃避意识却更强烈。而随着病情演进，患者越来越意识到自己
所剩时日无多，且这一现实不再是可以通过技术手段改善的，
而是不得不接受的，此时其在"不得不面对死亡"的情境下就
会主动或被动地展开一系列对于未来或死亡的安排、构想和表
达。前文中提到的很多案例，如秦爱萍和胡坛根，都是在不断
接近死亡的过程中逐渐意识到死亡的不可抗拒性，而开始"底
线性"地思考自己不得不面对死亡时，究竟想要什么（HD-
PT-Q-F-［76］；HD-PT-Hu-M-［82］）。此前一直在尝试
治疗与抗争的马小军在肿瘤的迅速恶化、身体状况的急转直下
中，最终也趋于放弃，选择来到安宁疗护病房接受死亡的现
实（FM-PT-MA-M-46）。退休前身为医生的路珍季虽然到
现在还没有放弃治疗，但她心里比谁都清楚现在还能用上的治
疗手段在某种程度上只是一种安慰。而这段时间以来她也发觉
自己显而易见地变得更虚弱，以前细腻的皮肤变得粗糙，身体
被药物的副作用伤害得千疮百孔，不再有气力，有一种空落的
感觉。在这样的情况下，她也慢慢放下了一些执念，她说："我
也不指望还能活三五年了，我觉得能活过今年就不错了"，"现
在就是，走一步算一步，这月别想下月"，"反正我的后事也都
已经安排好了，我把钱已经全部都给闺女了"（FM-PT-Lu-
F-80）……虽然路珍季还是越说越悲伤，但她不得不开始降
低对抗争效果的预期，而开始认认真真地考虑临终之事。一心
想前往上海寻求治疗的王鄂江，在临终前的十几个小时中也提
出希望在生命的最后回趟家，或许正是意识到死亡已经不可避

免地到来，此时他的愿望不再是治疗和寻求生机，而是围绕着面对死亡他所重视的尊严和价值。然而遗憾的是，由于王鄂江家住高层，且缺少无障碍通道和设施，同时由于他此前十分抗拒谈论死亡的话题，也从未表达过回家这一愿望，在他提出这一愿望时其病情又已经十分危重，因此他最终还是没能回到家中，这也是他的临终充满遗憾的原因之一（HD-PT-Wa-M-［45］）。

疼痛与不适下的怜悯与"宽赦"

病情演进带来的心态变化通常会通过直接的生理感受产生，这些症状中最为重要的便是疼痛。H市D医院的安宁疗护科室病区同时也被附上无痛病区的名称，就是因为所谓的"症状控制"在大多数情况下便是疼痛控制，而对于癌症末期等重症患者而言，临终阶段最影响其生活质量的也是疼痛（HD-DR-D-F-31）。此外还有呼吸困难、咳嗽咳痰、咯血、恶心呕吐、呕血便血、腹胀、水肿、发热、厌食、口干、睡眠障碍、谵妄等症状，也包括体力不足、意识不清等综合表征。但它们也常常次生于或伴随着疼痛，因此以疼痛为主的不适的生理体验几乎成为影响临终者身心感受和生活状态的首要因素，同时也是逼迫临终者和家属愈发陷入对死亡与对安宁疗护的"妥协"的要素之一。

倘若细究这一"妥协"的发生机制，我们能够从"疼痛"

与"身体"的社会性交互中窥见疼痛将身体由"客体化"转向"主体化"的过程。前文已经提到，作为现代科学的现代医学将人类身体仅仅视为研究和治疗的客体，它至少体现在身体器官的对象化、身体的生化指标化和身体的影像化这三个方面[9]，而患者由于无法超越身体带来的各种生命向度的有限性，也同意基于"意识"和"心灵"的层面将其自我的身体客体化。我们知道，人类身体在现代医学中的客体化过程，也是将身体的多元性逐步消除的过程，这使得临终患者的生命质量和体面尊严通常得不到保障，因此寻求尊严实际上也是找回"主体性"的过程。而切身的疼痛却通过主体化的被动和"复仇"姿态的"复显"，而达到了抑制客体化的效果。这是因为，在健康状态下，人们常常忙于追求外在于身体的目标，此时身体逸出了人们的视线，而从自觉意识中消失[10]，仅被视为一种客体化的工具和载体，于是在疾病和死亡袭来时便会不假思索地将它交予医疗的救治中。但剧痛使得人们的首要目标转变为清除疼痛，且使得人们清晰地意识到自己的身体，也因为要寻找痛源和痛因，此时的身体不再是前台行动的后台中介，而真正重新拾回其主体性，这个过程即"复显"（Reappear）或"病显"（Dys-appearance）[11]。"病显"中，主体性的找回使自我与社会世界相疏离，把我们重新抛回属于自己身体的有限世界[12]。于是，在医院安宁疗护实践的诸多抗争中，"过度"的疼痛反而以一种伤害和"敌对"于身体的形式，让患者个体通过怜悯或是"宽赦"的消极意图，实现了主体性的找回——当然这种找回在多数情况下是无奈于无法继续做抗争的"妥协"。

通常，医院中的临终者越是感到疼痛难以控制、体力不足以支撑、各种不适加剧、身体的变化难以接受等，就越能靠近安宁疗护的初衷，希望及时地缓解这些无法再忍受的症状。因而，我们会发现几乎所有选择和进入安宁疗护的患者，不论他们是否进行抗争、是否接受死亡，都有着对于控制疼痛的强烈诉求。而面对无所适从的疼痛，面对活活受罪的人与情境，患者本身和家属都会对此心生怜悯与"宽赦"，于是这时，在治疗与舒适的抉择中，减少苦难与折磨反而变成了第一要义。

夏兰平发自内心地认为她已经愈发不可控和不可避免地陷入一种失去尊严的状态，比如靠营养液维续生命，比如不自由、不自理的身体，比如疼痛……因此，她总是提出不如早些死的意图。她艰难地背过手去，指着自己的脊背，以及插着尿管的地方，诉说着越来越严重的疼痛。她面露难色地看着身上四处插着的功能不同的软管，说："我之前说这个不用，那个不要，结果最后还是一个个用上了，真是身不由己啊。"（FM-PT-Xi-F-68）

此时的身不由己已经慢慢从医疗干预的纠结转为深陷顽疾的不可调和，当夏兰平摩擦着自己的小腿，看着自己消瘦的身躯、逐渐褶皱泛黄的皮肤时，我们能从她的眼中看出深沉的无奈和自我怜惜；当路珍季艰难地坐起身，向我们哭诉抽取积液和化疗带来的痛楚时，她和女儿的眼中都泛起泪光；当年仅41岁的万清菲皱着眉头躺在病床上不吃不喝、不作回应，而嘴里只剩哼哼的时候，她的母亲再也难掩心疼与无助；当身体状况在恍惚之间迅速跌落谷底的马小军再也难忍这些不体面的疼痛、嗳气与失能之时，他在半夜请求妻子把自己捂死，说自己实在不想活了；当还对生命牵挂不已的武峰州面对医生也不知如何下手的尿道疼痛，以及长期卧床造成的肌肉萎缩、行动不便时，他形容自己当前面对的一切简直就是"腥风血雨"；当肖静河想到日后可能因为癌中之王而疼痛到难以忍受时，她甚至开始四处咨询神经阻断术的事宜……在这样的困窘中，人们开始希望将患者从折磨与煎熬的感受与挣扎中解救出来，在抗争的共识中，这一般出自怜悯，成为一种"宽赦"，构成最终的"妥协"。

而在疼痛难忍之时，患者的求生欲望与抗争意识则受到空前的压抑，"妥协"下的主体性回归便由此实现。例如秦爱萍在转入 H 市 D 医院安宁疗护科室前，在同省另一家医院的肿瘤科病房内进行保守治疗，但她的症状始终没有得到有效缓解，痛不欲生的她当时只希望"不要再这么痛了，只想睡个好觉"（HD-PT-Q-F-[76]），因此家属在协商后决定了她的转院。当她来到安宁疗护科室的病区，症状得到较好的控制时，她又再次萌生了延续生命的想法。她对护士说道："我这几天每天都睡得很香，身上都不痛了，腹水也消了许多，我是不是在好转呀？是不是可以多活一会儿呢？"（HD-PT-Q-F-[76]）更加明显的，与 F 市 M 医院安宁疗护科病房中的夏兰平长期接触后，我们会发现她的情绪波动与起伏非常明显，明明今天还很消极悲观，第二天就变得开朗愉悦起来，再过一天又变得阴郁哀沉。科室的社工喻老师对此总结说，夏兰平每天的心情与精神状态和她当日的身体状态息息相关，感到不舒服她就会觉得活着没什么意思了，身体恢复后她又会想起生命的可贵（FM-SW-Y-F）。

确实如此，与夏兰平接触的第一天，她表示自己的背很疼，输液插管的地方也很不舒服，于是她反复吐露自己处于"半生半死"状态的困惑，甚至于央求社工和护士撤走所有的医疗支持，让她就这样离去。而用上止痛药后，第二天的夏兰平又恢复了活力，她同我们回忆起与师兄[13]们共修佛门的小组生活，绘声绘色地形容、讲述，甚至配上肢体动作进行场景重演，到高潮处她总是"哈哈哈"地放声大笑。她说"我们那时候的生活可真是有意思，你别说我们几个人一起的时候可都是有点幽默的"（FM-PT-Xi-F-68），对于生命她又恢复热忱和渴望。但过几天夏兰平不适的症状再次出现，她便又陷入对于往生前世的忏悔与纠结之中，言语中再次失去对生命意义的探寻。

H市D医院的孟护士表示这种情况很多见，许多初转入安宁疗护科的病人在病状得到十分显著的缓解后都认为自己变得健康了，从而也更忌讳死亡（HD-NS-M-F-41）。这一想法与安宁疗护的实质相互嵌套，但其实带来的是一种矛盾、暧昧的心理，它反映出当下的人们仍然难以主动地思考死亡、为自己铺设临终尊严，也导向了人们在逃避与无奈间寻求平衡的现状。

不难发现，不论是死亡的逼近还是疼痛的打击，都使得患者和家属产生了同样的满是悲伤与不舍但又无奈而被动的默契，在这个过程中发挥关键作用的通常是夹于充满希望的斗争性和略显绝望的现实性之中的"妥协"。妥协以抗争为前提，以悲伤为内容，它的具体机制为：患者和家属在逃避和自我慰藉中不断意识到死亡的临近，这带来的是无尽的悲伤，促使他们不得不去考量如何应对死亡，或者不得不接受病情已难以好转的现实，而这之所以被称为妥协，是因为他们对于死亡的认知底色是带有抗争属性和敌对意识的，因而在这种矛盾的心态中出现了一种指向"放弃"的"默契"。H 市 D 医院安宁疗护科病区的田医生提到：

> 科室病区里会有患者本人希望延长生命而家属认为没有必要的情况，却少见患者希望自然缓和而规避医学干预地度过最后时光、家属认为应当坚持治疗的情形。但最为常见的应该是患者和家属都决定不使用生命支持系统、创伤性抢救措施等，但这也不代表他们不希望延长生命了。（HD-DR-T-F-34）

这一现象或许与人们的认知与假设不符，我们可以认为安宁疗护科中的患者本人在必须真实地面临死亡时，仍然难以保持和解、开放和友好的态度，因此少有患者能坦然地做出不再延长生命的决定，然而家属的态度却很难不引起人们的疑惑：按照经验和理论，安宁疗护的一大难题在于家属对于临终者临终尊严的不理解与阻碍，那么为何在 H 市 D 医院安宁疗护科的家属更能接受亲人的自然离去？医生认为其中既有家属害怕麻烦、失去耐心与信心的原因——因为进入安宁疗护科的都为生存期不足六个月，甚至多为不足一个月的患者，选择进入或许本已经能见得其态度，而面对无谓又无用的治疗，家属或许更能接受放弃；除此之外也有家属通常能与患者达成"放弃"的默契，也因此他们通常都能决定最终不使用生命支持系统、创伤性抢救措施等（HD-DR-T-F-34）。

我们会发现，在安宁疗护的实践中，"放弃"似乎比"坚持"更可贵，但也有更低的同意底线：家属通常能接受放弃，而往往体现出对坚持的背叛。在这个叙述语境中，"放弃"的意味很模糊，它既不完全代表人们陷入彻底的悲哀和绝望，放弃任何向好的机会，也不意味着人们贴合安宁疗护的理念，放弃与死亡抗争的尝试，而在接受它的基础上更好地安排临终。故而，这里的"放弃"带有"妥协"的折中意味，从医生说的"但这也不代表他们不希望延长生命了"（HD-DR-T-F-34）中就足以看出，患者与家属的默契通常在于：生命既然已经步入如此阶段，无意义的抢救和监护就失去了选择的必要，然而没有人不害怕死亡，因此还是出于本能地逃避死亡话题、表达求生渴望。

倘若说安宁疗护中的人们尚还能够就求生的抗争和病痛的现实而形成折中的妥协，那么在安宁疗护之外的许多人还尚未能有此默契。即使在安宁疗护科室病区内的患者和家属的眼中，安宁疗护也常常被描述为下了死亡判决书后无处求生，但为了得到专业的护理服务而来之地，是对"在家等死"的替代和提升。事实确实如此，在众多肿瘤科室的普通病房内，还有着诸多即使少有一线生机却还在插管与昏迷中无意识地"活着"的人们（HD-NS-M-F-41）。因此，安宁疗护内部的"妥协"已经十分令人乐观，因为妥协实际上是另一种形式的"接受"。

第四节　体面的立场：妥协的另一个向度

事实上，"妥协"本就带着一股消极的气息，正如它在死亡逼仄与疼痛笼罩的情境下对于抗争意图的羁押那样，人们在达成面对死亡的默契时，总是怀抱悲伤和压抑。此时人们对于安宁疗护的选择似乎也只是被动妥协下的结果，因为在抗争的语境中，安宁疗护更多地代表着保守主义之下的舍弃与不勇敢，因此人们并不会在还未失去全部希望时就自愿地踏入这片"是非之地"。然而，也有些人对于安宁疗护的选择并非源于这种全然的悲伤，这一选择也并不是完全伴随着对死亡的妥协而生的另一项妥协。这时，人们不再仅仅出于"悲伤的默契"，而是出于"体面的立场"而选择接受死亡和安宁疗护，这则是临终妥协的另一个向度。

为什么这种心态与抉择仍然是一种妥协？因为，首先，抗争的共识之所以成为"共识"，正在于对病痛和死亡的妥协几乎是临终语境下无人能避及的情形，很少有人发自内心地想要疾病、想要疼痛、想要死亡，因而尽管人们在临终的进程中有看重体面和受尊重的期望，但面对自我的处境仍然在抗争与安宁的两难中带有妥协意味，而只是在妥协中产生了对安宁疗护理念的认可。其次，真实的个体是十分复杂的，在安宁疗护的实践场景中我们无法界限明晰地划分清楚"悲伤的人"和"体面的人"，大多数情况是人们既有抗争的共识，也有悲伤的默契，同时还有体面的立场，于是在挣扎、放弃与接纳的三种处境中，临终者总是徘徊、游离而保有一些暂时的立场，但这些站位无不同时透露着抉择和心态中的坚定与妥协。因此，就像死亡临近和疼痛困扰下的悲伤一样，对于尊严和体面的追求同样会在一些情况下扰动人们心中本来达成的抗争的共识，而形成最终直面疾病、死亡和安宁疗护的妥协，只是这种对抗争的抑制和对安宁的选择中包含着更多自主的考量，是一种更为积极的妥协向度。

"医疗症候"与受困的身体

在象征着抗争的肿瘤综合治疗中，有不少处于安宁疗护的患者表现出对于其"医疗症候"的忧虑和不耐受。而这种"医疗症候"一般表现为传统医疗观念和模式中存在的各种问题，以及生命末期过度医疗的可能。

林洁通过自己 20 年前的住院经历透露出对现代医疗的信任危机。她表示，当时她患上的溃疡性结肠炎本就是很难根治的慢性病，医生也没有更好的办法，只是给她打各种激素和营养液，到最后也没能治好。或许正是因为这段代价巨大但收益极低的痛苦经历，让她从此开始主动获取相关领域的医学信息和知识，并且十分强调医疗过程中患者应当发挥的作用以及不应失去的主体性和能动性（FM-PT-Li-F-48）。志愿者钟女士回忆起其母亲在医院救治的经历时，也发出声声叹息。她提到，传统的医疗救治体系要求医院在救死扶伤上有肉眼可见的成绩，因此医院的普通科室和病房有其青睐的对象，即那些有救治希望的病患。所以当她的母亲处在生命末期，但依然需要依靠一定的医学支持以维系生命时，其处境和去处就变得危机四伏而脆弱不堪，最终医院和医护人员的态度和行为让钟女士不得不为母亲重新选择合适的临终场所（FM-VT-Z-F-60）。同样关于传统医疗观念和模式的各种问题，夏兰平的抱怨和委屈已经在前文中有所描述。她所提到的病人的"身不由己"和医疗体系中的问题令她不再信任医生，她说在医院里所谓的自由都是一种表象，"（医生）看上去让病人做选择，但病人自己选择了他又不高兴，病人还得看他们的眼色行事"（FM-PT-Xi-F-68）。在和社工商讨和安排临终的一系列决定时，她明确地表示坚决不让医生替她做任何决定，因为她"不相信医生会中肯地评估我的痛苦，能在我失去意识之后为我缓解痛苦"（FM-PT-Xi-F-68），而她宁愿将这项权利交予科室的社工和陪护的护工。

此外，在安宁疗护的实践中，人们对于"过度医疗"的忧虑更加普遍和显著。如果从社会学的角度定义过度医疗，这是指人们的健康选择越来越多地受医疗卫生机构控制，而且倾向于依赖社会医疗、商业医疗等医疗保险而得到的医疗，是一种无效的、超出疾病诊疗需求的医疗行为[14]。而如果从医疗实践的角度出发，过度医疗是指在医疗过程中所采用的诊断、治疗措施超越疾病本身的需要，造成医疗资源和费用的浪费，甚至有害于身体的医疗行为[15]。因此，过度医疗主要包含医疗行为的无效性和医疗消费的过度性两个要素。对应于临终场景和安宁疗护的实践，过度医疗一般体现为滥用手术、过度用药、过度检查、过度住院、过度使用医疗支持等。对患者的切身体会而言，过度医疗的无效性体现在重症终末期的微弱治愈希望。而医疗消费的过度性则主要体现在"身体"和"感受"层面，指那些徒增痛苦和风险的治疗方案与手段，以及困住身体和自由的管道与器械。

　　例如，夏兰平反复提到身为病人的"身不由己"，而在她已经说到的医患关系中的强势与弱势的分化之外，另一种"身不由己"则关乎她现在的状态和具体的死亡。对于当下的生活状态，她有一种"半生半死"的困惑，她说："我现在活也活不好，死也死不掉，你说现在这样是什么意思呢？这是好的状态吗？"（FM-PT-Xi-F-68）其中，最令她失落的是她上半段的进食通道已经堵塞，无法靠食管正常进食，只能靠机器在肠道直接输入营养液，对此，她怀疑："如果能吃东西都算还好，现在吃东西也吃不了，这样活着是为了什么？"（FM-PT-Xi-F-68）甚至于，她有时不想再继续待在医院，但如果要回家，缺少营养液支持的情况下她也撑不了几天，因此她几度生出要拔掉所有管子就这样等待死亡的想法。而关于具体的死亡，她说她害怕那些抢救项目，因为她已经知道了自己要去哪里，这些依靠机器、管道和抢救措施的生命延续只会唤起她的痛苦，耽误她的超度[16]，阻挠她在临终时提起正念[17]、安乐自在地往生佛国。

与之相似，肖静河也十分抗拒这些时时刻刻缠绕在手上的软管和强硬地连接起她和病床的设备。由于能进食，也能自理生活，肖静河此前一直在家休养，在这次由于腹部疼痛及间断呕血、黑便的症状来到安宁疗护科室病区住院治疗的过程中，她多次提到自己觉得被周围的这些医疗器械"困住了"，以至于"都不能四处走动"（HD-PT-Xi-F-46）。同时她也被一些时而滴滴作响的设备吵得心烦，对于医生为她开的各类药物，她多次提出异议。例如她认为电解质不需要开，在症状得到控制后，她又提出对继续使用止痛药的反对（HD-PT-Xi-F-46）。肖静河在才入院两三天时就已盘算着离开的时间，最终在第六天出院。

如此，不少临终患者在治愈的希望被剥夺后，开始反思生命的状态、质量与意义，以及自己的真实需要。这部分患者在妥协中表现出来的不再仅仅是包裹着悲伤的崩溃和自弃，而是一种依然带着向往和力量的调适与行进。这类患者常常会出于自身状态与所处阶段同治疗体系的不适切而逃离传统的医疗情境，要么进入安宁疗护与临终关怀，要么居家进行休养。在接受了这样的观念时，医疗支持就变得极为敏感，例如徒增痛苦的激进治疗、一系列有创而不体面的抢救措施、在身体四处环绕又杂乱的输液管和氧气管等都将成为负担。对于这部分患者而言，既然死亡必将来临，既然无法求生的妥协已经避无可避，那么自由而不受困的身体和灵魂，或者说以此为代表的更高层次的生活质量与生命价值，就反而显得无比重要。

　　在此，我们可以总结出，临终患者所面临的"医疗症候"和生理上的疼痛与症状一样，这些现象都为患者的临终尊严与死亡状态带来一些情绪波动和内心困扰，而对于医学干预的自主选择权利则构成了"体面"和"安宁"的基本要素。这些干预一般包括以放疗、化疗、手术探查等为主的原发病治疗和检查，以及以使用心肺复苏术、呼吸机、喂食管、输血，使用昂贵的抗生素等为主的生命支持治疗方法。可以发现，在医院安宁疗护的实践中，大多数患者并没有全然放弃以上所有的医学干预，即使患者十分接受和认可安宁疗护的理念，也希望获得十足的临终尊严。大部分患者仍然被卷入一种纠结的状态，像夏兰平那样，"我之前说这个不用，那个不要，结果最后还是一个个用上了"（FM-PT-Xi-F-68）。他们在抉择中的犹豫与不果断，使得"体面"往往在缝隙中一点点溜走，对于这部分患者，他们亟须的往往是适当的引导和对于自身价值与尊严的真诚相待；也有许多患者像林洁那样，已经比较清晰地认识到如何实现自己的体面和尊严，"放弃"常常并不是唯一的解法。这也是我们需要警惕的：尊严与体面并不意味着对于放弃治疗和生命支持的"命令"和"要求"，往往在于对患者真实需要的梳理、发现、引导与尊重。就像我们在前文中界定和讨论尊严及其"限度"时所说的那样，重要的是患者本人真实需要什么、为什么产生如此需要，并在一定程度上提供指导和协商，但最终也应当充分尊重其意愿而非强加一种理念性的期望。只是有时患者所做出的决定和表达的需要并不真诚地代表了其内心深处的想法，这就带来了问题的复杂性以及在安宁疗护中所应做出的干预的恰当程度与限度的考量。

灵性和信仰中的平静

关于死亡，宗教往往有区别于医学科学的解释与建构。因此在临终情境中，具有宗教信仰的人如何选择、接受并利用安宁疗护，宗教又在面对死亡时发挥什么样的作用，也应当被梳理清楚。一般情况下，宗教会为其信仰者同疾病和死亡的相处带去两种不同的指导与影响。

第一种指导是积极正向的。"灵魂"观念的出现往往使得人类开始把肉体与灵魂、自我与他者、现实与超现实、物质与精神、现世和未来、死亡与再生、思念与敬畏加以明确区分，使人关注人性本身，关注生命价值的拓展与跃升。研究认为，这能够引导临终者进入一个自然王国，在那里"我们可以体验到与某种大于自身的事物的联合，并由此找到自己最大的安宁"[18]。而宗教只是对灵性信念和体验的组织化、机构化的阐释和实践，于是虔诚的宗教信仰往往能够借由灵性的超越性、更广阔的世界观的构建，以及更高维度的神秘领域的制造而带来诸多慰藉和平静，尤其是对于生死的界限，宗教往往有着十分动人的解释。例如，佛教认为临终是生命转化的过程，可以用安静的心态来等待，一些信仰佛文化的人常常会在临终阶段通过潜心修行，超越生死。

佛教令夏兰平相信死亡只是一个仪式和过场，只是一扇门，经过死亡后个体依然保持"存在"的状态，依旧拥有时间、自由和能动力，而且还能有新的活动，有别的期待。这在本质上突破了死亡的虚无构造，于是通常能够卓有成效地帮助患者克服对于疾病和死亡的恐惧，而这即人们对于未知与不确定的界域，对于不再存在、遁入虚无和时空终止的可能性的恐惧。在这样的死亡解释下，患者对于疾病的发生以及临终状态的接纳通常能够更快。从生命历程的理论角度来说，这种生命历程和阶段性的转向并不会带来过大的错愕，于是他们便能更快速地回归生活，特别是回归"修行"的过程与"证悟"的目标当中去。因此，夏兰平有时在宗教的影响下表现得十分超然和坦荡，对于生命与"苟活"没有过多的挂念和留恋：

> 其实我进了这个医院，我就没想再生存，因为我这个病转移了，压迫了十二指肠乳头，接近胰腺的位置。与其让我戴着管子生活，我还不如早早地解脱。因为我知道自己的去处，所以也不恐惧。但是很多人没有这种平静，很多人情况比我还糟糕却还在坚持，他们问我，你已经很幸运了，为什么还要放弃？但其实我也不能理解他们那种活受罪的心态。因为我们要知道，死亡意味着世界上有一个新的生命在等待，而我们还有新的去处，还有更好的去处，极乐是我们最好的家。（FM-PT-Xi-F-68）

而第二种影响是充满负担的。因为宗教除了提供解释与世界观，通常还带有十分强烈的规训与要求取向，"教条"便是其中一种条律性的产物。

首先，宗教在器物、仪式和环节上一般有着较为固执和刻板的要求与约束。例如，佛教要求临终者在临终时接受专业的助念[19]。对于助念的对象、人数、法物、具体方式、规则、环节、禁忌等，佛教有着一系列详细的规定。像夏兰平这样缺少家人在身旁，主要靠自己做决定的患者，将此事安排妥当就并不是件容易的事。夏兰平此前有一段时间整天为此忧心忡忡，后来在科室医务社工的帮助下找到一家能够提供助念服务的公益机构 Y。为此，她反复交代与叮嘱社工，一定要为她安排好，帮她和护工、医生、医院方都进行沟通和确认，还特意为此签署了生前预嘱。她说：

> 对于助念，我现在有两个打算：一个是如果到时候我的情况很难出去了，只能在医院的话，我就希望在医院的告别厅举行，它是一个独立的安静的空间，里面最多可以停留三天，一天 3 000 元，这个我委托了 T 师兄和 Y 师兄帮我去办，请信赖的人和团队来帮我做助念。另一个是如果说我在昏迷中不行了，但是还可以被送出医院的话，我的愿望就还是希望自己的身体能被拉去 Y 机构进行更加完备的助念，我已经委托好社工帮我联系和安排这个。（FM-PT-Xi-F-68）

其次，佛教强调因果报应，要求人们净化自身、洗去罪孽、行善积德、甘受苦难，同时它也要求人们更多地思虑自己的罪孽和败坏。因此越是临近死亡，信教者便越会担忧自己的罪业是否尚未悔过，而得不到宽恕和救赎。夏兰平在负担和压抑下愈发夸大自己的罪孽，而陷入深深的自责中：

> 我之前还没有认识到自己的处境，我觉得我做得已经很好了，但是越来越临近死亡，我就会越确确实实地感受到自己曾经做的那些罪恶，它们在一点一滴地敲打我。你们都认为我是好人，但我想你们看到的都是表面，其实我不是个好人，我做了很多坏事，我特别后悔自己为什么不早点觉悟，我连人都没做好，还谈什么佛法。（FM-PT-Xi-F-68）

如此看来，在临终场景中，宗教有时候是一种释怀，有时候却也可能带来负担。信教者往往把纠结的事情放在面前，产生一系列关于疾病隐喻、临终仪式如何安排的烦恼与忧思，而对于最后的死亡可能反而更加平和且接纳。宗教的两面性就这样为临终者带来复杂且多维的应对心态，而我们所期冀的宗教能带来的释放和宽慰，就更需要安宁疗护理念与对尊严及自由的崇尚来加以保护和引导。

安宁与妥协的相互渗透

对于体面、尊严与生命质量的诉求，其实不应当与抗争划清界限，林洁就是一个重要的例证。事实上，没有患者不希望在患病期间深切地关注自己的身心社灵，提高生活的质量，满足各样的生命需求，实现意义重大的生命价值。然而，安宁疗护被打入"死穴"而被排斥的重要原因在于它与死亡的互为指征，以及通常情况下中止原发病综合治疗而带来近乎"等死"的绝望感。在这样的双重表征中，我们能够发现人们拒斥的实际上不是安宁疗护的理念本质，而是它在囊括了死亡、疾病与态度等概念的关系网络图中所处的意指"不吉"的位置。因而，倘若我们单纯地思考临终者对于体面立场的诉求，暂时剔除他们在直接意义上对于接纳死亡的认可，会发现人们对于"安宁"实则有着十分浓烈的"隐匿"的需求，只是这种需求往往被人们的死亡恐惧遮掩而蒙蔽。这何尝不是妥协的另一个——甚至是相反的——向度：人们这次选择不屈服于死亡，便也在某种意义上不得不放弃了提高生命质量的机会，这是面对抗争需求的妥协，代价不再是牺牲治疗与延续生命的希望而是舍弃体面与平和。这虽已然是一种反向的论证，但它在极大程度上反映出安宁疗护的被需要，以及推行医疗整体中的安宁疗护、安宁共照在内的多种安宁模式的迫切性。

徐美玲在不知不觉中被卷入 F 市 M 医院的安宁疗护科室，这是她家属的选择。而对于她来说，只当这里是普通的病房，她当前的任务则是治好病、远离死亡。因此，对于科室内设置的社工，以及定期前来帮助患者洗头、理发和陪伴的志愿者，徐美玲都表现出异常的不理解和排斥。她说："这里可是医院，是病人安心治病的地方，是医生护士全力救人的地方，为什么

会有这么多乱七八糟的角色在里面？"（FM-PT-Xu-F-74）
虽然对这些更进一步的照护和抚慰服务断然拒绝，徐美玲却在
疾病的侵扰下仍然展露出对于症状控制和获得舒适的急迫需
求。徐美玲的女儿说：

> 我妈她是这种情况，她的意识很清醒，但病痛很明显。
> 因为癌痛是非常痛的，但是这种痛可能又不是钻心的疼，
> 而是那种隐痛，就跟咱们牙疼一样，疼的时间久了你会挺
> 烦的，所以她一难受就特别焦躁，整个人状态都会很差。
> 像我这边刚刚给她吃了（止痛）药，因为昨天和今天她都
> 难受，心情就特别不好，然后给她吃了药之后，她立马就
> 不疼了，现在又在那开心地聊天了。（FM-PT-Xu-F-74）

可见，徐美玲受到疼痛的困扰，表现出对于止痛的需求。
然而这种需求的表露是隐匿的，通过一系列症状之下的情绪和
反应发出信号。幸运的是她的女儿能够及时地接收信号并做出
干预，因而往往徐美玲在疼痛中的体面与安宁能够得到满足。
这便是安宁与妥协的相互渗透，也是隐匿的需求恰好得到正确
满足的例证。

路珍季也是如此，即使她常常因为治疗带来的苦痛而落泪，
但她依旧一次次鼓起勇气坚持着与疾病作最激烈的斗争。然
而，在这样的意志下，路珍季仍然对"体面"有着一些需求。
例如，她无法接受普通病房中的嘈杂与拥挤，因此十分珍惜当
前能够安静又自在地居住在单人间中的机会，也十分感谢她的

女儿能借由线上工作的方式始终陪伴在她左右。又如，她的心中有许多郁闷和不解，因此每当社工前去问好时，她都会整理好自己的气力和情绪，拉着社工的手倾诉关于自己对疾病的困惑，关于她儿子婚姻中的不幸，关于自己在家庭中的处境，并在这个过程中反复梳理自己一路走来的经历以及接下来的安排。她非常珍视每次倾吐的机会，甚至有时实在因为自己状态不好而无法长时间交谈时，她都会表现出万分的失落和遗憾（FM-PT-Lu-F-80）。在这样的过程中，她对于安宁、自身需求和生命价值的追寻是显著而明朗的，同时也与其抗争的选择和谐共存，这同样是一种幸运。

相比之下，在 H 市 D 医院的安宁疗护科的病区中，并未向死亡低头而寻求积极治疗的人们大多数只是为了更好的居住环境而进入。由于科室将床位费和安宁疗护服务费分开收取，大多数这样的患者并不会选择接受安宁疗护的服务。孔娟便是这样的情况，她在 2020 年和 2022 年末分别在上海做了两次手术，第二次手术结束后，她与丈夫回到家乡，选择在此进行手术后的观察和进一步治疗。值得注意的是，孔娟在病区中采取的是"安宁共照"的模式，因此她日常的主要治疗实际上仍然由医院的肿瘤科负责和管理。对于选择这一病房的原因，她和丈夫也承认：

> （选择这里）只是因为这儿环境好、条件好，是单人间，还有各种生活日用设备。我们在第一次手术做完之后，其实是借住在上海一位朋友的家中，然后在上海的医

院继续进行治疗。但是这次做完手术后，我们觉得不太好意思再给别人添麻烦了，就想回到自己家这边，刚好这里有这样的条件，我们就过来了，我们在这已经住了很久了。（HD-PT-K-F-63）

除了这一被直接表述的需求，在交谈中，我们同样也能发现除了治疗和对原发疾病的抗争外，她也有着对于自身症状的忧虑，以及其中反映出的对于体面与生活质量这一更高层面的需要的重视。这也是她来到安宁疗护病房的次要原因，同时也令她在安宁疗护中得到了更加全面的尊严。孔娟提到，她感到越来越受疾病困扰，因为相比于两年前的第一次手术，这次术后的身体状态差了很多，令她心情十分低落。她具体谈论了自己的腹泻症状，说道：

> 这次手术结束后，我的腹泻非常严重，吃一点东西就又吐又拉，害得我都不敢随心所欲地吃东西，每次想吃东西时就想到待会儿可能又要遭这个罪，就让我变得做什么都很有负担。除此之外，腹泻也害得我睡不好觉，半夜总是不时被痛醒，要跑好几趟厕所，人本来就虚弱，还被折腾得不行。这种状态太令人难受。（HD-PT-K-F-63）

可以发现，无论是在 F 市还是 H 市，仍然奔波在治疗中的人们同样对于生命的质量和体面的状态有着诸多要求，我们相信，在普通病房中的人们，一定也都抱有或多或少的对于安宁和尊严的期望。但遗憾的是，到目前为止本研究只收集到安宁疗护科室／病区中的案例。以上三则案例都从选择进入安宁疗护但实际上仍然在与疾病、死亡作抗争的患者的角度出发，抓取出在大方向上已然决定暂时舍弃平和与安宁的情况下，是否仍然存在对于体面、尊严和生命价值的追随。这些案例中的主人公即使没有向死亡作出妥协，但她们仍然由于各种原因能够进入安宁疗护科室，而且在强调宽容与尊重的环境中同时得到足够的医疗支持以及个性化的需要满足。既然这种隐匿的需求已经得到发觉，就提示我们社会中对于安宁疗护与人文关怀的需求一定是普遍而整体的。安宁疗护的选择并非一定和医治、抗争的立场存在绝对性的分裂。如何中和各种立场上的分歧，如何突破妥协之下的沉默和遗憾，则是我们当前必须深入思考的。

第五节　妥协的突破：家庭协商与难言之隐

至此，倘若再度思考安宁疗护理念中所追寻的临终"尊严"究竟是什么、"安宁"应当如何实现，我们知道，答案一定不是被定义的某种行为方式，而是基于生命个体本身人性与需要的关怀和尊重。因此，妥协或许最能带来尊严，它帮助患者进入临终的境遇、思考临终的安排、获得临终的舒适，同时尊重患者的天性与渴望。而在对这一概念的剖解中，我们最担忧的其实也即患者的真实需要是否被意识、被表露、被引导、被挖掘、被承认，妥协的形态是否基于患者本性与心境而做出的对现实的顺应与契合，而患者所表现出的妥协、立场与抉择是否其真实的、忠诚的需要。这就将问题援引至表达、沟通与协商的环节，而这一环节最重要的发生单位则是家庭。前文已经说到，在临终场景中，由于患者的能力与自主性的持续丧失，权力通常会让渡至家属，那么在妥协的诞生过程中，就需要我们特别关注共识与默契如何形成、需求如何表达、协商如何进行、家属与患者如何相互交错而影响，以及最终的决定是否为尊严添砖加瓦。然而，有研究认为沟通不良是家庭生活的一个显著特征，这种以"低效沟通"为特征的家庭亚群被认为在生命末期和临终时会增加病人发生心理问题的风险[20]。因此，在"妥协"的突破上，安宁疗护的实践恐怕还任重而道远。

不难发现，无论是围绕带有否定与愤怒意味的抗争达成共识，还是将带有放弃色彩的妥协视为一种悲伤的默契，甚至在体面的立场构建和落实中，主体性始终是其重要特征之一。我们会发现家属与患者之间通常缺少关于疾病与死亡的直接而有效的沟通，而沟通一旦缺失，患者的临终自决权便无处可寻，这时生前预嘱制度的重要便浮出水面。然而在 H 市 D 医院的安宁疗护实践中，那些具体地生活在死亡阴影里的人们却很少发出掷地有声的意见，即使是安宁的决定，也通常是被动的、默许的或是由他者来决定的。相比之下，F 市 M 医院安宁疗护实践中的知情、自决和家庭协商情况显得更为乐观。

临终问题是家庭互动的重要内容之一，包括病情沟通、伦理道德方面的决策、家庭支持需求，或对个人或家庭成员的期待等，其中伦理道德方面的决策包括治疗方案、临终地点、死亡方式和丧葬方式等的决策。这种沟通非常重要，有利于满足他们的需求和提升他们的生活质量，而且几乎决定性地影响着最终是否能够选择合适的治疗方案[21]。在《最好的告别》中，葛文德医生认为临终的老人之所以会陷入十分被动的境地，正是由于替他做决定的亲人并不能很好地从其情境和立场出发思考与认识问题[22]。因此，他提出家人和医生必须及时和患者进行"艰难的谈话"。谈话之所以艰难，是因为这需要患者接受死亡临近的事实，并且直面这种恐惧与悲伤，这无疑是宣判了其将死的境地；但逃避只会增加临终的痛苦，而进行艰难的谈话，不仅可以让临死的人与亲人进行跨越情境的对话，弥补立场和情境体验的断裂，还能够给予家庭艰难后的释然，并且实现对临终者来说最为圆满的终曲。同时，也有研究指出，作为姑息治疗中不可分割的一部分，家庭照顾者正承担越来越重要的角色，通过家庭背景下的临终沟通可以对癌症病人和照顾者心理产生积极影响，减轻病人及其家属在临终阶段的恐惧[23]。现代医疗如何破解生与死的艰难较量，即将两世相隔的人们如何进行最好的告别，安宁疗护如何在抗争的共识与悲伤的默契中实践出真谛，都需要通过艰难的谈话完成。

"善意"的谎言与沉默的全员

既然我们已经发现了"共识"和"默契"的存在，那么它们凝聚在家庭决议中的过程就更加值得探讨。不论家属的态度是积极或消极，在 H 市 D 医院安宁疗护科病区中，人们对于各种医疗和生活决定的原因与评判通常都来源于家属所言之"自以为"。例如，既然在安宁疗护的实践中做决定的通常是家属，那么家属的决定是不是真的贴合于患者的需要呢？家属如何判断，我们又应该如何判断呢？对于这些问题，H 市 D 医院安宁疗护科室的医护人员都不认为患者在这一过程中发挥了重要的作用，反而说"家属大都只是自以为是这样的"（HD-NS-J-F-33）。

江护士由此想到了自己的亲身经历，她的姨父在患癌后，表哥无论如何都不允许将实情告诉他，认为他承受不了，而有着专业从业经历的江护士认为患者本人应该知道自己还剩有多少时间，如此他才能思考接下来要做什么，保证自己的一生不在最后的阶段留下遗憾（HD-NS-J-F-33）。现实中的家属大多会非常"具有同理心"地认为患者不应该知道自己的真实病情和死亡的逼近，这是"善意的谎言"，这样可以让其在生命末期保持更乐观积极且平和的心态。"我们（科病区）这里的很多家属也不希望我们和患者说他们的病，他们会说我们家那个病情不轻的，你们护士不要跟他讲哈。"（HD-NS-M-F-41）

因此，临终患者和家属在临终问题上进行的互动并不理想，临终患者和家属因为各种因素导致双方对临终话题进行沟通的内容和深度存在不一致的现象——他们沟通不充分甚至选择不沟通[24]。围绕死亡的"艰难的谈话"便往往销声匿迹，如此一来，患者不仅无法表达自己的态度和期望，家人无法在知情的情况下做出决定，甚至患者都常常来不及为死亡和临终做好准备。例如，吴闵坚的家人就没有将患病的全部实情告诉他，由于他本就因为高龄而不适合做化疗，保守的治疗现实也没有引起他的过多怀疑。正是因此，吴闵坚在当初入院前的门诊中口述病史病情时，只是模糊地表述了肾脏和前列腺的结节、阴影等，后来家属才私下告诉医生他其实患有腺部的恶性肿瘤（HD-PT-Wu-M-81）。秦爱萍倒总是主动谈起死亡，虽然常常伴随着恐惧和排斥，也正是如此，使得家人一听到相关的话题就会习惯性地"呸呸呸"，仿佛这样能够成功洗去死亡带来的晦气（HD-PT-Q-F-［76］）。

　　而在 F 市 M 医院的安宁疗护科室，虽然不是普遍情形，但类似的对于病情与决定的隐晦也并不少见。科室的医务社工喻老师回忆起，不久前走廊接近尽头的一间病房里迎来了新的患者，当她第一次前去自我介绍和探访时，还没踏进房门，家属就把她推了出来，谨慎地叮嘱她患者对自身的病情并不知情，不要暗示或透露任何有关的信息（FM-SW-Y-F）。实际上，住在这间病房内的上一位患者一开始也在家属的隐瞒下对自身状况毫不知情，后来由于病情的发展实在恶劣，医生交代家人要尽快做好一系列准备，为了不留下遗憾，家属才告诉患者实情。在告知中，这则消息似乎既在患者的意料之内，又仍然出乎他的设想和期望，总之直到离开，这位患者都没能接受这样的现实，终日躺在病床上闷着头沉睡，不愿再作任何交流。更加具体地，徐美玲的女儿同样迟迟不肯向她的母亲透露疾病的危重程度，甚至一直在隐瞒其所在的安宁疗护病房与治疗内容，一是因为她的母亲才查出肿瘤不久，虽然说到目前为止也并没有进行针对性的肿瘤治疗，但病情的发展仍然难以预料，她始终不想这么早就对她的母亲进行打击；二是因为她的母亲意识十分清醒，以她对母亲的了解，母亲一定不会接受这样的现实，甚至会为此感到苦恼、困惑而影响身体状态（FM-PT-Xu-F-74）。

于是，由于传统文化影响，许多人对临终沟通持消极态度，而癌症等临终病人往往因为积极的求生欲，不愿意面对死亡、不承认自身疾病到达需要临终沟通的程度而回避必要的沟通，他们对沟通重要性的忽视也成为阻碍临终沟通的一大原因，同时还存在病人在进行临终沟通之前就丧失沟通能力的情况，这些都使得有效的临终沟通最终难以开展 25。

自主的患者作为关键性前提

在这样的情况下，那些知情的、进行了较为完善和到位的沟通案例就显得珍贵又值得参考。在 H 市 D 医院安宁疗护科室，如江护士所说，"除非病人自己有很强的这个意识，像我们这边有几个一直都是很有主见的，这种病人他可能会去主动地找医生，主动地表达自己的需要，然后一起决定接下来如何治疗"（HD-NS-J-F-33）。"突破"的关键点目前来看仍然在于患者的"自主性"，而这种患者通常有着面对死亡的过人坦然，以及对于临终尊严的大胆追求。

就像李林仙，从始至终，他坚持自己参与照护和治疗的制定与实施，他表示自己只需要止痛措施，也明确了自己在死亡边缘不需要任何生命支持和抢救，更是在意识清醒时立下了捐赠遗体的嘱咐，并由红十字会和在场医生做公证。他与家人的沟通是十分确切而有效的。护士提到当时李林仙突然召集家人在病区的静修室开了一个家庭会议，说明了自己捐献遗体的愿望，家人们起初表现得很诧异，但也迅速表示了接受和认可。护士还说，李林仙一直对自己的前妻念念不忘，希望能在去世之前见她一面，在得知前妻会在第二天进入病区时，他表现得十分高兴，即使那个时候他已经不剩下几口气了（HD-PT-Li-M-［59］）。这样的病人往往走得十分"知足"，既是因为他们本身就能够坦然面对死亡，同时也是因为他们大方地表达了自己的需求，与家属和医护人员达成了有机的共识，从而使得临终阶段特别有尊严。然而，在 H 市 D 医院的安宁疗护情境中，这些较为积极的案例似乎都缺少了家属的身影与沟通的环节，而主要的事务和决议仅仅取决于患者自己。

在 F 市 M 医院的安宁疗护科室，也有不少实现沟通的患者，他们的特征同样在于患者的"主体性"。似乎只有患者掌握住主体的地位，才足以推动在家庭中进行的真诚交流与共同商议。

如林洁和夏兰平，由于家庭结构的特殊原因，加上她们在死亡和临终中本就占据主导，因而大多数情况下都是自己看病、自己与医生沟通交流、自己做各类抉择、自己承担一切后果。其中，由于家庭关系较好，林洁已经 85 岁的母亲常常来探望和陪伴她，在沟通中我们也逐渐清楚，由于母亲年事已高，还身患血液病，林洁庆幸于自己的身体与精神状态还不错，就始终没有让她的母亲帮忙操劳。但在治疗的过程中，林洁都会在自己梳理清楚的前提下和母亲深入交流，因此她的母亲一直以来也清楚她女儿的大致情况。据林洁说，她是一个十分需要沟通和精神层面的相处的人，而她的母亲虽然非常会照顾人，却不善沟通，常常忽略林洁的心理感受（FM-PT-Li-F-48）。这意味着林洁常常会向母亲倾诉，而她的母亲或许很少能给出她所需要的回应和关切，这虽然令林洁有时心生埋怨，但总体上她认为自己的母亲还是非常爱她、关切她。她们的交流与协商实际上在临终的语境中已经十分深入而珍贵。例如，林洁提到，由于她和母亲都已经在 20 年前就得过重病，因此她们早已进行过关于死亡的交谈，她们都十分看重生命质量而认同安宁疗护的理念，并且达成了临终阶段接受安宁疗护、临终时不再抢救的共识。林洁说："我不想忍受痛苦，我跟我妈说我特别希望不要受这些苦。我妈也同意我的看法，她甚至说今后她要是不好了，只能躺在床上度日如年，她就绝食，她是说话比较狠的那种。"（FM-PT-Li-F-48）她的母亲早在几年前就做出了捐献遗体的决定，那时的林洁还不能接受，虽然她作为家属已经在母亲填好的表格上签字，却一直没下定决心去办理手续，直到林洁确诊恶性肿瘤后，她狠下心自己也签署了一份遗体捐献的协议，和她妈妈的一并提交了上去。在林洁的治愈希望变得愈发小时，也是她的母亲提出了安宁疗护的选项，并帮她四处打听和寻找合适的病房，最终在母亲的联系下来到这里。

除此之外，有着丰厚医学知识和医疗经验的路珍季对于自己的疾病十分清楚，但也充满困惑，因此，她常常要与人讨论和倾诉关于肿瘤的方方面面，以及自己治疗的心路历程和选择的心态，对象包括陪在她身边的女儿、医护人员和社工等。她的女儿在一家互联网公司工作，不精通医学的女儿对于母亲的疾病和所处境况或许还远不如母亲自己明白。但在沟通与讨论中，路珍季似乎也能够更加明晰自己的思路，而且也有助于在日后情况恶化、失去意识与自主性时，她的女儿能更好地代替她进行选择和决定（FM-PT-Lu-F-80）。

由于肿瘤的进展太过迅速而令人始料未及，马小军与妻子的沟通和决议十分草率仓促但关键至极。马小军在妻子的陪同下在医院确诊，日后进行的四次化疗和一次手术都是夫妻二人共同四处奔波打听、相互交流之下的决议。而在手术完成的一个月后，马小军身上再次出现肿块，医生告诉他的妻子肿瘤再次复发。马小军的妻子说："关键是他年轻又有知识、有文化，你瞒也瞒不住。回去以后他问我是什么，我本来跟他说大夫说还要观察，他就让我不要隐瞒，逼着我实话实说，我就说又长出来了，当时他一下子就崩溃了，没想到会那么快又长出来。"（FM-PT-MA-M-46）此后，马小军仍然坚持积极治疗，但身体状态却持续恶化，直到2023年初，肿瘤四处转移，马小军也开始疼痛难忍，最终他和妻子表达了想回家的愿望，认为家里的环境让他更安心，想在家里走。马小军的妻子说："他的选择我都全力支持，但后来他疼得不行了，吃止疼药也不行了，没办法只好再来医院，只为了让他更好受一点。"（FM-PT-MA-M-46）来到医院后，马小军和妻子开启了艰难的话题。他的妻子说："我们沟通过，他说他就希望自己安安静静地走，然后这些天家里人、好朋友该看的都看了，该陪的也一直在身旁，他的好朋友也都全程跟着一块，他也非常知足了。"（FM-PT-MA-M-46）

　　总结以上案例，我们会发现，悲伤的默契来源于一种悬置于抗争与放弃之间的妥协，在妥协的被动状态下，人们仍然对死亡谈话加以回避，而尊严与真实的需要就往往离患者越来越远，甚至直到临终，患者也没有机会思考需要与意义，或是隐瞒之下真相的突如其来加剧了对安宁的掩埋。因此，这种默契在一方面看似促进了人们对于安宁疗护的被动接受，但在另一方面又会使得患者的临终尊严备受忽视和埋没。如果要进一步重视患者的临终尊严，必须依靠沉默的任意一方率先将其打破，进行从癌症诊断到死亡的从一而终的临终对话，深入地谈论包括诊断、治疗决策、死亡、性、工作和经济问题、负担和不平等、副作用和症状、应对和沟通、身体意象变化、生活变化、不确定性、将来的计划与打算、明确的决策和死亡准备、向他人倾诉、角色变化、社会关系、自我认同、个人价值、生命完整感、活在当下、信仰、日常互动、感受、癌症意义、爱、感激、宽恕、告别等在内的一切，以此创造、提供、获得和利用其中的支持和力量[26]。

　　然而在现实中，由于家属普遍难以主动地和患者进行艰难的谈话，因而常常由患者本身作为主动的一方，表达其对死亡

的看法和需要，使得默契在积极的对谈中从停留在接受的状态
中得以升华至共赢的维度。但如果仅仅依靠患者的主动性，则
意味着大多数难以靠自己一人勇敢面对和思考死亡的患者得
不到引导和交谈的机会，此前对临终与死亡没有特别的想法与
要求的患者也会在思维惯性中错失珍视安宁与尊严的机会。因
此，突破"妥协"的关键仍然在于家属，只有家属不再将死亡
和临终视作"难言之隐"，积极地与患者在协商中相互支持和
砥砺，患者才能够被牵引走出原有的恐慌和错乱。

注　释

1　冯晨音:《健康权视角下安宁疗护的伦理探究》,《西部学刊》,2020 年第 13 期。

2　［瑞士］伊丽莎白·库伯勒－罗斯:《论死亡和濒临死亡》,邱谨译,广州:广
　　东经济出版社,2005 年。

3　佛教语,谓身、口、意三业所造之罪,亦泛指应受恶报的罪孽。

4　佛教语,俗称死亡,指摆脱过往的恶业业力束缚获得新生之过程,也指舍娑婆
　　世界,往西方极乐世界去莲花化生。也指从前。

5　佛教词汇,指的是直心、深心、大悲心。

6　景军:《尊严死之辨》,《开放时代》,2022 年第 4 期。

7　［瑞士］伊丽莎白·库伯勒－罗斯:《论死亡和濒临死亡》。

8　敖玲敏、吕厚超、黄希庭:《社会情绪选择理论概述》,《心理科学进展》,2011
　　年第 2 期。

9　张庆宁、蒋睿:《临终关怀:身体的医学化及其超越》,《思想战线》,2014 年第
　　5 期。

10　［英］克里斯·希林:《身体与社会理论》第二版,李康译,北京:北京大学出
　　版社,2010 年。

11　同上。

12　同上。

13 佛教居士之间的相互尊称。

14 胡宏伟等:《过度医疗行为研究述评》,《社会保障研究》,2013年第1期。

15 同上。

16 佛教语,指使死者灵魂得以脱离地狱诸苦难。

17 源于佛教禅修,从坐禅、冥想、参悟等发展而来。指有目的的、有意识的,关注、觉察当下的一切,而对当下的一切又都不作任何判断、任何分析、任何反应,只是单纯地觉察它、注意它。

18 王一方:《生命中的灵性与医疗中的灵性照顾——兼谈中国传统文化语境中的灵性叙事》,《中国护理管理》,2018年第3期。

19 佛学术语,即当病人医药无效、寿命已尽、临命终时,助念者为其念佛,帮助临终者提起正念,助其安乐自在往生。

20 朱雅麟等:《晚期癌症病人临终沟通的研究进展》,《护理研究》,2023年第1期。

21 徐天梦、岳鹏:《临终患者和家属关于临终问题互动的研究进展》,《中国护理管理》,2019年第4期。

22 [美]阿图·葛文德著、王一方主编:《最好的告别:关于衰老与死亡,你必须知道的常识》,彭小华译,杭州:浙江人民出版社,2015年。

23 朱雅麟等:《晚期癌症病人临终沟通的研究进展》。

24 徐天梦、岳鹏:《临终患者和家属关于临终问题互动的研究进展》。

25 朱雅麟等:《晚期癌症病人临终沟通的研究进展》。

26 安慧颖、陈长英:《晚期癌症病人家庭沟通的研究进展》,《护理研究》,2019年第20期。

第五章　调和于行动之中：安宁疗护实践者的非正式策略

　　从妥协到调和，对应了从问题到应对策略的思路。因而，在前两个章节详细梳理了当前我国医院安宁疗护推行的结构困境以及安宁疗护情境中临终个体的复杂心境后，本章从行动者的视角出发，围绕医院安宁疗护的实践主体，观察现实中这些实践者的行动与策略。

　　在这之前，值得讨论的是，实践者的行动与策略如何作为非正式意义上的调和，又如何与前文中一一呈现的困结与妥协的现实相衔接。宏观上，面对诸多问题，实践者的行动与策略实际上是一种针对安宁疗护运行状况而为达成安宁疗护理念目标的协作、化解与调和。更加具体地，在不完善的制度框架下，在迟疑的文化语境中，在悲伤又复杂的心态前，实践者不得不运用许多基于行动者操作层面的非正式策略，以调和现实中不够完美的运行状态。于是，非正式的操作手段对应着正式制度的结构性缺陷，而只能从行动者的角度在微观层面谋求一种改善与应对；调和的行动模式则对应于那些困境与妥协状态，它出发于结构性的困障，期冀落实在个体妥协的层面，表现出对于改善现状的尝试，而之所以是调和而非解决，也暗示了这种非正式的、出于实践者个体的行动终究难及根本，更关键的突破口径仍然在于制度和结构。这就意味着，这一部分对于非正式调和的论述，并不是构想层面的正式化的建议与展望，而是对当前现实层面中出现的各种实践主体及其尝试进行的观测、揭示、汇总、归纳和经验化，同样是对于现实情境的呈现。而这也有其重要的现实意义，即它对于制度正式化方向的展望与设想有所贡献，对安宁疗护具体层面的开展有指导作用，同时作为一种结构中和系统内的回应与互动，还对情境中出现的诸多问题与真实状况提供了更为深入的反思角度。

最后，需要补充的是，这些实践者的行动虽然本身是对于问题的化解和应对，但是其中往往也不可避免地出现有关他们的抉择、心态和处境的困顿。故而，它同样成为投射与展露安宁疗护整体现实、各主体各自状况、主体间的相互影响等的重要材料。

第一节　尴尬的医护人员：转向中的伦理重建与协商策略

在当前的正式制度框架下，安宁疗护在医院中的实践面临诸多困境，其中由于医护人员隶属于正式的医疗体系，从医院的角度而言，医护主体基本上具有安宁疗护实践者的主要代表性，因此他们面临的障碍在某种程度上正是医院在安宁疗护的设置与推行中的欠缺和落差。在医院中，安宁疗护的定位诡谲、医疗取向下的管理主义、不明晰的组织架构和缺失的社会责任，都使得临终患者的舒适与尊严的保障仍然十分脆弱；同时，当前法律和医疗主体在伦理与实践优先性上的考虑决定了患者的意愿通常难以得到直接认可和尊重。于是，一方面，临终者的尊严就此陷入妥协和不完全；另一方面，医护人员的裹挟与尴尬也加剧了各种问题在化解中的不易。因而，为了更好地推进安宁疗护的理念与目标，实现患者的临终尊严，作为医院安宁疗护最重要的实践者，医护人员一方面亟须梳理自身处境、重塑自身伦理和工作价值；另一方面在人文取向的指导下通常需要创造并倚靠一些非正式的试探，以弥补正式制度不完善中的实践遗憾。

伦理转向

当前，由于国内的安宁疗护仍然在初步的推广与发展阶段，学科建设的落后与专业人才的匮乏使得最终进入实践领域的医护从业者都并不"对口"。从安宁疗护从业者的角度来看，研究指出国内安宁疗护从业人员的安宁疗护知信行标准化总分为67.27分，处于中等水平，其中知识维度得分最高，其次是行为维度，最次是态度维度，仅有 58.33 分[1]。从中我们可以得知，无论是否从业者，医务人员当前对于安宁疗护的态度与认知都相对落后，为医院安宁疗护的实践带来挑战。

在 F 市 M 医院，安宁疗护科室的医生全部由肿瘤科医生兼任，而这些医生大部分的工作时间都待在肿瘤科的办公室和病房，每位医生基本上只在每天上午和下午各前往一次安宁疗护区域，了解自己负责的患者的情况与变化，就匆匆"下楼"回到医治与抗争的阵地中去了。因此，在绝大多数时间，F 市 M 医院安宁疗护科的医生办公室都空空荡荡，患者无法随时在线下找到医生并进行面对面的交谈，"给医生的微信发个信息"或者"等明天医生来的时候跟他说"是患者与医生交流的常态。安宁疗护对于这些医生而言或许只是工作中的补充和附加，而这似乎也对应上了安宁疗护中对于淡化治疗、淡化传统医生角色的要求，他们更多地作为辅助者和协助者，在患者对专业医学知识和医疗资源有所需要时提供讨论、引导和帮助。然而，这样的现实还揭示出一些问题，即首先这些医生并不是安宁疗护的专科医生，他们接受的是传统的医学教育，也长期沉浸在肿瘤治疗的实践之中，因而安宁疗护的理念在他们的工作经验中或多或少会带来一些冲突。其次，这些医生并未全然地投入于安宁疗护的事业中，从而有机会和条件专注于对安宁的学习、接纳和转变。他们当前主要的工作场景仍然是肿瘤科室，一方面应对着普通肿瘤科的治疗任务，另一方面又需要在安宁疗护科室运用安宁与优逝的理念，这种激进与保守之间的撕裂感必然为他们带来负担，以及伦理重建上的疑虑。

　　而在 H 市 D 医院的安宁疗护病区，这样的状况在某些方面得到缓解，却也暴露出新的不可小觑的问题。H 市 D 医院安宁疗护病区有独立的医生团队，团队中的四名医生，除了创办科室的主任同时也负责综合肿瘤内科的管理工作，其他三名医生都专职于安宁疗护科室的工作。因而，H 市 D 医院安宁疗护病区的医生资源相对来说显得更加充分，他们时时在病区的医生办公室或是安宁疗护的门诊处坐班。而且几位医生也有更多的时间与行动空间来专心学习和建立安宁疗护的理念与价值观，他们对于安宁疗护事业的专注使得在医生的介入层面，H 市 D 医院安宁疗护病区的氛围更加友善和切题。然而，正是由于医生的常在，H 市 D 医院安宁疗护病区中医生的角色更加重要且往往占据主导，而不仅仅是类似 F 市 M 医院安宁疗护科室中的辅助者和协助者。这使得在安宁疗护强调淡化治疗和扭转医生身份的理念中，医生的伦理、价值观和职业风格就面临更为严苛的要求，以及更大的实践困境。

　　而无论是 F 市 M 医院还是 H 市 D 医院的安宁疗护科，医生和护士都并非安宁疗护专业培养下的对口人才，他们此前都在其他科室从事治疗或护理工作，而且都未系统接触过安宁疗护和临终关怀相关的学习、熏陶、训练和培训，甚至进入安宁疗护往往也只是出于许多实际考量的选择，并非发自内心的愿望。

　　如 H 市 D 医院安宁疗护科室的董医生此前一直在同市另一所综合医院的心内科担任医生，主治心血管方面的疾病，不仅少有接触肿瘤患者的机会，更没有受过缓和医疗等理念的影响。她表示自己"对于安宁这一块的专业知识也不是特别懂，我可能都没有你懂"，"同时我自己对死亡这一块其实都没有那么豁达，我觉得我到这个时候可能都迈不过这道坎，在工作中就更会有些迷茫"（HD-DR-D-F-31）。孟护士长在科室建立初期带着她的护士团队在安宁疗护病区临时周转了半年，如今又回到综合肿瘤内科的病房；而江护士长此前在消化肿瘤科做营养护理，后来为了晋升护士长来到了安宁疗护科室，她说："说实在的我当初真的只是为了竞聘护士长才来到这里，并没有抱任何其他的期待，对（安宁疗护）这个领域也不了解，而且这边的工作压力也确实更大。"（HD-NS-J-F-33）

无独有偶，F市M医院安宁疗护科室的宋护士长在十年前怀揣着"救死扶伤"的心愿而成为一名护士。宋护士长提到，作为医护人员，她之前一直不理解为何要"放手"，这似乎有悖伦理。此前曾在医院肿瘤科工作的她说："那里也有一些癌症晚期病人有临终的各种症状需要处理，但那时并不知道该以什么样的方式方法去对待病人和家属。"（FM-NS-S-F）在她的临床实践中，即使病人的生命体征已经消失，医生仍然会要求继续为他做心肺复苏，"这好像是一种使命，医生和护士都知道这是无用功，但也必须得做，有时候是做给家属看，有时候是做给自己的良心看，有时候是做给伦理看，但病人没有尊严，哪怕是奇迹出现了，他最多能活一天两天，而且是低质量的"（FM-NS-S-F）。直到M医院开始筹备建设安宁疗护科室，原本对安宁疗护一无所知的宋护士长查阅了资料，在安宁疗护理念的影响下逐渐对原先一贯持有的抢救方式与临终态度产生了怀疑，于是她决定加入科室的建设，全身心地投入了安宁疗护的探索性事业中去。

　　然而，并不是所有进入安宁疗护场景的医护工作者都能够像宋护士长一样，在人文医学的理念中醍醐灌顶、产生共鸣。来自 S 市一家市级医院手术室的李护士在医院的安排下来到 H 市 D 医院安宁疗护科室开展为期半年的进修，因为她所在的医院也正开始筹备安宁疗护科室，在各级领导和同事的推荐与考虑下，李护士被任命为团队建设的负责人。我们会发现，多数转入甚至是被动进入安宁疗护的医护工作者都是在进入的过程中或是进入之后才受到短期的、表面的培训与学习，而形式往往都是讲座、会议或是进入其他医院进修。在这个转向的过程中，李护士体会到的错愕和不适应具有十足的代表性。

　　　　我刚来到这里时，说实话感觉很不好，这里都是临终的病人，都是没有什么治疗希望的，所以我就会感到非常消极，很不适应。因为我自己的工作经历，可能落差会更明显：我之前是在医院的手术室，你知道在手术室里都是"生"的希望，大家都是为了治病、为了痊愈进入手术室的，所有人的心态都是非常积极的和充满期望的。但是安宁疗护的区域里强调得更多的是"死"，在这里你做的工作甚至是服务于死，想着怎么样更好地死，所以一切都是消极的。因此呢，当我们的领导希望我来做我们医院安宁疗护科室的负责人和领头人的时候，我其实非常抗拒，因为我认为在安宁疗护里工作可能会屈才，我会希望自己的工作应该更具挑战性，而不是看不见任何希望和成果地在

这里沉下去。（HD－NS－L－F－45）

在这些案例的比较中，我们会发现其实与死亡和解，认识到临终阶段生命质量、价值和尊严的重要性，对于医护人员也是一项难题，而对于安宁疗护实践中的医护人员而言更是一项艰巨且急迫的任务。在当前缺少独立的人才培养路径的情况下，进入安宁疗护的医护人员主要来自其他科室和专业，于是，在医学价值与伦理原则中加入人文关怀和死亡意义的内容，成了他们在工作和生活中的重中之重。很多安宁疗护中的医护人员在言语中都透露出，在进入的当时难免出现不适应，但在工作和与生死的交道中，他们能够发现许多新理念的光亮，并且反思自己与原先的伦理判断。因而，医学与人文的汇聚及汇聚之下的一破一立，实际上是一个偌大的工程，需要依靠时间、经验和心境的转移共同完成，而其中最重要的则是对患者、对生命和对死亡的真诚尊重。

协商策略

更进一步，倘若我们尝试去探索传统的医学伦理与价值判断如何被打破，并被赋予新的来自安宁疗护理念的意涵，会发现最为重要的即在于医护人员同患者与家属的相处、沟通和相互影响。而这种医患关系在人文关怀中的具体表现，就是个性化的医疗或护理方案，这也是实现安宁疗护理念与目标的重要手段之一。无论是医护之间的关系，医疗决定的主体和优先性，还是个性化的医疗与护理方案等这些以上反复提到的问题，其实都涉及医护与患者及家属之间的协商与引导。这也意味着，不论是做解释型的医生，还是尊重临终者的意愿和自决权，或是进行到位的个体化的评估、干预、协商和方案制定，都建立在统一的前提下，即医患双方将疾病与死亡的现实、发展与可能彻底地交谈清楚，其中还包括一些引导和慰藉。因此，从尴尬的医护人员角度出发，他们面对眼前的不论是自身的、患者的，还是结构性的困境，所做出的调和与策略都在于交谈、引导与协商。

　　例如，我们会认为，在安宁疗护运行所处的正式制度框架内，最值得关注的困境之一是前文中提到的关怀究竟应该面向患者还是家属的问题。正式制度将决定权不容置喙地归于家属，而安宁疗护的初衷又指明了患者的自主性和需要对于其临终尊严的重要性。对此，董医生说："我们希望满足患者的需要，其实家属一般都能理解。所以只需要家属和患者也能够相互理解，他们一条心，站在一边，这样无论是尊重患者还是家属的决定，实际上患者都可以受尊重并且知足地临终。"（HD-DR-D-F-31）这说明，既然家属拥有决定权，那么只需要保证家属是患者的发声筒，家属的决定是出于患者的真心，那么临终尊严便也可以得到保障。在上一章中，我们已经从临终个体的视角发现在家庭内部开启必要又到位的协商与谈话难之又难，而在本章的讨论中，作为实践者的医护人员既然需要将患者和家属的协商与共识作为推动尊严实现的"非正式化"手段，那么他们所作的努力和引导就显得十分关键。

研究认为，随着病情逐步恶化、身体越来越衰弱，绝大多数患者进入临终阶段后都会对自己的身体状况有所怀疑或者有所准备，向家属或医生询问病情也只是想确认猜想；倘若家属态度坚决，不告诉患者实情，我们应主动与家属沟通，深入了解家属"不说"的心理；若家属仅是因为不知如何告知，这时医护人员可以适当引导，探究患者心理承受能力，并以合适的方式逐步告知病情和医疗计划，让患者安心 [2]。在理想的状态中，医护人员应当运用治疗性沟通技巧与患者建立信任的关系，引导患者面对和接受疾病状况，帮助患者良好应对疾病，坦然面对死亡，重新建立人生的目的及意义，使其平和地度过人生最后阶段，让其平静、无痛苦、有尊严地离世。此外，还应当在患者家属照护过程中鼓励家属参与患者的诊治过程，指导其家属如何对患者实施最佳照护，鼓励家属给予患者有效的社会支持 [3]。但与患者和家属连接较为紧密的护士普遍表示，在这个过程中通常感受到许多"为难"。江护士指出：

> 我们和他们的沟通要看时机，其实往往不是我们应该怎么去主动和他们说、怎么引导他们的问题，反而是他们如果有需要自己就会提出、商量，他们如果不提，说实话我们也不太好直接去问。因为本身就特别坦诚的病人还是很少的，毕竟现在很多人的思想还没有转变过来，特别是老人，他会觉得好死不如赖活着，活着才是尊严、才是王道，所以大家都很忌讳、很敏感，我们就很担心病人是接

受不了死亡话题的。（HD-NS-J-F-33）

孟护士也提到：

> 我们会跟他（患者）说清楚各种可能的结果，选择这个会是什么情况，不选择这个又会导致什么结果，我们会如实地告诉他不同选项的利弊，然后尽量地去引导，在符合伦理的前提下尽最大努力地引出他们的期望和需要，但是现实肯定还是不如理论上提出的那么理想。（HD-NS-M-F-41）

研究与理论通常要求医护人员在评估患者的心理承受能力的前提下，在恰当的时机采用适宜的沟通办法，告知心理承受能力强的患者真实病情；而对于心理承受能力较差的患者，应当在实行保护性医疗措施的前提下循序渐进地告知[4]。不难发现，在这个过程中，"伦理困境"是导致医护人员陷入犹豫和两难的主要原因，而现实的复杂性往往使得理论的落实并不如愿。人们对死亡的避之不及同样为医护工作者带来谈话的艰难，这会导致"很多家属根本不愿意让病人太清楚地知道自己的病情，怕他们心理上承受不住"（HD-NS-J-F-33）。在这样的情况下，"病人甚至是家属的期望值有时候会比较高，但确实我们很难做到他们所期望的那个结果，但也不能够直接泼冷水，这一点非常具有挑战性，所以我们还是要不停地沟通谈话，让他们慢慢地去理解自己到底是什么样的状态"（HD-

NS-M-F-41）。

对于这种高期待值，护士们表示它通常来自一种对待死亡的"不真诚"，即并非病人和家属真的认为自身的情况那么积极乐观，而是因为他们不敢面对死亡，所以就"装作对病情不知情，有一种自欺欺人的成分在里面"（HD-NS-M-F-41）。对于这一点，护士们是极为矛盾的，一方面她们理解这一现象的产生：

> 我们还是觉得应该活在希望当中，如果你承认病情的严重可能会带来一种屈服感，好像你向它投降了一样。我们每次在和病人或者家属讨论病情的时候，看到病人用充满希望的眼神看着你，仿佛在哀求你不要告诉他已经"没救"了。我们非常理解病人和家属的这一心态，所以我们不会直接告诉他们，"你剩下的时间不多了""你应该开始想想自己的临终和后事了"。（HD-NS-M-F-41）

另一方面她们也意识到患者确实情况不佳，如果他们在自我欺骗中错过了对死亡的安排，临终尊严就不复存在。因此，她们必须找到一种协商的办法，去克服伦理困境的同时，用非正式的手段挽救正式制度对自主性的打击。

面对家属，孟护士表示：

> 我们就只能直接泼冷水了，确实没有办法，尽管他的承受能力比较差，那也必须清楚和接受这个事实，因为他

承担着巨大的责任。当然我们也会慢慢地、引导式地反复跟他说，但是和家属的沟通总是要更透彻一点。比如，如果家属仍然在问是不是还有希望，还有机会，我们就会很实诚地告诉他希望不大、没有机会，但是我们会尽量控制病人的症状，让他过得舒服一点。（HD-NS-M-F-41）

而面对患者，护士则会更多地使用暗示的语气：

我们不一定会直接告诉他剩下的时间不多了，我们会让他自己去思考，比如问一下他为什么会这么想，为什么会认为自己还有希望或者是没有救了，这个过程中他就会比较真诚地去思考和分析自己的病症、病情，他可能就会发现自己原来抱有的期望或者绝望是真实的还是虚假的。也会有病人问我们自己还剩多少时间，这也是比较难回答的，因为除非那种很决绝、很坚定地要得到确切答案的，我们都会怕说出来的数字打击到他们。这种情况下，我们就会先反问他们觉得自己还有多久，或者希望自己还能活多久，然后一般的回答是或许长一点点，或许还要短一点点，总之告诉他一个大致的、模糊的范围，然后他自己就能知道应该要怎么安排。因为其实人都是聪明的，通过这类回答他们也能知道自己大概是怎样的状态。其实大多数病人自己也都清楚自己的状态，只是他们还抱着一些幻想，需要得到肯定的答案罢了。（HD-NS-M-F-41）

这种暗示不无效果，在诸如此类的沟通中，护士发现患者很容易顺口说出"等我快不行的时候要怎样"，或者"等我死了以后要怎样"的句式。虽然当这类话一出现，家属就会略嫌晦气地拒绝与反驳，甚至责怪患者乱说乱想，但"这种话只要说出口，其实大家心里就会有个心眼，明白你大致的心愿和希望了，这是很有必要的"（HD-NS-M-F-41）。与此同时，护士们也会有意地提醒家属，当患者有类似说辞时应该认真倾听、积极应对，借机开展围绕临终安排的谈话。

因此，除了告知，更加重要的是告知后的引导。宋护士认为在安宁病房，死亡不是刻意回避的话题，医护人员要做的是帮助病人淡然面对死亡，引导病人和家属间的沟通交流，说出他的心愿。对此，宋护士提到，有时候病人会突然问自己的时间是不是不多了。"在安宁疗护病房，这样的问题无法回避。我会跟他说，是不是真的感觉不行了，有什么心愿需要帮你实现的，以及对于身后事的交代。"（FM-NS-S-F）也有部分家属，在病人临终时只顾着紧张焦虑，没有和病人做最后的沟通和告别，导致在之后很长一段时间都走不出后悔和遗憾。关注到家属常常出现的哀伤与无法应对，宋护士说：

> 我会反复安抚家属，让他们不要过多关注病人的监护数值，而是与病人做好最后的沟通和陪伴。遇到手足无措的家属时，我也会在一旁提醒，让他们回忆和诉说一下是怎么认识的，怎么一起走过这一生的，有哪些珍贵的经历。并告诉他们，病人现在虽然不能说话，但他能听到你

说的这些，可能会走得更安心。（FM-NS-S-F）

在引导的策略中，倾听同样不失为一个重要的维度。在宋护士看来，倾听是治愈病人心灵的一剂良方："倾听其实是最好的安慰。作为一名护士，照顾病人的时候，不光是打针输液，他们也有心声要表达，尤其是有些病人越到临终记忆越深刻，沟通与倾听对他们而言真的比我们想象得还重要，因此我们需要倾听。"（FM-NS-S-F）有时患者的家属同样存在倾吐的需要。"在和患者及家属沟通时，有时家属反而是更纠结的那一个，"宋护士说，"很多家属往往对是否在患者生命的最后时刻给予抢救和用药特别纠结，过不去心里那道坎，认为不到最后绝不放弃才是孝顺。"（FM-NS-S-F）这时，宋护士选择的方式是倾听，她说："我们也许并不能帮他做出选择，但可以适当给予一些建议。"（FM-NS-S-F）如此，倾听一方面能够帮助临终者或其家属通过表达而疏解心中的困惑和苦恼，又或者是通过畅想和闲谈帮助其放松心情、获得平静；另一方面，倾听的策略往往能够在不经意间开启关键性的协商窗口，或是需求表达的开关，从而让医护人员了解其真实的想法与需要，找到更合适的契机与方法对他们进行引导和服务。

这类协商的策略实际上以非常谨慎的试探性方式促成了患者的意愿表达和家属对其尊严的了解，也通过一种非正式的方式在死亡的避讳下，尝试帮助患者及家属直接或间接地面对现实、进行沟通，不失为一种积极的调和尝试。有研究将安宁疗护护士的护理工作赋予专业性情感劳动的特征，认为他们从"情感跳脱关切"转向"情感投入关切"，通过这种超越工作纽带而进入日常亲密关系的情感生产[5]，护士才得以实现安宁疗护所号召的围绕死亡的支持，而这种方式通常就渗透着各类非正式的取向。同时我们能注意到，这些非正式的手段中都有明显的无奈与妥协，是在"不得不"的语境下的倒逼路径。于是，这些并非完美或理想化的实现方法如果能够被归纳为一套体系化的操作思路，便也可弥补正式制度之伤；同样地，通过这些非正式化的手段，正式制度的完善和推进也能够得到方向性的指点。故而，这些行动者层面的非正式的实践经验为我们后续对未来制度发展的设想，提供了不可多得的借鉴和启发。

第二节　照顾者的处境：迷茫地作为照护的补充

在医院安宁疗护的实践中，由于医护人员和资源有限，患者得到专业的、来自院方的护理十分局促而不全面，但在临终患者的末期支持中，舒适照护的比重十分大，它也是安宁疗护的重要组成部分之一。但是显然，在当前的医院体系与资源状态中，我们无法奢求医护人员给予每位患者充分又到位的照护服务，因此患者床边的照顾者在安宁疗护中的"补充"价值便更值得我们一探究竟。

在 2017 年发布的《国家卫生计生委办公厅关于印发安宁疗

护实践指南（试行）的通知》中，安宁疗护中的舒适照护内容被定义为以下 16 个项目，包括：病室环境管理，床单位管理，口腔护理，肠内营养的护理，肠外营养的护理，静脉导管的维护（PICC/CVC），留置导尿管的护理，会阴护理，协助沐浴和床上擦浴，床上洗头，协助进食和饮水，排尿异常的护理，排便异常的护理，卧位护理，体位转换，轮椅与平车使用[6]。而这仅仅限于生理层面的照料，除此之外在患者身边的照顾者还应承担患者的日常琐事处理、社会照顾、心理与灵性照顾、对家属的支持、提供所需的信息等照顾责任。因此，实际上安宁疗护实践场域中的照顾者的工作和任务十分繁杂而琐碎，而由于照顾者与患者的日常接触最为密切，所以这一角色在安宁疗护实践中的作用也不仅限于照料工作的承担，他们在场景中的感知、关系建立、处境、策略、动机与最终的社会行动都十分值得我们注视。

于是，如果专注在安宁疗护病房中的照顾者，我们会发现承担这一角色的往往有两类人群，一类是来自患者家庭的照顾者，另一类则是从医院或社会上聘请的专业护工。在 H 市 D 医院的安宁疗护科的病区与病房中，很少能见到护工的身影，一般都是亲近的家属负责患者的照料工作；而在 F 市 M 医院安宁疗护科的病区中，几乎每间病房中都有一位护工长期守在床边，家庭照顾者反而成了少数。这或许是经济状况、医疗模式选择、社会观念与家庭文化所导致的结果，但它帮助我们更便利地展开对于这两类照顾者的分别讨论。

家庭照顾者

有研究认为，长期以来，我国的医疗护理服务多由护士和家属共同承担，护士提供较为专业的服务，如注射、抽血、检查、用药等，而家属则承担除此之外大量的住院生活护理任务[7]。其中，这种家庭照顾者又称为"非正式照顾者"，可以被定义为无偿为因生理、认知或心理健康状况不佳而需外界支持的家庭成员提供持续照护和帮助的人，包括受照顾者的亲属、伴侣等[8]。家庭照顾者作为安宁疗护主要利益相关者及患者的决策代理人[9]，在安宁疗护中发挥着重要的作用。其中，作为家属的照顾者与临终者共同面临死亡、决策、哀伤等情境，在上一章中已作讨论，故而此处我们着重关注家属作为主要的照顾者时，在提供照料和护理方面于安宁疗护实践中的处境以及行动。

一般而言，家庭照顾者的选定可能出于十分复杂的考虑。首先是经济因素，或许这个家庭无法承担长期聘请护工进行较为全面的照护的费用。其次是情感与文化上的选择，较多家庭会认为可信与可靠的亲人能够为患者提供更细节、更真诚的关怀，同时亲人之间的了解和亲密使得照顾者更能关注到患者的需要，患者与照顾者的相处也能够更加轻松和无所顾虑。最后是由合适的人承担照顾者的角色，我们会发现安宁疗护病房中老年人的家庭照顾者大多是夫／妻；年轻人一般由父母照顾，退休或临近退休的他们在成为照顾者时成本与代价更低；而少有的年轻的家庭照顾者，一般也需将线上远程工作的条件和许可作为前提。

纵观这些身边陪伴着家庭照顾者的患者，我们发现他们通常能够获得更多精神上的支持和慰藉。家庭支持是临终语境和安宁疗护场景中十分重要的资源，亲人往往承载着他人不可比拟的情感支撑，以及熟识和长久相处之下的过往生命历程的映射。因此，毫不夸张地说，家人在身旁的患者总是能够更加自在。在病房中，照顾者是亲属的患者日常产生的交流更多，无论这种交流是言语上的，还是目光、肢体和心灵上的。在万清菲的病房里，万清菲的母亲总是满目深情地长久注视着她，无论万清菲此时是在呆坐着，还是在看手机，又或是虚弱地躺在床上一言不发。万清菲的身体状态不好时，她会拒绝任何交流和回应，但她的母亲这时也会坐在万清菲的病床前，有时会极力挤出一些安慰的词句，试图缓解女儿的痛苦，有时用手轻柔地抚摸她的身体和手心，还有时只是用心疼的目光或是眼泪来表达自己的"惭愧"——她常常说自己愿意分担女儿的痛苦，但她始终爱莫能助（FM-PT-Wa-F-41）。而任何人一走进肖静河的病房，陪在肖静河身边的、她即将本科毕业的儿子就会站起来礼貌地迎接来者，肖静河的目光很少从她儿子的身上移开，她似乎迫切地希望在有限的时间里尽全力多看看——在她的培养下成人成才的她的骄傲。肖静河的精神状态不错，她总是和儿子聊天，医生护士走进病房，她就热切地向他们诉说自己儿子的闪光之处（HD-PT-Xi-F-46）。所爱之人、挂念之人就在身边，对于即将面临诀别的临终者而言无疑是一种莫大的慰藉。

相比之下，由专业护工陪伴在身旁的患者就缺少这些深入交流与情感相持的机会。在由护工照料的患者的安宁病房中，患者很少与护工进行过多沟通和交谈，除了当自己有确切的需求时，如喝水、起身、如厕或是办理手续的需要等，患者与护工之间几乎不会再有更多的交流。多数时间里，护工就像透明的空气；而在必要的相处中，护工与被照料者之间的雇佣关系和上下级关系也表现得较为明显。这时，护工更多地作为被表达的需要的执行者，很难成为一个在身、心、社、灵各方面提供支持的陪伴者，而这则是家庭照顾者独有的优势。

然而，家庭照顾者也面临着诸多困境。实际上，医院中的照顾工作不但全职还需专业，需要每周 7 天、每天 24 小时全年无休地驻守床边，其专业性和技术性并不是亲人之爱和孝敬之心所能轻易替代的。因此，家庭照顾者在照顾与护理技术上的业余也会为舒适与安宁的实现带来阻碍。通常，家属在患者临终中的角色被概括为照顾者、协助者和接受悲伤辅导者，其中，照顾者的角色意味着家属以恰当的方式尽力成为照顾团队中的一员[10]。这呈现出了当前安宁疗护情境中家庭照顾者的处境：在身为照顾者时，无法取代专业人士的他们只能尽力地完成照料的工作，他们更像是协助者，只能作为医院提供的医疗与护理的补充参与安宁疗护的实践。同时，结合前文的案例，这还透露出由于家庭照顾者是安宁疗护实践中重要的行动主体之一，因此家属对于安宁疗护理念的学习、接受和运用，以及对于悲伤情绪处理、临终决策引导策略的认同和践行，是患者实现尊严和安宁的关键条件。这为本就疲于应对各类预期性悲伤的家庭照顾者带来更多迷茫与压力。

孔娟的丈夫对当前医院的护理体系与患者所获得的护理服务现状表现出一定的不满。他说:"我作为家属,陪我妻子一路看病走过来,慢慢地我都要变成一个专业的护理了。"(HD-PT-K-F-63)他认为,是患者在医院中无法得到全面而到位的护理服务的现状,才导致陪伴患者的家属不得不学习和装备许多专业的医学和护理知识,成为医疗与护理的辅助与补充。他举例说,住院患者的排便情况按照规定应当由护士每日检测、记录而做出反应,这应该细致到每天的排泄次数、每次排泄的具体的量和样态。但他逐渐发现医院的医生和护士从来都没有关注过他妻子的排泄状态,只是不时在查房时随口问一嘴,就草草地记录在表格上。他说:"这些专业的事情专业的人没有做到位,但是你不去做的话就可能出现一些隐患和遗失,所以我后来只能通过查阅和各渠道的学习,了解患者的各种排泄情况可能代表着什么,每次都由我这个家属来看她的排泄,但医生士从来不管。"(HD-PT-K-F-63)对于这种专业责任的不到位和转移,孔娟的丈夫表现出不满和困惑,他指出如今的医院和社会应当设法扩张和补充护理服务的全面度,而不是让每位患者的家属都被迫不专业地承担这些责任。

如果说孔娟丈夫对于专业照护缺失而自己不得不充当专业护理角色的现状,只是感到迷茫和不满,那么马小军的妻子在面对手足无措的艰难处境时剩下的就只有惶恐和无助。马小军在肿瘤极为猛烈且迅速地生长与扩散中感到生不如死,各类输液管、造口带来的不体面,以及难以控制的疼痛、嗳气等症状带来的躁郁，让他开始厌恶自己、厌恶这样的生活状态，变得失去尊严。状态一天不如一天的马小军也使他的妻子变得愈发慌乱而茫然无助，作为照顾者，除了陪伴，她再也不知道还应该做些什么、还能做些什么。她说，在一天夜里丈夫嚷嚷着请求把他闷死时，她甚至真的有过迟疑："我有一瞬间真的觉得他这样太可怜了，我也不想让他受这样的罪。"（FM-PT-Ma-M-46）当然，马小军的妻子最终并没有满足马小军的求死愿望，于是如今她依然在丈夫诸多难以化解的症状与痛苦面前焦灼不堪。例如，她发现丈夫僵持着身体在病床上不断下滑，但他的体表疼痛令他拒绝任何身体触碰，缺少体位转换技巧与经验的她不得不寻求护士和社工的帮助。

事实上，面对马小军这种症状极为严重、生命已落入弥留之际的严峻状况，不专业的家庭照顾者大都难以做出恰当的应对。因此，面对长期照顾的缺口，有研究提出需要多元化的资源介入服务。

专业护工

在这样的需求背景下，一方面由于临终患者的医疗与生活护理服务需求十分特殊而沉重，家庭内部的供给层次较低而难以满足需要；另一方面因为家庭结构与观念的变迁，医疗护理服务的家庭式自给自足便形成空缺。与此同时，前文提到的公共性照料资源却没有及时跟进。面对供需的不平衡，照料的市场化应运而生。不同于过去护士与家属"合作"共同照顾病患的情形，研究指出如今我们在大医院住院部中经常看到的是"护士＋护工"的组合，甚至护工已经开始逐渐替代医疗护理中家属的角色[11]。如此，安宁病房内聘请的护工拥有相较于家庭照顾者而言更为专业的技术水平和应对策略，作为专业的健康照护者，他们往往经过专业培训，在提供照护之前不认识患者，为患者提供有偿的照顾[12]。

在连接医疗场景与家庭场景的中间地带，护工的补充与辅助属性为这一主体带来十分暧昧的处境，也带来组合模式下对于切分和共享的"权力"与"空间"的各异的反应和行动。如果从这个角度理解，加上安宁疗护与临终状态引起的各种敏感和危机，我们会发现医院安宁疗护病房中的护工往往表现出两种状态：一种是对于医院安宁疗护运行空间的警戒与区隔或是妥协与尊重；另一种是对于情感等非正式空间的渗透和融合。而在这两种状态中其实都蕴藏着护工主体对于安宁疗护实践的调和。

F市M医院安宁疗护科室病区左侧尽头的病房从来不对外开放——这里的对外指除了必要的医护人员进入以外所有的进入尝试，包括社工、志愿者和其他的患者与护工。这是这间病房中的护工的意思，她认为这样的封闭对于她所照护的患者而言是一种必要的保护和尊重，也是她工作的需要。

我们有幸在一次跟随查房中踏进了这间病房，昏暗的房间被拉在中间的蓝色隔断帘分隔成两块空间，挂在墙面上的电视恰好位于帘子的中间，它带来的光影十分平等地分配给帘子内外的二人：帘子向外是躺在陪护椅上的护工，帘子向内是喘息在阴影中的患者。患者听着交班护士的对接与询问，简单地做出回答，而护工看见跟随护士"闯入"的一行人，摆着手从帘子的另一侧走出来将我们推出病房。据了解，这位年龄较长的护工已经照顾此患者一年有余，对于这份"稳定"的工作，她十分珍视的同时又警惕着其中的风险。因而，疾病与死亡成了与她的工作针锋相对的危机，她担忧所服务患者的离世迫使她要"另谋出路"，也担忧安宁疗护这类在她看来难以接受的理念与观点的侵入，会破坏她与患者之间好不容易建立起的稳固的雇佣和信任关系。其中，她尤其抗拒社工与患者的尝试接触，认为这些试图牵引出死亡话题的所谓的劝慰、疏解和引导都十分不可理喻。于是，让被照顾者进入安宁疗护病房其实对于这位护工而言已经是一种"妥协"，而对于医院安宁疗护运行的正式空间的警戒和区隔也成了她面对妥协时"尚不屈服"的选择、行动和干预。因此，在护工与患者默然的共处情境中，作为辅助者的护工的立场，往往也会对患者的生活状态产生十分深切的影响。

由于护工通常很少接触和主动学习安宁疗护的先进理念，他们的工作更倾重于日常生活的照料而非面对死亡情境的心理照料和疏导，也并不为患者提供过多资讯获取和选择决策上的协助，因而他们与安宁疗护的理念和实践往往相距甚远。然而一旦进入安宁疗护的情境，医院外部环境与正式空间中毕竟弥漫着有关生命末期、死亡、治疗决策的各类要素，因此在不得不面对这些要素的情形下，不少护工就产生了"过敏"与"水土不服"的症状。但面对这种自身与环境不适的情况，不同的护工所做出的反应和行动也全然不同。刚刚提到的这位护工出于自身的立场最终做出了警戒和区隔的实际行动，而这种行动是否建立在患者的意愿和需要之上，我们不得而知。我们会发现病房中更多的护工仍然愿意尊重患者的选择与主体性，而甚少出于自身的感受和立场做出能动性强烈的影响与干预，即使护工自身并不认同安宁疗护的理念或是实践。这种妥协和尊重是护工主体在照顾者情境中的调和。

夏兰平的护工是一位个子不高、身材微胖的中年女性，她为人十分谦逊和善，在夏兰平与社工交谈时，她在一旁兴致勃勃地和我们聊起她的学习与从业经历。她提到，她此前考了家庭教育指导师的资格，在重庆的一个社区中进行过一段时间的入户和干预，如今在她立于病房一侧的小桌上放着一本《易经》，以及她用作誊抄和记录的笔记本，她说了解这方面的知识对照顾患者会有莫大的帮助（FM-PT-Xi-F-68）。然而，这位同样信仰佛教而将传统思想、中医理念视若瑰宝的护工却并不理解夏兰平当前对死亡的立场，以及安宁疗护理念与社工对她的灌输和引导。

对于宗教与死亡，夏兰平认为此生已经无所欲求，如今不体面状态下的苟活也并非她想要的生活，而她的护工却感到十分疑惑。有一次护工单独来到谈心室对我们说："我觉得还是应该让她重新拾起对生活的希望，我有点不理解为什么每次社工老师和她交谈时，都要句句不离病痛和死亡，一次次唤起她的悲伤，在这个阶段难道不应该鼓励她、强调生命的美好，让她好好继续活着吗？"（FM-PT-Xi-F-68）于她而言，宗教是人们对于生命意义的深化和景仰，在谈论到佛教与生死的关系时，不同于夏兰平作为临终者总是提起转世、来生与忏悔，她从旁观者的视角诉说她所了解的信仰对于人的拯救，提到了许多已经走投无路、治无可治的人求诸佛祖和偏方后的奇迹临幸。因此，她同样对安宁疗护的场所及其中的价值观念抱有疑义，但在她的妥协中并未表现出过多的冲突，因为她十分尊重也无意干预夏兰平的选择和态度，而在日常生活的照料中，她也从未表明自己的立场，不让自己的立场和态度影响夏兰平的生活。即使在倾吐过自己的想法、回归照顾场景后，她仍然只是细心地钻研自己的照料技术和方法，而她也常常串走在其他病房，帮助其他并不那么专业的照顾者查看与调整患者的体位和状态。

如果我们脱离护工本身对于安宁疗护情境的接纳程度与反应，着眼于更加具体而微观的病房内部的互动与相处，那么另一种出于护工主体的调和状态就能够为我们所见，这种状态即护工对患者情感等非正式空间的渗透和融合。事实上，在围绕家庭照顾者进行分析时，我们已经发现陪伴在患者身边的专业护工相比于家属而言一般更难以提供情感上的支持和关切，这种情况下对于临终患者十分重要的"身心社灵"照料中的心、社、灵面向都难免被忽视。但在医院安宁疗护的实践中，我们又能发现不论是出于患者自己的要求和选择，还是来自护工本身的服务原则、理念和环境中的濡染，不少护工通过对患者的情感等非正式空间的渗透和融合，来实现对患者的精神与心理的照料与支持，从而与安宁疗护的环境和整体相辅相成。

夏兰平与她的护工十余年前在寺庙相识、结缘，同信佛祖的二人在相互了解后迅速成了朋友。夏兰平在日常生活中亲切地叫着这位护工的昵称，而对于访客，夏兰平也将她介绍成自己的"朋友""道友"，甚至把她拉进了佛学院为夏兰平建立的各个微信群。因此，夏兰平生病后，她毫不犹豫地请这位老友来照顾自己——出于信仰和相识，在夏兰平看来这是一个十分适宜和幸运的选择。在这样的背景下，夏兰平的护工不同于传统意义上的被雇用者，她们谈论佛学、共念佛经。在病房的日常相处中，缺少家人在身边陪伴的夏兰平，也能够轻松而有所依靠地度过生命末期。除此之外，夏兰平还展现出对于护工的特别信任，在嘱咐关于自己失去意识后的死亡仪式和身后之事时，她的护工同样在其信任和托付对象之列；而在她签署的生前预嘱上，护工也作为其见证人与监督人之一。

护工对患者情感等非正式空间的渗透和融合，一方面表现在患者的主动选择和要求上：由于选择安宁疗护的患者——尤其是主动选择和进入的——往往看重临终阶段的安宁、平静、慰藉和尊严，因此仅围绕生理与生活琐事等低层次需求的护理服务是不够的，这时这部分患者在选择护工时常会提出精神层面的特别需求。另一方面则表现在，部分护工不论是出于自身素养、价值观念、工作原则，还是受启发于安宁疗护病房中的照顾经验，他们能够在最大程度上尊重患者、关注其需要并提供更高层次需求的满足。这样的融合在患者的妥协、家庭的缺位和安宁疗护运行整体的不完善中未尝不是一种调和。

第三节　圈子和团体：社群社会资本的组织与支持

　　至此，本节将讨论临终者在安宁疗护中得到的"社会支持"，以及这些社会支持的主体如何参与安宁疗护的实践，依靠哪些策略和手段，以作出纾解临终主体所面临的妥协与悲伤的调和行动。社会支持是指人们通过社会网络所获得的物质和精神上的无偿帮助、支持和资源共享，从而使人们在生理、心理、情感、信息和具体事件上获得帮助和支持[13]。在本章节的讨论中，我们已经剔除位于临终场景中的主体，也即包括临终者本人及其亲友个体，因此我们关注的社会支持是更加外部的。

　　于是，我们很难再考虑林南（美籍华裔社会学家）视角下与个体行动相联系的社会资本与社会网络，而受到科尔曼（James S. Coleman）基于集体行动和社群力量之上的社会资本的启发[14]，关注"社群"社会资本的参与。在医院安宁疗护的实践场景中，较为典型的提供支持的外部社群力量，一是病友及在病友之间形成的圈子，二则是宗教团体。在圈子和团体带来社会资源与支持的过程中，社群社会资本的理论对它们作出了一些区分。"团体"的概念产生于西方社会的团体格局，因此在团体形式的社群中，个体的关系等同且边界分明，平等与《宪法》观念渗透其中，是一种较为严格而明晰的组织结果；而"圈子"的概念产生于我国社会的差序格局传统，强调人际的差序关系及其意涵，亲密、信任与熟识的内核，以及情感与非正式化的自组织的手段[15]。基于此，在不同的组织底色和联结机制下，我们可以对病友圈子和宗教团体的资源供给与支持分别进行剖析。

病友圈子

过往的研究认为，病友之间的同伴支持有利于患者应对困境[16]。信息与情感是病友之间相互给予支持的重要维度。具体而言，病友团体一方面能够为患者提供信息和建议，协助患者进行日常生活的自我管理，并强化患者与医疗体系及社区资源的联系[17]；另一方面也被认为是情感支持的重要来源，使患者获得理解和激励，病友们在互动的过程中，同病相怜的互助情感，在文化实践中甚至衍化为类家族情感[18]。

而之所以将病友之间的互动与组织视为"圈子"，是因为病友相互的联结与关系通常出于非正式的纽带，依靠熟识、理解、共同的处境与共同的需要而实现稳固又持久的互惠支持。其中，病友之间的许多影响往往出于不经意与日常接触的潜移默化。许多与我们交谈深入的患者都会提及他们的病友，这些病友多数情况下都来自求医过程或是医院活动中的偶然相遇。H市D医院安宁疗护科病区中的肖静河，在彻底接受而静谧地等待死亡之前，也曾经历过四处辗转、求医求生的过程。在这期间，她在上海医院的化疗室外遇到了一位同样来自H市、患有胆管恶性肿瘤的中年女性。肖静河说：

这位病友对我的影响非常大，她是个非常积极的人，可以说她救了我，因为她的豁达影响了我，才让我现在能够想得这么通透。我会把很多烦恼和焦虑跟她交流，她会说她的经历和想法来开解我。我丈夫也十分感激她，他还总跟我说："你怎么还不跟你姐打电话？"他就希望我多和她交流。（HD-PT-Xi-F-46）

肖静河说她有三位这样的病友，和这些病友的沟通、交流与相处也逐渐成了她生病以来日常交际的主要内容。我们会在这种境况中发现，重大疾病往往不仅破坏人的身体、健康、生命和生活质量，同时还不可避免地折损了人们在过往的生活和经历中已经建立的社会关系与精神支撑。这种折损蕴含着主动和被动的双重选择，从主动的角度说，许多癌症患者都选择与过往的生活和关系圈子告别，他们不希望将自己的处境、状态甚至样貌过多地暴露在他人眼中。从某种角度说，这或许也是对从前健康和完整的自我的留存与纪念。肖静河就十分在意她的容貌，因此她几乎不同意除了共同生活的丈夫、儿子以外的所有亲友前来探望，只是因为"我不想让他们看到我现在的样子，又丑又瘦，难看得要死"（HD-PT-Xi-F-46）。从被动的角度说，疾病虽然会带来许多同情与怜悯，但难以生成真正意义上的理解和共情。林洁就认为："就算把患病的情况告诉之前的同事、朋友，他们除了为我难过、为我担心也做不了什么，这样对他们、对我自己来说都会是一种负担。"（FM-PT-Li-F-48）

　　于是，与过去生活的告别就意味着要有新圈子建立和替代，而被纳入新生活的往往就是医院情境中的医护人员和病友。在共同的处境下，病友间的交互能够突破"社会情绪选择性理论"下关于共识不可达成的假设，因此将自身的疾病暴露在病友的面前并不是一件徒增双方负担的事。此外，由于在患病之前与病友并不存在本来的联系，新加入的属性使得患者也无需担心从健康到病态的转变会带来他人眼中的落差感，以及自己心中对于健康状态与临终状态划清界限的期望。因此，病友常常依靠自身经验和二手咨询成为双向的资源供给与接受方，就像林洁在言语中提到的各种她所知悉的病友的案例和情况，这让她对于疾病和自身情况的应对更加自如而有把握；同时也让她能够不时意识到，在疾病面前的自己并不是孤立而无助的，有无数正在遭遇相同苦痛的人就在她的身旁，而他们的生活情境与心理状态能够带给她将自身痛苦与情绪外化的机会，通过这种外化，疾病带给她的心境磨难就来得不那么深重而直接。

　　对此，林洁提到，她其实并不抗拒普通病房的拥挤与嘈杂，在安宁疗护的单人病房里她反而有时感到孤独、无聊而苦闷。她说：

　　　　在普通病房，有病友互相聊聊也挺好的。我跟无数的病友聊过天，因为我之前参加临床试验的时候，每周都要去医院住一天院，住的都是大间的病房，病房里住着七个人。我就爱住这种七个人的病房，房间很大，窗户也大，空气非常好。而且因为一般病人的化疗周期都是两周一次或者三周一次，我每周去一次的话，碰到的病人基本上都不一样，大家互相就会聊起来，所以就认识了很多不同的病友。我们住在一块的，大都是消化肿瘤类的病人，大家也能聊到一块。（FM-PT-Li-F-48）

实际上，如果仔细观察她的病房生活，我们会发现病友之间的相互影响并非出自人们对于特定关系的主动而刻意的来往，而常常发生在不经意的、身边和附近的情形中。因为林洁的坦然和能动，她总是感染着身边的人，又总是主动地开拓身边的人、事、物，因此在住院的过程中，与她同在病房或是病区的患者通常能够受到她的感召、为她所影响。林洁在回忆大病房的住院生活时说道：

> 病友之间也会互相影响、感染，有的病友你明显能感觉到他的低气压，他可能就盖着被子在那坐一上午，我们聊天他也不搭茬、不说话。结果到了下午甚至晚上了，他可能突然开始说话了，说上午特别难受、特别郁闷，不想说话，然后听了大家的聊天就觉得好像慢慢把情绪调整过来了。经常会有这样的情况，病友之间彼此总能互相安慰和鼓励，然后还能互相沟通信息。（FM-PT-Li-F-48）

除了在大病房，安宁疗护中的林洁也给他人带来了重要的影响与改变。总是坐不住的林洁在状态平稳时爱在病区的走廊上游走闲逛，她看到其他病房的房门敞开时会进去问候，总之她喜欢沟通与交谈。而受宗教强烈影响的夏兰平面对死亡时既感到平和而无所欲求，又同时不可自拔地陷入困惑和消极中。当这两位截然不同的患者在病房中相遇时，由于同患消化类肿瘤，她们不由自主地产生并深化了交集。夏兰平此前一直深深纠结着，为什么自己陷入这样的境地，而如此苦恼的状态让她愈发悲伤，甚至时常生出放弃生命的想法。然而在与林洁接触之后，她一方面感到疑惑，"我不理解为什么她的情况明明已经那么差了，甚至可以说是毫无希望了，但她还仍然抱着那种积极和希望"（FM-PT-Xi-F-68）。另一方面在他人生活的映照下，她也开始走出内耗，她说："不过我也意识到，我的情况其实还算不错，像你们总和我说的那样，我其实已经算很幸运了，比如我至少还能用小肠营养液，而且我还能这么清醒……看到情况比我糟糕的人都还能那样乐观地生活，我好像也受到鼓舞了。"（FM-PT-Xi-F-68）除了产生直接的作用与影响，夏兰平还在这样的比照和自己的信仰前提下进行反思与自我引导，她说："她（指林洁）现在其实还是在'向外求'，寻求药物和医学方法对她的帮助，而我觉得人还是应该'向内求'，梳理清楚和直面自己的感受是最重要的，这样才去向清楚、不会逃避。"（FM-PT-Xi-F-68）

事实上，除了这些存在于日常生活中、往往启于不经意间的相遇和相处的病友交集之外，患有肿瘤这种重大疾病的患者，还会寻找、进入和受用于一些民间的、组织化的线上病友圈，它的表现形式则主要是微信群、网络论坛等。这类相对而言规模更大、同质性更强、集合更广泛的圈子社群区别于线下、个体化的长期而深入的熟识，往往能够带来更多资讯、经验和针对性的帮助。

　　林洁提到，通过病友群，她能够轻易地了解到她的这种疾病具体发展到什么阶段、会有何种特征、有哪些支持、有哪些可能出现的问题，又有哪些解决的方法、需要注意的事情。这些信息都来自群里有经验之人的分享，而这对于一个刚刚确诊肿瘤、讶异又不知所措的患者而言，能够发挥难以言喻又不可替代的作用。她说："如果我在最开始不知道这样一个流程的话，可能我也没有自信去解决所有的问题，这是病友群对我的支持。"（FM-PT-Li-F-48）关于进入病友群的具体经历，她回忆道：

　　　　我这个病友群当时是有一个 40 岁左右的肿瘤患者的家属，他记录下和他妻子看病的过程，并且写成一篇文章在网上发布了出来。那篇文章的标题有点抓眼球的味道，有"抗击癌症""F 市中年"几个热点词汇，吸引了很多人尤其是病友来看，大家看完了以后纷纷加他的微信。我当时也因为看了这篇文章加了他的微信。后来他看加的人多了，就建了一个病友群。从 2019 年的一个群发展到现在已经有十个群了，而且还细分了肿瘤的类别，分得非常细，比如肠癌的肝转移、腹膜转移、肺转移、脑转移、骨转移。再后来人变得更多了，就又细分了不同的基因突变，比如说，只要这个基因突变有新的药物开始研究和试验了，大家就会变成一个群，互相讨论治疗效果。所以说从当初的一个群，到现在演变出了很多的群。而且我觉得这些群还是比较有组织、有纪律的，大家都是比较有文化基础的，他们对临床试验也是持非常积极鼓励的态度。（FM-PT-Li-F-48）

林洁提到，在这些病友群的引导下，她十分有方向、有节奏地展开着自己的治疗，也接触到了很多临床试验的资源。逐渐地，当她如今也成为圈子内经验丰富的人士时，她同样开始现身说法地为其他病友提供信息、解答问题："很多病友也在问我：还有哪些化疗的手段，有哪些临床试验，到底应该选哪个……这是无数病友在病友群里问的问题，我都会进行回答。"（FM-PT-Li-F-48）除了提供信息支持，有组织的病友圈子还提供了倾诉情绪、互相慰藉的平台，即使这种情感的联结并非长久而深入，但临时的倾听、抚慰、共鸣和情绪化解，往往也能产生出乎意料的效果。林洁说道：

> 昨天不知怎的，在某个病友群里突然有一个很年轻的、二十几岁的人出来说话。他说他的妻子刚刚走了，他特别爱他的妻子，他们去年才刚结婚，两人一直是如胶似漆、天天都在热恋的状态。他还说他的妻子是在他怀里死的，死前的最后一句话还说要跟他白头到老。他说完以后，好几个有相同经历的家属站了出来，说我爱人也是这样的，说我才二十几岁到底做错了什么要经受这些东西。每一个人说完了以后就有一些感同身受的人出来说话，本来他们之前也从来不会冒出来，但那一刻一个个地全都在

共鸣之中把自己的痛苦宣泄出来，我觉得还挺令人唏嘘的。他们确实都很年轻，一直都还抱有强烈的求生愿望，他们中很多人甚至一直觉得会发生奇迹，哪怕到最后一刻他们都坚信会有奇迹。他们说着说着，后来有人说了一句：我们是不是应该早点考虑死亡这件事？我相信这一定会对群里的很多人产生影响。（FM-PT-Li-F-48）

由于存在共鸣，因此在病友圈子的倾吐一定是有效的，通常还会给他人带来共同立场上的相互支撑，即使这样的支撑是临时的。而通过这些亲身的经历以及存在于其中的确确实实的悲伤、体悟和反思，许多病友也能够从中获得启发，以及对于自我境况、生死议题的层层深化。到这一层面，实际上病友圈子为安宁疗护实践所做出的调和与努力才真正显露出来。事实上，病友之间的资源共享和慰藉存在于各种疾病场景中，而在临终阶段我们务必关注的是这些互惠的资源如何与死亡和面对死亡的妥协相整合。但可以确定的是，无论病友之间的相互影响是否有意涉及死亡话题，同处在临终境况中的病友都在不经意间成了安宁疗护实践中的行动者，为临终主体妥协的化解和尊严的实现作出努力。这些临终主体的"亲信"者所扮演的重要角色，对于安宁疗护的推进与实践而言是不可忽视的，对于尊严与慰藉的提供、维护和完善而言也是不可或缺的力量之一。

当然，病友圈子作为一种非正式的自组织社群，缺少专业力量的支持、监督和维护，我们还应该考虑和注意到其影响也并不全然是积极正面的。例如，有观点认为，许多患者进入病

友团体后并未获得所需要的信息，反而接收到更多无意义的抱
怨；患者也可能太过依赖病友自助团体，而忽略其他形式的帮
助；在某种程度上，病友圈子的这种自组织会将疾病与健康的
责任转移到患者个体身上；自助团体还可能具有潜在的压迫性，
如维持和强化了个人的受害者和患者角色，而使得患者疏远与
健康人的关系[19]。

信仰团体

　　和病友的圈子较为不同，信仰团体一般是在疾病与安宁疗
护之前就与临终者有所关联和相互作用，但之所以此处仍然考
虑这一社群团体的影响，是因为围绕死亡和安宁，信仰团体往
往有其特殊的、针对于此的事项与安排，也有其独特的支持模
式。这种模式会呈现出一定的事缘特征，有目的性地针对临终
者的灵性需求而开展工作。

　　信仰团体要通过非正式化的方式进入安宁疗护科室或病区，
与有宗教需求的临终者实现互动。"去神秘化"的实践要求，
使得医院中安宁疗护的运行必须在明面上去除有关信仰与灵性
的特殊要素。例如 F 市 M 医院原先设置的供患者完成禅修、祷
告等宗教意图的静修室，如今已经在要求下被关闭，室内一侧
墙壁上放置的一座钉着耶稣的十字架也被厚不透光的布完完全
全地遮蔽起来。因此，"宗教活动"并不被允许在病区内开展。
病房中的信仰者的需求要以个人的方式来进行。

　　夏兰平几乎用了大半辈子来虔诚地向佛祖述念、修行和忏悔，死亡似乎也意味着这段修行——至少是在"尘世间"修行——的告一段落。前文已经详细地叙述过夏兰平在佛教的理论和训诫下，对于自我与疾病、死亡的关系有着十分复杂而曲折的看法，而破解这种解释困境的方法只能是拥有更高解释权的主体——在佛教中可能是上师，也可能是被解释为佛祖传达的一种个人表述——前来进行的具有说服力的引导。在引导中，引导人首先询问了夏兰平的一些基本信息和基本情况，其中包括她的人口学信息、身体状况、疾病信息、治疗情况以及一些宗教修行的成果与信仰的现状。接着，引导人开始询问夏兰平对于治疗和死亡的态度，以及是否处理好身后的各类事项，在得到了较为正向和肯定的回答后，引导人表示对夏兰平的认可和鼓励。此后，引导人向夏兰平详尽地描述和强调了宗教语境下死亡的场景和注意事项，夏兰平表现出许多顾虑、自我批判和对于未知的恐惧。关于这些负面的心态与想法，引导人从宗教的角度为她作了解答和劝慰，这些在前文已有较为细致的呈现。我们发现，这些引导和解释带有极为浓厚的宗教与信仰色彩，但也包含了十分强烈的个人关怀，如引导人提到"您这段时间就不要纠结那些往生和罪业，心情不好对于健康和修行都不是好事"（FM-PT-Xi-F-68），包含着对于夏兰平自身状态和尊严的保护。最后，引导人向夏兰平提出了诸多宗教角度的建议，如接下来应该如何念佛、做好哪些准备、听哪些上师的讲习等。

　　同样信佛的师兄们常常以个人的名义来到病房进行探望，与夏兰平辩论佛学理论、信仰议题，也与她叹诉生活琐碎。另外，由于佛教讲究慈悲和发心，许多佛教徒定期以志愿者的身份参与科室的志愿服务与探望工作，但在志愿活动所强调的规范中，明令禁止了宗教活动和要素的出现：

> 对于有宗教信仰的志愿者，不要将佩戴的念珠、佛像、挂件等宗教饰品及用品显露在外，以免造成不必要的误解。
>
> 与个人信仰相关的内容，比如问候、礼节、咒语、诗词、祷告、歌舞、各自信仰教主及神职人员的圣像或圣名、含有嵌入灵性用语的礼物及字符等等，这些我们都应避免在全程志愿者服务中体现。
>
> 志愿者禁止将自己的物品比如身上佩戴的饰物，尤其是和宗教有关的传教性物品强行留给患者及其家属。
>
> 信仰属于个人隐私，志愿者不要主动询问对方的信仰，也不要主动提及自己的信仰等敏感话题。如果陪伴对象主动谈及，志愿者尽量转移话题。
>
> （选自《F市M医院安宁疗护科室志愿者行为规范》）

然而鉴于部分患者对于信仰的特别需要，F市M医院安宁疗护科往往对这部分患者与志愿者的接触保留宽容与不干预的态度。由于共同信仰佛教，少数这样的志愿者也与夏兰平之间形成了稳固而深重的情感联结。一次，夏兰平再次陷入深重的自我怀疑而无法自拔，她流着泪向我们提出请求："这周六让石师兄来陪陪我好不好。"（FM-PT-Xi-F-68）周六是志愿服务照例开展的日子，石师兄则是科室一名信仰佛教的志愿者，夏兰平常常把他的名字挂在嘴边。

　　值得注意的是，由于宗教文化本身就带有的关怀意味，它实际上与安宁疗护的理念和目标有着许多不谋而合之处，因而它的进入对信仰宗教的患者来说是一种有力的调和行为，但也仅仅能针对那些有着明确此类需求的患者。因此在安宁疗护实践中的调和必定是有限度的。同时，在非正式的自主行动中，我们还需要警惕一些宗教意涵对临终者多方面的引导与影响，特别注意宗教氛围在生成与扩散过程中的界限和隔离，以及对其他患者的信念、观念和灵性状态的尊重与不加评判。

第四节　社会力量的引介：资源与关照维度的扩展

　　除了社群社会资本带来的社会支持以外，也有一些公共资源和社会力量主动地或被引介进入医院安宁疗护的实践中，为安宁疗护中的患者提供更丰富的资源与关照。既然被称为社会力量，那么这部分主体和行动者就首先区别于医院中的资源供给以及市场化的资源购买，同时又不再考虑社会资本，因此这些资源也并非来自临终个体自身的社会关系和网络。在这种前提下，介入医院安宁疗护实践的公益性社会力量一般都针对性地具有对安宁疗护的支持，以及安宁疗护中服务内容的供给。这使得这部分力量对医院安宁疗护的推行、促进与调和作用格外有力。

社工和志愿者

在社会力量中，最为重要且最具有主体能动性的就是社工和志愿者。在本研究调查的两家医院安宁疗护科室/病区中，只有 F 市 M 医院的安宁疗护科室中存在较为固定的、长期的社工和志愿者。我们之所以仍将本应属于医院安宁疗护专业团队一员中的社工也视作外部的、公益性的社会力量，是因为即使在 F 市 M 医院的安宁疗护科室，医院也不仅没有成立和组建专门的社工部或社工团队，同时也没有购买由第三方社会机构提供社工服务的计划。因而，正如前文提到过的那样，当前 F 市 M 医院安宁疗护科室的医务社工正是以一种"非正式"的形式进入并开展工作。值得一提的是，这种"非正式"不仅仅体现在社工进入安宁疗护的路径上，同时还直接地表现为社工"集合"于机构中的特征。科室的社工喻老师提到，她所在的机构中，大多数的全职社工都不是社工专业科班出身，且他们的年龄都偏大，先前已经在事业上取得一定的成绩，或是家庭的分工使得他们不再需要以收入为主，因而他们都并不指望靠社工的职业身份赚钱生活，却更多地把成为社工这件事当作自己的兴趣、爱好。区别于志愿者，这样的兴趣爱好是更加长期、固定和职业化的，但更大的区别是，这样的兴趣爱好是有钱拿的。喻老师说起自己成为社工的经历：

我原来是做记者的，是 F 晚报的记者，但是现在这个报纸已经没有了，因为它是纸媒，现在纸媒都消失得挺快的。我们的报纸大概是 2018 年前后没有的，那时候我就专心在家带孩子，后来我想着，我一直特别想要做志愿者的工作，而且我特别想跟生死打交道，因为我觉得我对生死有很多自己非常困惑的东西、没办法面对的一些东西，于是我想是不是可以好好地通过这样的一个服务去面对一下呢？这是我喜欢的，所以我做起来就觉得很有兴趣，然后也很用心。所以我刚开始是通过机构的志愿者渠道来到这里的，后来做了一段时间，希望能长期留下来，于是就应聘了机构的社工，现在也一直在考社工的资格证。（FM-SW-Y-F）

在我国当前社会中，社工的工作分量和压力不小，相对而言收入却不多。喻老师告诉我们，在他们机构，像她这种初级社工每个月有六七千元工资，而高级社工的工资多不了多少。她说："如果你把它当作生活的主要饭碗，这样的收入还是会显得有些不足。"（FM-SW-Y-F）在这样的背景下，迫于现实的压力，喻老师所在的社工机构中十分缺少经过专业体系培训的社工人才，社工的"集合"同样也依靠这样"非正式"的路径。

回到社工在医院安宁疗护实践中的行动与策略，在专业分工上，医务社工是患者和家属的陪伴者与支持者，主要承担《安宁疗护实践指南（试行）》中有关心理支持和人文关怀的服务内容。除了面向患者和家属的直接服务之外，医务社工在与临床团队的合作中，同时还承担了沟通协调者与个案管理者的职责，成为安宁疗护组织管理中的"桥梁"，推动了安宁疗护服务流程的顺畅进行[20]。在 F 市 M 医院的安宁疗护科室，社工提供的主要服务内容包括：舒适按摩、叙事陪伴、后事咨询、喘息服务、制作时光相册、家庭会议、芳香呵护、尊严疗法、放松冥想、沙盘游戏、情绪疏导，以及主要由志愿者负责，但当紧急和必要时也由社工代替完成的洗发、理发、代购、寄取快递等。在这之中没有提到的是，社工常常也会在了解患者需求后，帮助寻找和链接一些社会资源，无论是诸如护工资源还是社会救助等，这在 F 市 M 医院的安宁疗护科室的社工服务中都有所实践。总之，喻老师提到，在医院安宁疗护的情境里，社工实际上往往能为患者及家属提供重要的社会支持。

例如林洁，除了病友给她带来的帮助和资源，她在医院中所得到的另一类重要支持与资源便来源于社工。喻老师说："如果仔细观察，你就能发现她在看到咱们的时候眼睛是亮的。"（FM-SW-Y-F）比如喻老师在护工方面为她提供的信息，对她来说是一种莫大的帮助。而当喻老师提到对这位护工的信任，但护工只能在一周后回来时，林洁就一直在等。"所以我觉得她对我们是十分信任的，她在按照我们的建议去等这个人。"（FM-SW-Y-F）又比如，林洁在病房中表现出极大的孤独，身为独生女的她没有太多亲属，但她又向往人际交往和社会关系，社工在这方面给予了她最为重要的高层次的支持和需求满足。喻老师说："我觉得咱们给她的支持很多时候来自这样一种无形的力量，其实在这种时候物质的力量对她来说已经没有什么特别明显的帮助了。"（FM-SW-Y-F）

因此，在心理、精神和灵性层面为患者及家属提供"无形的力量"支持，是社工在安宁疗护实践场景中发挥作用与价值的关键路径。而围绕着这股无形的力量，"感受"是其中最为核心的概念与切口。对此，喻老师提到，社工往往就是在感受患者的感受，进而帮助患者共同分担、分解或是化解感受中的消极成分，而这样的感受过程，其实就是社工发挥作用的重要机制。

当我们好好地去感受对方的感受时，也许都不用说话，就知道该怎么做了。患者如果不想说话，可能你不说话也不见得没有帮助到他。这个（社工）工作就是这样的，陪在他身边就有一种能量在他身边，他可能就得到帮助了。有时候一个关键的眼神，或者关键的手势也能帮助到他。如果说我们的语言组织能力更好一点，会用一些话题更好地切入的话，那可能会帮助到更多。（FM-SW-Y-F）

由于不同患者的境况大不相同，因此在感受上，社工几乎没有什么惯用套路或是形式化的手法，"从对方的角度思考问题"才是这一工作的灵魂。

首先要考虑的是患者生理方面的状态，当我们在试图理解他的时候，要想生理状态会引发他哪些心理想法。然后则是患者的资源状况，它既包括患者的人际关系和家庭状况，也包括他的内心资源，比如说他曾经战胜过多少

困难，取得过多少成绩。最后更重要的就是价值观了，患
者的痛苦有时来源于眼前出现的很多状况和他想象的不一
样，这是心理的痛苦，但是他自己是不知道的。他觉得这
种痛看不见也摸不着，而只有当你仔细地去梳理时，它才
能一点点浮现出来。所以说，如果我们要做到更好，就必
须解决他精神深层面的疼痛。（FM-SW-Y-F）

对于生理状况、各方面的资源情况和价值观所带来的痛苦
和问题，再专业的医护人员也无法去化解。而社工在面对这些
深切的感受与处境时，有许多解决的技术与手段。在 F 市 M
医院安宁疗护科室的工作中，喻老师最常使用的就是叙事疗法
中"外化问题"的技术。例如，科室病区中之前有一位 60 多
岁的女性患者，她的状态已经非常不好，快到弥留之际，而她
的丈夫意识到自己心爱的妻子将要离世，陷入焦灼的状态中迟
迟走不出来。喻老师说："他每次看到我的时候都特别烦躁，觉
得你这是在打扰我，我现在已经很痛苦了，你还在这扰动我干
吗？"（FM-SW-Y-F）喻老师不甘心就这样眼睁睁看着患者
家属不受控制地消沉，所以即使不受待见却也常常出现在这位
患者和家属的身边和眼前，时常地看望他们，询问和关心他们
的状态与处境。"我首先要让他们知道，在这里是有人关怀着
他们的，即使他们并不接受我的存在，但我也没有放弃过他
们，愿意来看他们。"（FM-SW-Y-F）直到有一次，喻老师
偶然看见这位患者的丈夫独自坐在谈心室吃着白萝卜蘸酱油，
她担心这样吃太单调，主动提出要帮忙买一些他可能想吃的东

西，但这位患者家属依然态度强硬又冷漠地表示了拒绝。喻老师接着说了一句："大哥，我知道您特别爱您的爱人，这段时间可能是您生命中最煎熬的一个阶段了，我想着也许我们社工可以帮一点忙，希望我们能够陪您一起走过去。"（FM-SW-Y-F）一瞬间，这位患者家属整个人就从僵硬变得柔软，眼泪也不由自主地流下来了。喻老师认为，这样的关切与问候直接帮助患者家属把身处的情景外化出来，从而变得可以应对。而通过情绪的宣泄和外部的慰藉，他长久以来的焦灼和苦痛也得到了极大的纾解，也由此对科室的医务社工产生了极大的信任。

喻老师提到，在安宁疗护科室，社工愿意提供支持和帮助，这本身就是一种外化。这种协助者和资源的在场，往往为患者带来了很重要的精神支柱，再次印证了医务社工介入安宁疗护实践的重大意义。在安宁疗护中，医务社工同时作为患者心理和社会问题的评估者，既是患者的心理支持者、患者家庭的照顾者、患者家庭所需资源的整合者和倡导者，也是医务人员的合作者、志愿者的培训和领导者[21]，发挥了重要而无法替代的作用。这种作用实际上在医务社工逐渐被整合进医院正式的专业团队时，也愈发地受到患者的期待。在F市M医院安宁疗护科室实习不久的新社工小赵表示，此前一直作为志愿者进入病房提供服务的她，在第一次以社工的身份进入病房时，有一种"进去之后马上就要出来"（FM-SW-Z-F）的冲动。她提到：

我打完招呼之后，问出"你有没有什么需要"这个问题的时候，其实我有一种强烈的感受，就是病人正在遭受着痛苦，如果我不能帮他解决的话，心里的无力感难以掩饰。而我同时也会觉得，作为社工，我们穿的也是白大褂，那么这样的进入就会让患者对我们产生很多期待，比如他身上的痛苦，或是心里的痛苦，他急需我们帮他解决。这对于我来说是一种莫大，或者说过大的责任感，和之前以志愿者身份的进入大相径庭。（FM-SW-Z-F）

这种不适感实际上来自社工的正式身份，和随之而来的责任，以及患者对这一正式身份的期待。这不仅喻示着当前社工在安宁疗护中的主体处境逐渐变得明朗，同时还意味着患者对于社工及社工所能提供的资源与服务是有着急迫需求的。然而，在这个过程中，面对疾病与死亡话题的敏感、许多患者"妥协"之下的排斥，社工在实践中其实也受到诸多来自观念转换、模式迁移下的挤压。这时，如何调和这种两难的困境，而以一种既尊重患者同时又实现工作目标的方式进入和行动，成了社工在安宁疗护中需要反复权衡的内容。就像医护人员的协商策略那样，医院安宁疗护中的医务社工同样生成了一套开展工作的策略。

在关系与链接建立的阶段，实际上就出现了许多困障——并不是所有人都友善且善于交往，也并不是所有人都能够接受社工这种新事物的出现与存在。当然，进入安宁疗护的患者和家属肯定有其需要，但是能否在沟通中实现需要的表达与传递，关键就在于社工对其链接的程度。喻老师提到：

　　有些人就像是见面熟一样，见到你就向你打招呼，那我们很快就能成为朋友。而有些人，他一开始特别漠然，让人感觉好像一辈子也打不开他的心扉，但是可能你的某个动作，或是某个温暖他的点，就让他特别相信你，愿意让你帮他解决问题。在这（医院）里边什么样的患者和家属我们基本上都遇到过，所以我们有时候会表现得快乐一点，有时候表现得卑微一点，有时候又表现得傲慢一点，这些可能都是根据我们眼前这个人是什么样的而决定的。但是这种判断有时候也会不准，其实都是要在慢慢地试探中，找到合适的相处感觉。（FM-SW-Y-F）

　　对于一些关系与链接建立上的困难与不易，喻老师认为都非常正常。"在人和人之间的沟通中，我们可以挖掘的东西其实有很多。"（FM-SW-Y-F）尤其社工在安宁疗护中接触到的临终阶段的患者和家属，基本上都不可避免地处在一种极限的状态。患者的身体和心理都在疾病折磨和死亡逼近下的极限状态，而家属面临着就医、买药、为患者操持各种各样的事情的压力，实际上也常常身心俱疲。

　　所以这时候的人往往都处在一种非常本真的状态，有时候他可能会非常懊恼，会朝你发火，我们作为社工需要做的不是自怨自艾，而是从中体会他们的感受、处境和需要。体会好了，再和他们交流的时候就能够找到一个合适的方式，起码是适合自己的方式。（FM-SW-Y-F）

　　另外，医务社工在安宁疗护中的工作策略中，同样十分重要的一点是进入的时机。台湾安宁疗护之母赵可式教授曾经提到，在患者的症状没有得到控制，即"身"的需求没有得到抚平时，关于心理、社会和灵性的介入其实收效甚微。因此，一般而言理想的社工进入的最佳时机是当患者的症状得到控制时，这时有关"身心社灵"的干预效果会非常明显，社工的作用也能够最大程度地得到体现。否则患者容易被当下的身体痛苦裹挟，此时身边出现的所有能量可能都是负面的，其反馈也必然是负面的。如此一来，团队合作的重要性也得到凸显，例如社工在发觉患者的身体状态不够理想时，可以提醒医生或者护士及时做出干预和反应，而医护人员对于患者症状控制上的支持，也为社工的进入提供了便利与前提。于是，面对已知身体状况正下行而受挫的患者，喻老师提到：

　　　　我在清楚患者现在身体情况不好的时候，会减少对他的干预。因为这对患者而言也是一种负担，比如有时候你们的链接明明已经很好了，然后因为他状况不好要把你往外推，患者此时自己也十分不愿意这么做，但是他也不知道该怎么说，这时我们的执意进入反而会让他们十分勉强和纠结，同时也会制造患者"爆发"的隐患。这个时候通常我会和他们的家属做一些沟通，比如万清菲这段时间的状态非常不好，我就几次找到她的母亲，因为她母亲会受到孩子状态的影响，她会变得十分焦虑，于是我尝试和她交流，让她把一些情绪向我倾诉出来。所以当患者由于身体原因不宜做介入的时候，可以考虑对家属做一些干预。
（FM-SW-Y-F）

这意味着患者的身体状况会影响交流的情绪，而社工甚至患者本人难以了解这种情绪的来由。患者可能因为担忧某一种疼痛或某一种尴尬的情况将出现，其整体情绪会在突然间颠覆，但由于社工通常无法直接感受到患者实时的感受，所以有时难免会出现预料不到的情况。故而社工即使在成功地进入和介入后，也必须时刻注意患者的变化，并提醒自己各种可能情况的出现，然后对此做出及时的反应，反应的目的同样是让患者感到平和且受尊重。对于这类情况，喻老师回忆道：

> 比如说我们遇到过一位阿姨，本来聊天聊得十分愉快，但有时候突然之间她就翻脸了，我们一开始都不知道怎么回事，后来才发现原来她在排气。其实在那个时候她挺想让你离远点，但又不好意思说，所以她会觉得非常尴尬，非常没有尊严，情绪在一瞬间就变得不好了。后来在这种时候，我就会说：阿姨，你终于排气了，我们都盼着这个时刻呢。有一些连接得比较好的患者，他一排气还会很高兴地告诉我们，说我又排气了，我今天连着排了几次，然后开始谈论这个话题，这时他就完全没有尴尬感了。而有些患者可能还没有建立那么好的连接，但是我们也会表达一下庆祝，让他知道其实我们一直都盼着他排气，减少他的尴尬和不自在。（FM-SW-Y-F）

除此之外，在医院安宁疗护的实践过程中，社工也会遇到一些十分难以相处和应对的患者。喻老师提到，目前在国内，医务社工确实仍然是个很新的职业，在大多数医疗的情境中都少有设置、难能见到，因此在某些情况下患者会产生一些误会。尤其是那些对这种全方位的服务并不认可且不明就里地被裹挟进入安宁疗护的患者，他们对社工服务和志愿服务的态度就显得十分排斥。喻老师表示，面对这样的患者，虽然介入异常困难，但她也会尝试帮助患者和家属慢慢理解这种理念并解释社工能为他们提供的支持。但"有时候我们也会遇到那种严词拒绝的，如果他实在不愿意，我们也尊重他的选择，就很长时间都不会过去服务了。但有时候我们觉得时间太长了，想着他们会不会改变主意，就会再去敲敲门问一问"（FM-SW-Y-F）。在这个过程中，喻老师提到有时候就连社工初次进入时所做的正常介绍，也会有患者非常敏感，对于这种情况喻老师也非常困惑。她说："患者接不接受其实我们都是彼此尊重的，但是我们第一次进入就得这么介绍，不介绍你怎么知道呀，那这时候他也敏感的话，我们就彻底没有办法了，他可能就是对社工这个事情抱有意见了。"（FM-SW-Y-F）更加难以面对的，是有些患者和家属会对社工表现出不尊重，对此，喻老师十分强调社工的自我应对和自我调和：

> 我们没有什么立场去反对他们，因为他们是患者，而我们是服务方。如果我们服务不好，或者应对不合适的话，将来对医院造成不好的影响，对于我们自己也是另外

一种受伤。所以偶尔也会感觉到这对我们其实挺不利的，但是面对一些必要的情况，我们往往也会需要一个解释。比如说我们需要去和这样的患者做一个平等的交流，大家互相把态度呈现清楚。如果他真的不能接受，可以做一个了断，比如说咱们的服务就不再进行了。但这个时候我们必须自己心里清楚自己的价值，要明白自己仍然是有力量和资源能够带给其他病人和家属的。（FM−SW−Y−F）

以上是有关医院安宁疗护实践中医务社工的调和尝试与处境梳理。实际上，在医院的安宁疗护中，志愿者和社工的角色有许多重合之处。研究指出，志愿者在安宁疗护中扮演着多重角色，其服务内容一般包括以协助日常生活为主的实用关怀、以提供安慰和精神支持为目的的心理关怀、以更加纯粹的交流与沟通为内容的社会关怀，和以疏导生死焦虑及维护生存意义为主旨的生存关怀。他们填补了专业人员及家庭照顾者的空白，是安宁疗护的重要贡献者[22]。在 F 市 M 医院安宁疗护科的病区中，由喻老师所在的公益机构每周组织一次志愿服务活动，每次活动由专业的领头人带领六人的志愿者团队进行，活动开展得十分严肃和正规。一般而言，每次志愿服务的内容包括洗头、理发和陪伴这三大块，每个板块由两位志愿者负责，其中一位负责主要操作，另一位则作为辅助。每位志愿者都经历了至少一次培训，而要成为服务内容的主要操作者，还需要进行相关方向的专门培训与考核。

对于志愿者在本质上的作用，志愿服务的总领队杨广庆提到：

　　我们的服务实际上起到的作用是"疏通",所以我们志愿者就是在服务的过程中成为爱的"管道"。管道的中心是通的,有气体也好、液体也好,都可以流经管道而疏散出去,我们的作用就是给患者一个管道,让他们的能量通过我们的管道流出去,从而减少他因情绪长期压抑带来的痛苦。所以在志愿服务时,我们更多的是作为倾听者,为患者打开一个通道,让他们通过倾诉经由我们得到情绪上的舒缓,或者说在这个时候让他的爱和能量流动起来,为他带来慰藉和力量。(FM-VT-Y-M)

　　而在志愿服务过程中,对于与患者的相处,杨广庆提到志愿者通常要调动眼耳鼻舌身这些身体的五感去感知患者,例如目光温暖的注视、双手的触碰和抚摸、唱歌等方式:

　　曾经有个患者不愿沟通,我们根据他的年龄给他唱了几首红歌、老歌,一唱出来他就有共鸣了,有时候能把他唱落泪了。比如,我们给他唱了《让我们荡起双桨》,他的身体节奏不自觉地就被带出来了,后来我们一口气给他唱了四五首,最后离开时他的状态明显好转了许多。(FM-VT-Y-M)

　　最令人受到鼓舞的,是志愿服务开展的过程中不断有家属加入,钟女士便是这样的例证,对此,杨广庆感到十分高兴,并将此称为"爱的传递"。

　　现在各个医院里都有这样的情况，前段时间在另一个服务点，一位患者的妹妹加了我们的微信要来参加培训，希望加入我们的志愿队伍。她说她觉得我们做这个做得很好，就想和我们一起做。她觉得看我们做服务的时候好像特别快乐的样子，虽然我们在这样的环境里，面对的是患者这样的情况，但也并不能够阻挡志愿者提供服务之后自然流露出来的喜悦之情。这是一种助人自助的快乐，同时也引导更多的人来享受这种乐趣。（FM-VT-Y-M）

　　如此，与安宁疗护中的医务社工不谋而合地，志愿者通过临时而更加非正式的进入，为患者提供了更多获得温暖、倾诉和支持力量的机会，这样的调和是十分直接且效果可观的。

社会组织与机构

　　在医院安宁疗护实践中，社会组织和机构也常常成为带给患者社会支持的中坚力量。其中，这些组织和机构往往聚焦于安宁疗护的推广和发展，而为实践场域中的一些宏观与微观层面的特殊事项作出处置与协助。F市M医院安宁疗护科室中引入的非正式生前预嘱，H市D医院安宁疗护科室中引介的红十字会遗体捐献资源，都引起了我们的关注。

　　前文已经提到，"预先医疗指示"制度在我国当前以"意定监护"和代理人机制为主的临终决策权的实践中，力量十分微薄，而生前预嘱的立法目前在国内也仍处于起步和试探的阶段。从实践层面来看，生前预嘱在我国的应用现状主要集中在民间机构的推行与倡导[23]，目前最显著的成果是 2006 年由罗点点创办的名为"选择与尊严"的公益网站，以及以"我的五个愿望"为形式推出的首个"预先委托"的民间版本，并在2013 年正式成立"生前预嘱推广协会"（Living Will Promotion Association，简称 LWPA）[24]。因此，在我国部分地区，虽然目前尚缺少对患者临终自决权的法律保障，但民间社会组织和机构为这一尊严的实现提供了非正式的力量。F 市 M 医院安宁疗护科的病区里，在医生办公室门口右侧的小架子上，摆着许多用以宣传、推广安宁疗护理念的卡片和手册。其中，《秋风静美　随风而逝》的生前预嘱宣传手册和与之对应的《我的五个愿望》生前预嘱协议文件十分引人注目。宣传手册中写道：

> "我的五个愿望"是一份容易填写的表格文件，能帮您明确表达重要的医疗意见，尤其当您因为伤病或年老无法对自己的医疗问题做决定的时候。譬如在什么情况下要或不要什么医疗服务，使用或不使用生命支持治疗等等。
>
> 您也许已经听说过，这种对自己临终保持尊严的各项事务预先做出安排的文件，又被叫作"生前预嘱"。
>
> 您会问：我为什么要填写"我的五个愿望"？
>
> 填写"我的五个愿望"，是对生命尽头的重要事项预先做出安排，能使您在最后时刻保持更多尊严。虽然按照中国现行法律这些愿望并不能被保证百分之百执行，但您

明确说出这些愿望是您的神圣权利。会有更多人由于您曾明确地表达过这些愿望而有效地帮助您。

　　您还会问："我的五个愿望"如何帮助我和我的家人？

　　由于问题都经过事先讨论，所以即使当您因伤病严重到不能为自己的医疗问题做决定时，您的家人也能通过这份文件明确知道您要或不要什么。这使他们在困难的时候能为您做出符合您本人愿望的正确选择。

　　　　　　　　　　　　　　（选自《秋风静美　随风而逝》）

　　在生前预嘱推广协会的帮助下，生前预嘱通过本人事先签署《我的五个愿望》的制式文本，在生命末期按照尽量自然的方式有尊严地离世。其中，《我的五个愿望》是协会根据我国国情专门设计并针对中国大陆居民使用的生前预嘱文本。文本中详尽列出了在"我要或不要什么医疗服务"，"我希望使用或不使用生命支持治疗"，"我希望别人怎么对待我"，"我想让我的家人和朋友知道什么"和"我希望谁帮助我"这五个方面的各种情境、要求与希望，供患者勾选和补充。这种目前以非正式社会组织推动的、建立在个人知情同意权利基础上的"尊严死"，并不违反我国任何现行法律，符合病人的最高利益，是对生命的极大尊重，也符合"有利、尊严和不伤害"的医学伦理基本原则。但这一温和的、不与现行法律冲突的协议方式尚不受法律的承认与保护，因此它的实施仍然取决于最终患者家属（即意定监护人和医疗代理人）和医护人员的意见。但这类文件的出现，至少帮助那些有话要说、有决定要做、有意愿要表达的患者通过合理的方式以白纸黑字的形式表述了自己的愿望，让他们在面对死亡焦虑的当下能够放下许多负担与恐慌，也让医疗场景中对患者的尊重和维护变得有章可循，这已然是一大突破。

夏兰平在对自己失去意识后能否实现自己制定和期望的一系列计划而忧心忡忡，因此在社工的协助下她签署了《我的五个愿望》的生前预嘱文件。在"我要或不要什么医疗服务"的板块，她勾选了"我不要疼痛""我不要任何形式的痛苦"和"我不要任何增加痛苦的治疗和检查"三个选项。在"我希望使用或不使用生命支持治疗"的板块，她希望不论是处在生命末期、不可逆转的昏迷状态还是持续植物状态，都不要使用心肺复苏术、呼吸机和抗生素这三种生命支持治疗。而在"我希望别人怎么对待我"的板块，她主要勾选了"我希望临终时有我指定的宗教仪式"这一条目，并且在下方补充写道："如果我昏迷，能出医院，期望能入一心助念，如不能出医院请安排在本院告别厅停留 36 小时或更长，邀请信任的团队来为我做临终助念"（FM-PT-Xi-F-68）。在"我想让我的家人和朋友知道什么"的板块，她选择了"希望家人和朋友知道我对他们的关切至死不渝"，"希望家人和朋友在我死后能尽快恢复正常生活"，"希望丧事从简"和"希望不开追悼会"四个选项。在"我希望谁帮助我"的板块，她将见证人和她的临终主理人指定为科室的两位医务社工师和她身旁的护工。在签署了这份文件后，夏兰平对自己失去意识后如何进一步安排作出指示，交付给信任之人，并且向亲友表达了自己的心意。她在重复强调了"到时候千万要说服医生让他们同意按照这份文件上面写的做"（FM-PT-Xi-F-68）数次后，便不再时时提起对它的纠结。

可以见得，在社会组织与机构的非正式调和下，生前预嘱制度的缺失仍然能得到弥补，F市M医院安宁疗护科中的患者也能够得到一定的知情同意与临终自决权。但令人惋惜的是，无论是正式还是非正式的手段，都没能出现在H市D医院的安宁疗护实践中，连医生和护士也只能感叹："我们这里的观念仍然无法支持这么做。"（HD-DR-T-F-34）

但在H市D医院的安宁疗护科，红十字会的时常进入也为其中的某些患者带来了许多必要的支持——这一支持往往围绕遗体捐献。走过病区的静修室时，李护士提到："这里通常用来召开家庭会议，一般红十字会来和患者及家属谈遗体捐献等事项时，都是在这个房间进行。"（HD-NS-L-F-45）当初，在李林仙向护士表达了自己要捐献遗体的愿望后，护士第一时间联系上了H市红十字会的工作人员，红十字会首先为李林仙及家人召开了家庭会议，协商和确认这一决定。在红十字会工作人员的引导下，李林仙向家人详细吐露了自己的具体想法，他的家人也从诧异与抗拒转向了平和与支持，随后在红十字会的公证下李林仙一家完成了遗体捐献协议的签署、确认（HD-PT-Li-M-［59］）。因而，作为人道主义的社会救助团体，红十字会抱着人道、博爱、奉献精神的进入，实际上为期望捐献遗体的临终患者提供了这一方面的社会资源、关照和引导。它在医院安宁疗护实践中的调和作用虽然在很大程度上不如生前预嘱推广协会那样直观，但在对临终决议的关怀十分缺失的情境下，对于在这方面有着明确需要和想法的患者而言，这些社会组织也是实现尊严和生命意义的重要力量。

第五节　共照与居家：形式的超越和创新

以上基于各类行动者的非正式化的调和尝试都能够对应于前文所总结的正式制度中的不足和个体面临的妥协困境，是针对正式支持的缺失而作为替代性解决方法的非正式路径，又或是为个体抉择中多维度的需要和矛盾之下的困惑而进行的调和与疏解策略。而我们如果将行动者上移至更加整体性的层面，会发现在安宁疗护的形式与运行之中，也有不少对现实中的困境与不足的调和方略。共照和居家就是两种出于临终者的需要，对于传统安宁模式的超越和创新，而由于制度化的建设仍然十分单薄，这两种实践虽然面向结构但也呈现出不成熟的非正式倾向。

安宁共照的中和作用

选择安宁疗护对于临终患者而言是个十分艰难的过程，一方面是因为人们往往保留着抗争与求生的欲望，另一方面则是由于在对死亡的排斥和逃避中与安宁疗护的毅然"割席"。与人们对于安宁疗护的戒备类似，无论是在 F 市 M 医院还是在 H 市 D 医院的安宁疗护科室，都渐渐地在实践和让步中生成了一种尚未被明确界定的"安宁共照"的模式。

安宁共照即安宁共同照护模式，最早从我国台湾地区引入，是指由院内安宁疗护团队与原治疗团队协作，共同为终末期患者提供安宁疗护服务，是建立安宁疗护理念全院化、跨场域、跨科别的安宁疗护模式[25]。一般而言，在国内现行的较为明确的安宁共照实践中，它主要服务于因安宁病床不足而滞留在非安宁病房的生命末期患者，通过原本医疗照护团队申请，院内安宁共照团队会诊，提供安宁疗护服务。患者主要照护责任仍由原团队医护人员负责，安宁共照团队则提供安宁疗护专业建议、协助与辅导原团队末期照护知识及技能，使住在非安宁病房的生命末期患者也能享受安宁疗护服务，提升末期生命质量[26]。

然而，这样的运行模式和方向却与 F 市 M 医院及 H 市 D 医院的安宁共照相背行。在 F 市 M 医院和 H 市 D 医院的安宁疗护科病区中，由于不少即使已经选择安宁疗护的患者仍然保留对于治疗的希望，因此常常出现患者在安宁疗护病房住院并接受安宁疗护提供的症状控制、舒适照护、心灵慰藉等，同时还由其所患疾病对应科室的医生团队为其制定肿瘤治疗方案、实行治疗计划。如此一来，安宁疗护选择的心理成本就得以降低，而它也不再显得那么绝望和悲伤，"死亡"的指征在这种模式的掺入下得到淡化，不少临终者的尊严与期望反而在这种调和的尝试中得到满足，妥协的境况也得以化解。

在 F 市 M 医院，由于安宁疗护科室的医生和护士团队与肿瘤科的相重合，因此这种共照的模式其实十分常见。路珍季已经被我们反复提到，她就是从始至终坚持治疗的一例典型，而她之所以选择进入安宁疗护病房，最重要的原因在于这里不仅条件好、有温度，而且进入后仍然能不耽误治疗，甚至不需要更换和调整主治医生及科室系统（FM-PT-Lu-F-80）。除此之外，在病区里，我们也常常能够见到因为化疗而短期入住的患者。其中，有一位体态壮硕的中年男性已经是科室病区的常客，他罹患晚期肝癌，但心态十分积极乐观，社工一行人一进入，他就活络地起身打招呼，幽默地问好和攀谈。据了解，他已经进行过几个周期的化疗，每次化疗都会选择入住安宁疗护病房，就是为了获得更好的居住环境和照护服务，而且他十分接纳安宁疗护的理念、社工的在场等对于中国社会和大众而言比较新鲜且短时间内难以理解的观念。但因为他发现自己的身体状态并不糟糕，而且心中抱有极大的热忱和希望，因此仍然在尝试治疗。

相比之下，H 市 D 医院的安宁共照情况或许更为复杂，一方面是因为 H 市 D 医院的安宁疗护科室与肿瘤内科并不共用一套医护班子，因此团队之间的合作以及不同科室系统之间的交叉会带来一些模式与架构上的调整；另一方面则是因为 D 医院以肿瘤专科诊治为招牌，在肿瘤治疗方面十分专业且深入，因而针对各种不同类型的肿瘤都划分有不同的科室，所以安宁疗护科室与其他科室的合作会更加多样化。但在这种情况下，H 市 D 医院的安宁共照甚至表现出更大的需求。据了解，H 市

D 医院安宁疗护科病区中的患者一般保持在 15 人左右，其中同一时间段一般仅有 1～2 位真正意义上接受安宁疗护的患者，其他患者则包括专门处理疼痛的，以及接受安宁共照的。因此，病区中绝大多数患者仍抱着治疗的希望和需求，定期做着化疗，而仅有那些十分决然地认为自己可以直面死亡、不希望再治疗的患者才会选择安宁疗护。之前提到的孔娟就是采取安宁共照模式的代表性案例，她的主要治疗实际上仍然由医院肿瘤科的医生团队负责、安排和管理。而由于此次治疗手术后出现较为剧烈的疼痛，以及小肠瘘带来的腹痛、进食与排泄等问题，孔娟选择入住安宁疗护病房，得到更舒适的居住环境、针对症状和疼痛的控制和更为细心的日常护理服务。至于舒适照护服务，她并没有考虑和购买（HD-PT-K-F-63）。在这样兼顾治疗与舒缓的模式下，孔娟无疑得到了更加全面的尊严和满足。

倘若回到更为全面和严格的安宁共照概念，我们会发现在医院安宁疗护的实践中，对于其基本的模式也有所运用。如在两家医院中，以会诊方式经安宁团队成员会诊、评估而转入安宁疗护科室的方式，是患者进入安宁疗护病房的主要渠道之一。安宁共照模式的基本流程就是会诊—评估—转介—方案—实施，因此通过会诊进入的患者实际上都可以被视作是在安宁共照模式下的进入。然而，我们也会发现，在 F 市 M 医院和 H 市 D 医院中，安宁共照的实践都缺少启动目前所在床位为安宁共照病床、转介至医联体单位安宁疗护病床、转介至居家安宁疗护，这三种转介渠道[27]。无论是通过会诊从其他科室与病房

转入安宁病房，还是转入安宁病房但同时保留其他科室的干预
与共照，实际上都是转介至安宁疗护本院安宁疗护病床这一种
渠道。因此，在医院安宁疗护的实践中，虽然已经出现通过安
宁共照模式的调和以化解妥协两难问题的尝试，但其实践的多
样性仍受局限。

　　针对刚刚提到的几处缺失的转介去向，即缺少启动目前所
在床位为安宁共照病床，或许是因为安宁疗护的资源并不富余
（F市M医院），抑或是安宁疗护的床位并不紧张（H市D医
院）；缺少转介至医联体单位安宁疗护病床，或许是因为当前
医联体的建设并不完善和充分，尤其是安宁病床的推广仍然处
于初级阶段；而转介至居家安宁疗护的尝试，实际上在医院已
经有所实践，只是其中尚未体现出安宁共照模式的参与，而更
多地依靠安宁疗护科室一方的力量。但这同样也是一种形式上
的创新。

居家安宁的新思路

　　虽然在当前的探索阶段中，医院是安宁疗护的主要试点场
所，但从理念和构想来说，"社区—居家"模式仍然是安宁疗
护的最佳实践方式。居家安宁疗护也被称为姑息家庭护理，我
国台湾地区将居家安宁疗护定义为："终末期疾病的患者在病情
稳定后，返回到自己最熟悉的家里疗养，由居家安宁医护团队
（医师、安宁居家护理师、安宁社工师、志愿者等）到家访视，

与家属一同协助照护患者，使患者能有尊严地走完人生最后的旅程。"[28] 居家虽然能带来最大程度的熟悉感、自由度和舒适感，但许多癌末患者及重大疾病患者仍然需要专业的症状支持和舒适护理，正如宋护士所说，"癌症晚期的疼痛属于重度、难治性的疼痛"（FM-NS-S-F）。因此专业的医疗资源在患者临终阶段的支持中必不可少，否则其生活质量也难有保障。在"医学"与"缓和"的双重需求下，"医养结合"的战略模式为安宁疗护的场景转换提供了参考思路。

基于慢性病的防治视角，当前我国医养结合下的健康管理大致有"养老机构＋医疗服务"模式、"医疗机构＋照护服务"模式、"养老机构＋医疗机构"模式和"社区医养结合"模式[29]。如果对应于临终状态与死亡情境中的安宁疗护实践，当前主要在医院中推行建设的安宁疗护中心、安宁疗护科室和安宁疗护病房等则类似于"医疗机构＋照护服务"的模式，即在综合性医院中通过开设专门的针对"养"和"缓和"需求的科室，增加日常照护的业务，注重人文关怀的补充，从而在医疗环境下实现院内的医养结合。然而，由于家庭和社区的生活环境对于人们，尤其是中国人有着特殊的意义，通过不同形式使医疗服务走进社区和家庭的"支撑辐射"模式成了一条值得探索和实践的道路。

但问题在于，当前大部分社区仍然缺少专业的医疗资源，也少有能够与专业的医疗机构和医学团队形成长期而稳定的链接。尤其是在安宁疗护领域，恶性肿瘤、生命末期病人的症状、对健康和舒适的需要等，都十分复杂而难以应对，因此医院作为行动主体直接对接其出院患者以实现医院—居家的照护模式。于是，在 H 市 D 医院的安宁疗护实践中，科室在医院较为成熟的随访系统的基础上开拓出"互联网＋"的安宁疗护服务路径，取得了不可替代的成效，也在一定程度上弥补了当前安宁疗护实践的局限性。这是出于对临终者特殊需求的关怀而在正式制度框架之外的延伸和超越。

前文已经提到过，H 市 D 医院的安宁疗护科室病区虽然努力打造"家"的氛围，但是管理、制度和氛围中仍然存在不少医疗要素，难以避免地营造出焦虑和不放松的情绪。病区的局限性，加上"落叶归根"的传统文化，致使很多临终患者都希望回到家度过最后的时光。江护士就说道："我接触过的大部分病人还是会希望在自己熟悉的环境中离开，但是因为各种症状比较严重所以可能还是不得不在医院接受护理。"（HD-NS-J-F-33）对于病区中众多关于"出院"和"回家"的声音与需要，科室在成立后开始借助 D 医院为随访系统开发的"互联网＋"护理服务 App，逐步尝试让殷切盼望居家临终的、经过医生评估适合转为居家的，并且家中具有充分上门服务条件的患者办理出院手续，回到家中定期接受上门的护理服务。目前，上门护理服务的内容主要包括症状支持中的镇痛泵更换和有必要的舒适护理，一般每位患者每周一次，其间患者及家属应该和主治医生保持密切联系，沟通止痛等症状控制效果。另外，由于安宁疗护强调个性化需求的满足，而且医院科室的服务一般不会额外向社会大众开放，因此科室的这一服务目前只针对此前在病区内住院，而中途有十分强烈的回家需求的患者

开展。当前的开展规模十分有限，2022 年的上半年只进行了 16
人次的上门服务。居家安宁疗护的服务在 F 市 M 医院的安宁疗
护科室也有所设置和推行，在病区谈心室的门口左侧立着一块
易拉宝，上面介绍了 M 医院"手机预约护士上门护理服务"的
流程，主要也依靠微信小程序和相关 App 等互联网方式实现。
然而 F 市 M 医院的居家安宁服务似乎开展得并不成熟，尚未形
成完善的居家安宁的模式，因而缺少实际运用的案例。下面主
要呈现两个来自 H 市 D 医院安宁疗护科室实施居家安宁模式的
例子。

　　68 岁的徐熙桂患有晚期结肠癌，在病区生活的七天中她
表现出十分的不适应和不习惯，多次表示想要回家。她认为既
然来到安宁疗护病区了，也就相当于是来这里等候死亡了，为
什么不干脆回到家里好好地度过最后的几天呢？因为在病区症
状控制得比较好，家人也拗不过她的"固执"，便和医生商量
着出院回家。医生考虑到虽然几天以来徐熙桂病情的控制效果
较好，但仍然十分依赖于吗啡等止痛药物，而且晚期病人的病
情变化十分不稳定，需要专业医生的及时跟进，于是推荐家属
采取出院后接受居家上门服务的方案。家属下载好医院的统一
App 后预约了每周三的定期上门护理，护士为徐熙桂安装好镇
痛泵。徐熙桂回到家中后，心态和情绪缓解平和了许多，最终
在亲人的陪伴下安然离世（HD-PT-Xu-F-［68］）。33 岁的赵
玲患有晚期胰腺癌，胰腺癌的疼痛症状非常明显，因此就更依
赖止痛药物，也容易产生耐药性，需要医生持续跟进、修改用
药用量。由于赵玲年龄较轻、观念先进，她十分冷静地和家人

进行了多次诚恳的谈话，最终她的父亲和丈夫都决定把她接回家度过余生，同样使用"互联网+"的上门服务，最终赵玲的去世也十分安详（HD-PT-Z-F-[33]）。

"互联网+"之下的居家服务带来了诸多好处，也出现了一批成功案例。首先，患者在得以脱离医院的医疗管理、氛围的情况下，又能够得到专业的、针对性的医学支持和护理服务，这样的模式似乎更贴合安宁疗护的初衷，也投射出其社区—居家模式的可能形态。其次，由于这部分患者已经办理出院手续，因此便脱离了医院的档案系统，医院对风险的规避喜好就不再过于深重地挤压患者及家属的选择权，此时只要患者和家属之间开展过真诚的沟通，一般而言患者的临终尊严都能得到最大化的满足。故而，通过"互联网+"的非正式手段，安宁疗护的实践得以巧妙地补足正式制度中存在的诸多纰漏，理念所强调的人性化和尊严维护都得到了更为充分的落实，不失为一种值得借鉴的探索方式。

然而，如要深究这一模式目前呈现出的问题，我们会发现一对一甚至多对一的服务模式对医疗资源的配置有着极高的要求，也因此H市D医院安宁疗护科室在实践中所能开展的规模仍然较小，一般只有一至两位患者能同时享有这种服务。此外，服务内容也十分受限，仅限于症状支持中的疼痛缓解，以及一些浅层的舒适护理。这既带来了推广的难题，也显示出其成本与收费之高。据了解，每次服务都会收取的服务费、交通费、医疗器具的费用和所使用的药物等材料费，已经不容低估，倘若要铺开和推广，本就稀缺的医疗资源供给必将更加紧缺，随之而来的便会是收费标准的提高，社会的可及性也会因此而被抑制。故而，非正式化的手段虽然致力于解决一系列制度中遗失的或被驳斥的现实需要，但也正是由于其不确定性、脆弱性和非正式化，往往使得满足需要依旧不一定完全实现，这也引出了下一章节要总结和讨论的"折中"的尊严。此外，非正式化的手段作为临时性的补充和替代，显露出许多问题，这些问题最终还是需要回到制度框架的范畴内讨论和完善。因此正式化的制度推进始终是克服现实困境的关键口径，我们所有的讨论和探析也终归于制度化的需要，而这将在最后章节详细论述。

注　释

1　潘琪妮等:《安宁疗护从业人员安宁疗护知信行现状及影响因素分析》,《护理学杂志》,2021 年第 15 期。

2　姜姗、周宁、姜柏生:《晚期肿瘤患者安宁疗护实践中的认识误区、伦理困境及对策探讨》,《南京医科大学学报（社会科学版）》,2019 年第 2 期。

3　谌永毅等:《护士在安宁疗护中的角色和地位》,《中国护理管理》,2018 年第 3 期。

4　周英华、李俏:《安宁疗护实践中伦理困境的探讨》,《医学与哲学》,2022 年第 5 期。

5　张晶、李明慧:《"向死而生"：安宁疗护专科护士的情感劳动层次及其转化》,《社会学评论》,2022 年第 2 期。

6　国家卫生计生委办公厅:《国家卫生计生委办公厅关于印发安宁疗护实践指南（试行）的通知》。

7　姚泽麟、王彦珂:《医疗护理工作的"护士 + 护工"服务模式——基于管辖权视角的社会学分析》,《东南大学学报（哲学社会科学版）》,2023 年第 1 期。

8　王瑞博等:《家庭照顾者安宁疗护满意度评估工具的研究进展》,《军事护理》,2023 年第 2 期。

9　同上。

10　萧玉霜、释照量、李瑞全:《长期照护之生命关怀反思——从失能到安宁疗护之照顾公义》,《科学与社会》,2017 年第 4 期。

11　姚泽麟、王彦珂:《医疗护理工作的"护士＋护工"服务模式——基于管辖权视角的社会学分析》。

12　张清慧等:《安宁疗护中专业健康照护者哀伤情绪的研究进展》,《中华护理杂志》,2019 年第 12 期。

13　聂静虹:《病友网络社群的社会支持与信息流动——以"糖尿病妈妈"论坛为例》,《学术研究》,2018 年第 1 期;仲学锋:《基于社会支持理论的糖尿病自我管理研究进展》,《中国健康教育》,2021 年第 12 期。

14　周红云:《社会资本:布迪厄、科尔曼和帕特南的比较》,《经济社会体制比较》,2003 年第 4 期。

15　尉建文、陆凝峰、韩杨:《差序格局、圈子现象与社群社会资本》,《社会学研究》,2021 年第 4 期。

16　涂炯、黎子莹:《身体关怀:造口人的疾病适应与集体应对》,《医学与哲学》,2021 年第 17 期。

17　梅永霞、张振香、李莹爽:《美国同伴支持专家发展的现况及对我国的启示》,《医学与哲学（A）》,2017 年第 8 期。

18　王剑利:《病友互助的类家族主义原则——对糖尿病互助群体的组织人类学考察》,《思想战线》,2019 年第 1 期。

19　涂炯、黎子莹:《身体关怀:造口人的疾病适应与集体应对》。

20　符隆文等:《安宁疗护社会工作的整合实务探索》,《医学与哲学》,2022 年第 17 期。

21　邹然、谌永毅、黄旭芬:《医务社会工作者在安宁疗护中的角色和作用》,《中国护理管理》,2019 年第 6 期。

22　丁炎明等:《安宁疗护志愿者服务的发展现况》,《中国护理管理》,2021 年第 7 期。

23　吴国平:《患者实现生前预嘱之途径初探》,《福建江夏学院学报》,2022 年第 6 期。

24　张红梅、李沂泽、孔胜男:《生前预嘱二十年变迁:从临床试验谈起》,《医学与哲学》,2020 年第 22 期。

25　余杨等:《肿瘤专科医院安宁共同照护模式的探索与实践》,《中国护理管理》,2021 年第 7 期。

26　李硕等:《综合医院安宁共同照护模式的构建与实施效果分析》,《医学与哲学》,2021 年第 21 期。

27　余杨等:《肿瘤专科医院安宁共同照护模式的探索与实践》。

28　郑红玲等:《居家安宁疗护患者需求研究现状与对策》,《护理学杂志》,2021 年第 19 期。

29　胡秀静等:《慢性病防治视角下的我国医养结合与健康管理发展回顾》,《中国慢性病预防与控制》,2019 年第 8 期。

第六章　尊严呈"折中"之态：结构与个体中的满足与遗憾

　　通过前文的论述，我们已经基本上厘清了医院安宁疗护推行的背景与结构观、临终个体在医院安宁疗护场景中的抉择与心态、安宁疗护实践者面向各种妥协情境所做的非正式调和。从结构到个体的系统化角度，我们得以总结和概览了医院安宁疗护实践的大局观。那么在本章中，我们将立足于到目前为止被细细呈现和梳理的"实然"，而进一步归纳并生成安宁疗护最终关注、呼吁和追求的，也是我们企图通过进入、观察和讨论而发现的——安宁疗护场景中临终"尊严"的样态。于是，从已经落入叙事框架的各个身处安宁疗护中，直面疾病与死亡而获得服务的患者、家属，以及具体服务供给与开展下的实践者的个体角度，根据前文中所拟定的"临终尊严模型"（表1.1），我们可以思考和解释在当前医院安宁疗护实践的结构与个体中，有关临终的那些满足和遗憾。

第一节 与身体、疾病相关的尊严

在与身体、疾病有关的尊严维度中，主要考虑疾病认知、自主能力和症状困扰这三个方面。由于身体痛苦和疾病的难以克服，这一维度的尊严常常受到各种挑战，但它又是获得更高层次尊严的必要前提，因此对于这部分尊严内容和需要的应对在医院安宁疗护的工作策略中一般成为基础项目，同时意味着这部分工作主要交由医护人员承担。

疾病认知

在疾病认知方面，患者对自身病情、状态与所处阶段的知情程度以及在认知过程中产生的病耻感，对于患者的临终尊严有深切的影响。

首先是**知情度**。我们反复强调患者的临终自决权对于安宁疗护的实践、对于患者的尊严实现的关键意义。然而，患者只有在获得必要、足够的信息后方能行使决定权，安宁疗护患者的自我决定有赖于医务人员告知义务的履行[1]。因此，安宁疗护实践中患者对于疾病的知情度很大程度上决定了其临终尊严的实现情况。

在 F 市 M 医院的安宁疗护科中，患者的疾病知情情况出现了两极分化。对于自己看病且接受甚至希望获知实际病情的患者，在进入安宁疗护后，知情权的问题会得到较为充分的解决。然而，知情的受阻往往并不一定出现在医患告知的通道上，而更多出自家属的不忍和患者自身的逃避。在不完全的知情下，许多其他维度的关怀与引导就无法顺利进行，患者常常抱着在现实中已经陨灭而只是被其家属"捏造"的希望，在死亡的逼仄中反而遭受难以抵御的打击，加剧其焦虑，甚至会加剧其不体面地离去。就像之前提到的 F 市 M 医院病房里一位备受打击的老人，此前还在家属的隐瞒下艰难地与疾病作斗争，但由于病情急转直下，家人再三考虑后还是告诉了他实情，虽然他或许已经对此有所感知，但在愈发糟糕的身体状况中直面这样的消息时，他仍然落入低潮，整日失去生机地陷在阴郁的病床里，最终以比众人想象还要快的速度离开。

　　在 H 市 D 医院的安宁疗护科，这样的情况同样十分常见，增加"无痛病房"的牌子更是为了"掩饰"死亡知情的一个策略。于是，H 市 D 医院的安宁疗护科室中绝大多数的患者都不是来接受安宁疗护的——至少在他们自己看来是这样。田医生提到："真正确切地来接受安宁疗护的病人是很少很少的，其他病人要么就同时还在接受化疗，要么是对自己的情况并不是很知情，这样的病人很多，这种情况下我们就很难去给他们做太多安宁方面的干预。"（HD-DR-T-F-34）于是，在病区中，只有少之又少的可以被确切划分为接受安宁疗护的患者，对自己病情的知情程度是良好的，而这样的患者，从李林仙、盛才宝到肖静河，都是十分豁达、开明而无惧生死的人，他们的临终也往往更加圆满而少有遗憾。

其次是**病耻感**。病耻感是一种心理痛苦，与自豪感相对应，是患者由自己患病而体验到的自卑与羞耻[2]。在肿瘤患者的病耻感中，人们往往关注特殊类别肿瘤的社会意义、社会标签与污名化带来的病耻感，如肺癌和吸烟、肮脏的联系[3]，肺癌与肺结核、肺炎等上呼吸道传染性疾病的混淆[4]，妇科癌症[5]、乳腺癌[6]等涉及隐私或引发猜疑和歧视的癌类，以及外化在身体表征上的肠癌造口[7]等。这些类别的肿瘤在一定情况下也会为安宁疗护中的末期患者带来以羞愧和不体面为主的病耻感。但在更显急迫的死亡面前，这些较为"外化"的因素并不是安宁疗护中病耻感的主要来源。更重要的源头仍然在于死亡的文化意涵。在我国，癌症被视为"不祥之兆"，罹患癌症相当于被判死刑，因此公众往往"谈癌色变"，一些人把癌症与"脏""孽"联系到一起，认为癌症的出现不仅是现世的惩罚，更是对前世的还债[8]。受这种思想的影响，患者会觉得自己的生病和死亡是不公正的，并且年纪偏小的患者会觉得无法接受自己在这个年龄患病的事实，认为不公平[9]。于是，在医院安宁疗护的实践中，病耻感不一定单一地表现为生病带来的"耻辱"和"羞愧"，而同样表现为疾病对日常生活节奏和平和心态的打击。

如此，在消沉的死亡文化之下孕生的病耻感几乎无人能逃。安宁疗护中的多数患者都对绝症与死亡的到来表现出绝望、悲怆或是无奈，只是有深有浅，而且在不同的心理暗示下有着不同的消解效果。种种案例表明，当前的现实社会环境中很难有人能完全超然于病耻感的影响，而我们也不应当期望患者依靠自己的坚强和勇敢克服这一遗憾，却应该思考如何引导和协助临终者于生命最终阶段的角色置换。毕竟在现实中，病耻感的影响是稳固的，人们惧怕疾病，也才会惧怕疾病带来的恶劣结果即死亡，因此会产生种种不平衡的身心状态，从抗争的意识、放弃的悲伤、对死亡话题的逃避到尊严的丢失，其实在本质上都深刻地植根于病耻感的土壤。因此，若从这一角度衡量，在安宁疗护的实践中，患者的尊严似乎并没有呈现出良性的状态。

自主能力

自主能力包括**身体功能**和**认知敏感度**，其中身体功能指患者完成个人事务的能力，认知敏感度则指一个人维持敏锐思维过程的能力[10]。这两者都不约而同地指向了在身体、疾病与医疗干预层面的自理能力与行动自由。

患者在身体与行动层面的自理能力和自由程度同时受到了疾病的客观现实和周围环境的约束。疾病首先会带来种种能力的失去，包含身体行动的能力和认知、思考甚至只是意识清醒的能力，而这似乎无法避免。除了疼痛外，肿瘤末期病人常出现的症状之一是乏力，它会带来行动力的缺失，对于有着"更大的目标"的生活者而言，往往带来与死亡同为震撼的痛苦与绝望。而意识不清则带来了更大的威胁，面对死亡，人们最惧怕的就是失去意识和感知，在这样的威胁下，患者通常担心自己的尊严不能得到良好的维护，以及自己的希望不能得以实现。林洁就曾因止痛药的副作用向我们透露了自己对于丧失行动与认知能力的担忧；武峰州也为自己长期卧床的状况表现出对肌肉萎缩的担忧和失去能动力的悲伤；马小军更是在还没能反应过来之时就失去了行动的能力，只能僵硬地躺在病床上一动不动地忍受着疼痛，十分没有尊严感。对于类似的情况，F市 M 医院的安宁疗护科尚有社工能够协助患者完成其不能完成之事，或提醒、引导并帮助患者在意识还清醒时尽量表达自己的愿望与诉求；而在 H 市 D 医院的安宁疗护科室中，这部分工作只能由护士完成。孟护士提到：

> 我在之前的很多工作经历中体会到，（癌症）晚期的很多病人最大的一个特点是力不从心，他们没有体力了，没办法自理，甚至很难下病床，所谓的自由、意义和价值就更没的说了。他们可能会有很多愿望，但是那个时候已经没有办法去完成，比如有的人很喜欢插花、养植物，但自己都没办法每天换水浇水，我们就只能帮他们浇，浇完拿到床前给他看一眼。（HD-NS-M-F-41）

在无法抗衡的疾病对于各种能力的剥夺面前，目前医院安宁疗护的实践者能够在一定程度上帮助患者更好地准备、接受和应对失能的状态，患者的尊严在这方面便得到了相对完善的维护。然而，由于安宁疗护下属医院管理，同样需要遵守医院的规章制度，而这些规则出于医疗体系的严谨而十分繁复，患者的行动便还受到环境的约束。理论上，在 F 市 M 医院，患者和家属并不能来去自由地进出病区；而在 H 市 D 医院，病区和住院部有着双重门禁的管理。这一方面带来了患者行动空间的受限，因而许多患者产生了较为迫切的回家愿望；另一方面则带来了家属的探望困境，无论是在 F 市 M 医院的安宁疗护科，还是在 H 市 D 医院的安宁疗护科室，医护人员通常把家人的进入视为一种"特殊照顾"和"绿色通道"。H 市 D 医院安宁疗护科的江护士在谈到胡坛根的案例时就说过："一个患者通常只能附带一至两个家属的进出权限，要让众多家人进入病区看望是不符合医院规定的，但我们会想其他办法。"（HD-NS-J-F-33）而 F 市 M 医院安宁疗护科的医务社工喻老师也总提到，家属前来探望的时间、时长和人数都受到严格的限制，但是因为科室的特殊关怀性质，在和护士长提前协商的情况下通常能够得到理解和宽容。

出于安宁疗护的理念与目的，在自主能力方面，患者的需要能够得到比较积极的应对与化解，但往往也需要患者自身的积极与认可心态，可以见得安宁疗护的效果以及仍然需要完善之处。

症状困扰

症状困扰包括**躯体痛苦**和**心理困扰**两个方面。

出于医院的治疗目的，生理和躯体层面的症状控制在医院

安宁疗护实践中的效果十分显著。其中，由于当前安宁疗护的
实践中，医护团队仍然占据主导，因而被首要关注的通常是针
对患者症状和疼痛的干预、支持与缓解，于是患者在安宁疗护
中临终阶段的生理体验一般而言得到了较大程度的提升。在 F
市 M 医院的安宁疗护病房中，林洁贴上止痛贴后虽然会产生
嗜睡的副作用，但在疼痛消减的情况下，她总算能够酣睡，以
及更加自如地做她想做的事；夏兰平的情绪总是随着自己的身
体状态而起伏、变化，因而来到安宁疗护后，止痛与症状控制
的介入让她逐渐能够平静而放松；徐美玲虽然对自己身在何处
并不知情，但在用过止痛药后她的躁郁心情得到了极大的缓
解，也能够和家人兴致勃勃地交谈；万清菲在症状得到一定控
制后，重拾食欲，面色红润地坐在病床一侧，惊讶地听着母亲
说自己早上吃了多少东西。同样地，在 H 市 D 医院的安宁疗护
科室中，秦爱萍在转入病区前深受癌痛困扰，夜夜难眠，转来
病区后第一晚就睡得很香，也因此她甚至逐渐萌生了自己的身
体在好转的念想；李林仙、盛才宝和肖静河也都是为了疼痛和
病症的控制而专门来到病区接受治疗。江护士提到："我们（科
室）的很多患者都说过，来到这里（后）身体舒服了很多，很
感谢我们，也很支持安宁疗护。"（HD-NS-J-F-33）因此从
疼痛与躯体症状的角度而言，安宁疗护中患者的生活质量能够
得到显著提升，临终尊严从这个角度来看，其实得到了很好的
保障。

　　而在心理困扰方面，疾病带来的医疗不确定性以及死亡焦
虑带来的大量负面情绪，常使患者陷入情绪低潮，破坏临终者

的尊严。林洁和路珍季都暂时选择采取积极的治疗手段，然而她们也意识到，自己的情况实际上已经不剩下多少希望。路珍季说自己其实已经走到了治疗的最后一个阶段，而接下来的方案只是个安慰疗法；林洁也提到，当下医生给她提供的方案已经算不上一个机会。对于这种不确定性带来的无力感，她们都认为自己还需要时间来消化，这实际上也是仍未克服死亡焦虑的表现。年纪轻轻的万清菲所感受到的死亡焦虑则更加显著，而她其实也已经意识到自己所处的阶段十分不容乐观，这使得她虽然很想治疗，但又束手无策、无力挣扎，这给她带来了极大的心理困扰，而医护、社工都难以帮她实现很好的缓解。夏兰平则更加典型，死亡附加给她的焦虑虽然被她用信仰的"涂料"遮掩起来，但仍然刺激着她的心灵和内在，她多次提到自己其实还想活，还想"得到机会""得到原谅"。在这种求生又求死的撕裂与两难中，她对于医疗方案的决定也显得十分迟疑而焦虑——她既认为医生给了她一定的希望，又认为自己的情况其实没有多少希望，如此反复袭来的不确定感加剧了她的心理痛苦。这样的案例比比皆是，除了那些依然接受死亡、放弃原发病治疗的患者，几乎所有仍然有求于治疗手段的患者，都难以从内心深处克服这种死亡焦虑所带来的不确定感。但实际上安宁疗护的真谛，恰恰在于承认医学的有限性、接受身为凡人的事实。现实观念的落后使得当前安宁疗护的处境充满杂质和妥协，因此这种"迈出半步"而半推半就的状态，使得当前医院安宁疗护实践中患者在心理困扰上的尊严并没有得到较好的引导和维护，显露出其中的"不完全"。

第二节 个人维度的尊严

相较于疾病，个人尊严的维度则更强调患者作为个体在临终状态下与安宁疗护的照护服务中的需要、感受和获得，其中包括内在意义上与尊严感息息相关的观点、状态与品质，以及能动意义上有利于维护尊严的行动和实践。

内在层面的观点与状态

自我连续性是指在患者健康状况改变时，仍然能够保持自我感觉或者人格的程度[11]。我国台湾学者研究发现，患重病使患者觉得自己和以前不一样，尊严感降低[12]。而**角色维护**是指患者做最大的努力来保持自己曾经扮演的重要角色[13]，和自我连续性有重合之处，但角色维护更强调从角色、责任与社会功能的角度理解尊严中人们寻求平稳地经历生命阶段转换的需求。

这两项个人维度的尊严内容可以从生命历程理论中寻找解释和引导。"生命历程"指的是人在一生中由于文化与社会变迁的影响而扮演的年龄级角色和经历的生命时间序列，它关注具体内容、时间的选择，以及构成个人发展路径的阶段或事件的先后顺序[14]，力求在时间维度上勾连个体意义与社会意义[15]。在时间与转变的意义上，生命历程理论认为人们刚进入转变阶段时，对周围环境的控制能力往往会下降，而使得资源、目标和成就之间出现分化，其中分化越严重，失去控制的可能性就越大[16]。生命历程理论中的角色理论和持续理论都指出，临终者如何实现身份的良性转换，如何遵从新身份的生活需要，是临终关怀中需要重视的。而要实现良好的转型，则应当强调生命转折的淡化，提倡保持较为一致的活动模式[17]。

患癌意味着患者生命历程的中断，脱离了正常的时间轨道。患癌前后有着泾渭分明的差别，以致很多癌症患者以确诊癌症作为生命历程的分界点，常常以"患癌以前"或者"患癌以后"这样的话语叙事[18]。医院安宁疗护实践中的肿瘤末期患者对于自身过去、现在和未来的联系认知通常也深受疾病的困扰，同时其常规角色或期望角色的连续性也受到疾病的冲击，这些都使患者在临终阶段的心理和尊严状况每况愈下。自我连续性较强和角色维护较好的患者通常在安宁疗护的概念中更为自如和满足，如F市M医院安宁疗护病房中的林洁，又如H市D医院安宁疗护病房中的李林仙、盛才宝和肖静河，他们对自我生命的线性演进都有着较为明晰和确切的把握，也能够比较顺利且自然地接受从过去到现在而指向未来的阶段变化，即使它代表着死亡。

但安宁疗护中仍然有不少患者被疾病切断了其自我连续性的维持、击破了其惯常角色的维护，而陷入自怨自艾、精神萎靡或是绝望不堪的狼狈中，尊严就受到了不可忽视的折损。例如徐美玲，她的女儿认为她无法接受自己的疾病，更无法接受自己突然之间就患上绝症、走上绝路的事实，这样的生命历程转换以及终末期的直面而来，是这类患者无法逾越的心理障碍；而对于路珍季和武峰州来说，年事已经较高的他们虽然对生命终末期的到来有一定的心理准备，但当疾病最终来临时，他们仍然难以克制地留恋着健康与过往的生活状态，久久未能在生命历程的周转中实现过渡和意义的延续。可以说，住院已经成为一个"非常规"的生命体验，切实地伤害了临终者的尊严，因此有许多被"困"在医院安宁疗护病房中的终末期患者义无反顾地决定回家，希望如此或许能够至少从生活环境、氛围和节奏上找回一些丢失的连续性和角色保持。回家的决定除了在一定意义上象征了对于"回归常态"的期望以外，自我连续性与角色维护的尊严期望实际上和其后的许多要素有着十分紧密的联系，而它们实际上也成为这些更加具体的观点和状态的目的，最终帮助患者在良好的过渡与接纳中实现尊严。

在这些要素中，**自豪感与自我认同**实际上牵涉了患者对于"过去"的生命意义的感知与回应，它指患者保持积极的自我关注或自尊自爱的能力[19]。而这种能力，往往来源于那些人生中令患者引以为豪的东西，如成就、头衔、履历、世界观、个人风格、特殊价值、天赋或者技能，常常反映出个体希望自己在他人眼中的形象，而这些也体现了个体区别于其他人的特征，并且使之成为个体自己[20]。我们会发现，那些愿意回顾自己的人生、寻找有关自我价值的患者，通常在临终的处境中也会更得力地找到自我连续性所在与角色维护的方法。林洁总是谈及往事，并在这个过程中尝试梳理自己是什么样的人、如何面对各种事情、如何寻找人生的意义。在这一过程中，她认为自己"已经明白了生命中什么是最重要的，什么是不需要那么纠结的"，因此她十分坦然地认为自己"没有什么好留恋的，也没有什么称得上是遗憾"（FM-PT-Li-F-48）。武峰州的回忆显得更加复杂，他谈及自己的过往时，言语里皆是风光与骄傲，不论是他关于工作、恋爱、家庭、爱好与友人的经历，都传达出十分勾人的意气风发与美好充实。但在这样的叙述过程中，他眼里散发出的光亮往往会在回到现实的刹那间黯淡下去，令他心生许多悲悯（FM-PT-Wu-M-77），这时引导就显得尤为重要。夏兰平则是个反例，她在往生的追忆中发觉的并不是自我的亮光与认同，而是不甘和缺憾，因此在疾病与死亡降临时，她心生许多恐惧和悲怆，而疾呼重来的机会（FM-PT-Xi-F-68）。

关于这一维度的找寻，"尊严疗法"在安宁疗护中的运用十分切题而值得尝试。尊严疗法的核心在于为患者提供可以敞开心扉、表达内心感受的机会，在人生最后有限的时间里回顾并体验自己的一生，回忆最值得自豪、最有意义和最想被后人记住的事情，并将人生智慧或感悟等精神财富留给自己所爱的人，从而使患者感受到自己生命存在的价值、目的和意义，激发其对生活的热情，使其感受到来自家庭和社会的关爱及支持，进而增强生存意愿，有尊严地度过生命的最后时光[21]。其中，尊严疗法对于"重要回忆""关于自我""人生角色"和"个人成就"问题的开发与引导[22]，能够帮助患者通过对自身与过往的梳理而发觉并维持其自豪感。在 F 市 M 医院安宁疗护科室，尊严疗法已作为医务社工正式介入与干预的主要手段，而在 H 市 D 医院的安宁疗护实践中，这些更高层次的维度并没有受到应有的重视。

而在从过去生命阶段到进入当下生命阶段的过程中，临终患者通常会经历一个"中转"的过程。在这个过程中，**接受能力、适应力和顺应力**成为开启与维护其尊严的重要品质。其中，接受能力是指接受并适应健康状况改变的能力，主要包括疾病带来的身体功能、外貌、工作、家庭等的改变，甚至生命的终结[23]。适应力和顺应力也称为心理弹性和毅力，它指遇到事情能够临危不惧的力量[24]。这实际上表现出对于抗争意识的反叛，即意味着以积极和主动的心态接受疾病与临终状态的到来，并充分适应这个阶段中的诸多特征。正如前文所提到的临终个体的种种妥协，目前在医院安宁疗护的实践中，仍然很少有患者能够真正抽离出对于生的渴望以及对于健康状态的恋恋不舍，于是即使在死亡的逼仄和症状的胁迫下部分患者表现出屈从，但这种不得不接受的境况却并不能为患者带来尊严。

在对疾病与死亡的接受和适应中，林洁和肖静河表现出难能可贵的从容，她们在短暂的讶异中迅速调整状态，逐渐能够适应、拥抱疾病的生活。然而，就在这样的豁达中，她们也仍然各自执守着一些不可妥协之处，例如林洁不愿接受疾病对她能力的剥夺，而肖静河一直无法面对疾病对她外貌的摧残。同样，在适应力和顺应力方面，李林仙一直被护士认为"过于要强"，他在晚期阶段仍然坚信自己有足够的独立性和自理能力，晚上起夜时从不求助，甚至有一天意外摔倒也没有主动和护士说（HD-PT-Li-M-[59]）。这种要强的性格会使得这类人的自尊在临终阶段需要他人的特殊照顾与体谅，但同时它也会促使拥有它的人更顺利地应对各种突如其来的挑战，正如李林仙从未表现出对死亡的惧怕，甚至来去自如地安顿好自己的向死和身后。我们会发现，在转入生命新阶段的过程中，如果要规避打击和创伤，往往需要一些私人化的品质，如良好的接受能力、适应能力和以斗志、毅力为表征的顺应力，但临终的患者通常缺少这样的豁达和坚毅，而我们也无法去要求患者具备这样的素质。因此安宁疗护在患者经历改变和失去时从外部给予的支持与鼓励，以及为患者所做的增强幸福感、减少惧怕的帮助，反而成为可供替代的手段。

在有了对过去的梳理和对转入新阶段的接纳后，有关"现在"和"当下"的自洽是患者获得自我连续性与角色维护上的尊严的题中之义。在"现在"的场景下，患者在**思想与决策上的自主性**和**抱有希望**的态度互为表里。其中，自主性与前文提到的身体功能和认知敏感上的自主能力不同，指的是思想状态而非身体状态能够独立完成任务的程度；抱有希望则指临终时的希望，它不再是治愈，也不是剩余时间的延长，而是生命的意义感[25]。通常，患者如果在思想和决策上能够拥有自主性，那么他也会抱有更多希望；而当患者十分清晰生命的意义与希望时，也通常更加需要在思想和决策上的自主性。在医院安宁疗护的实践中，患者是否能自主地决定自己的治疗与护理方案、临终和死亡方式，通常对于患者最终能否有尊严地临终以及安宁疗护的实践是否成功，具有关键性的意义。在 F 市 M 医院的安宁疗护科，医生角色的淡出使得患者方往往更多地作为

主要的决策者，在这样的情境下患者及家属的主动权和自主性
通常能够得到维护，而同时医务社工和生前预嘱推广协会的介
入也为患者在各个阶段、对各类事项的自主性都提供了诸多维
护、引导和修复；而在 H 市 D 医院的安宁疗护科室，无论是
在意识清醒的阶段参与和决定自己的疾病干预，还是以生前预
嘱的形式安排自己的死亡与临终，患者在临终上的自主性与控
制力都表现出较低的水平——毕竟其对自身疾病状况的知情度
都不容乐观，而医生和家属往往在这一过程中拥有更多的主导
权。此外，患者在临终的阶段是否能感受到自我生命的意义，
决定了他是否有机会对生活依旧抱有希望。值得注意的是，这
里的"希望"不是指面对疾病时的治愈希望，也不是指面对死
亡时特殊的求生希望，而是指在剩余的有限生命中仍然能看到
生活的意义与光彩，仍然能发现和实现自己的人生价值。

　　我们也发现，有些患者的人生价值是始终存在的，如林洁、
李林仙、盛才宝、肖静河等人在临终的当下仍对自己的生活有
所期冀和规划，同时不受影响地正常度过剩余的人生。而其他
更多患者通常在身体症状得到较为有效的缓解时，才能重视自
我的生命意义。夏兰平在用上止痛药后开始回忆起从前修佛的
点点滴滴，并且在与道友的交往中乐此不疲；路珍季在症状得
到控制的情况下急切地同来人谈论自己的疾病和家庭，希望
找到共鸣；秦爱萍在疼痛得到缓解后才和护士三番五次地聊起
自己引以为傲的孙女和外孙女，和护士谈论起家里的琐事；而
王鄂江的症状缓解后，更激起了其对"重生"的渴望，对自我
的喟叹……因此，在安宁疗护的实践中，患者由于症状与疼痛

得到了较好的干预，生活状态得以改善，才重整旗鼓以找到临终阶段的生命意义。然而这种自我认同的找寻与重新觉醒，很容易如王鄂江一般跌入对生死的不甘，使得希望又重归于对治愈和延长生命的奢求。但大多数人如果在妥协中接受了死亡的必然性，也还是能在这种状态的恢复中珍视所剩不多的时光的质量。

最后，当"过去"与"现在"及其中的衔接都被厘清后，在临终语境中不可多见的"未来"则是生命历程理论提示下尊严的最后一项内容。在这方面，**传承与遗产**是指为下一代提供指引、思考如何令自己的影响超越死亡，这在患者面临生命有限的疾病时尤为重要[26]。由于传统文化对遗嘱、遗愿的重视，医院安宁疗护中的患者对于身后事的安排通常有充足的机会得以表达和得到尊重。孟护士表示："我们会引导病人表达自己对于身后事的安排，或者让他说出来，现场有公证人，或者让他写出来签上名字。"（HD-NS-M-F-41）总之引导患者订立遗嘱通常不属于敏感议题，因为它虽然基于去世的前提，却不直接涉及死亡过程，因而在实践中更容易得到落实。孟护士提到，一位肝癌晚期患者家里的婆媳矛盾不小，同时膝下还有两个孩子，在护士的引导下，他立下遗嘱，将流动的资金财产分配给孩子，将房产和公积金分配给妻子，同时要求孩子一定要全力照顾他的妻子和父母。而在 F 市 M 医院的安宁疗护科，多数患者也会在交谈中表示自己的遗嘱和身后之事都已经安排好，并不存在太多顾虑。订立遗嘱从某种程度上再证了患者主体的影响力，也通过身后之物为患者带来一些在世上能够延续和温存的慰藉，令其达成对死亡的超越，因而对患者的临终尊严也无比重要。在这一方面，安宁疗护中临终患者的尊严得到了较多的支持。

能动层面的行动和实践

不同于以上在被动层面的观点、状态与品质，尊严维护在能动层面的行动和实践，指使得一个人适应改变的生活状态的行为或者活动，它更加强调临终个体的主体性，以及区别于内在属性的向外诉求。

其中，**活在当下**是一种投入现在的感觉和行动，患者不懊恼过去，更不沉浸于设想未来，将生命的最后阶段转化为一段充满生机的时光，而不是等待死亡；**维持常态**则是指尽最大可能保持常规活动和日常生活[27]。在这两个方面的实践维度上，患者通过参与正常的日常活动，例如日常外出、轻度运动、听音乐等，在短暂的分心中获得安慰[28]。林洁和肖静河对此表现出极大的需求，林洁总在病区内四处晃荡，想要找些事做，听到其他房间里传来歌声，她还十分好奇地询问社工："为什么会有（人）在病房里唱歌呀？你们能不能也来和我一起唱唱歌呀？"（FM-PT-Li-F-48）肖静河说自己在家时打扫、做饭等家务样样不落，她说："我家里人都爱吃我做的饭，我就爱给他们做，他们不要我做我也做。"（HD-PT-Xi-F-46）此外，H市D医院安宁疗护病区中84岁的盛才宝已是肝癌晚期，但他把生死看得十分透彻，和其他陷入慌乱和压抑的病人不同，他每天都要拉几曲二胡，和医生护士们一起唱歌。他说："我知道我自己就是这样了，能活一天就赚到一天，所以我想在最后做自己喜欢的事情，能拉二胡我就很开心了。"（HD-PT-S-M-[84]）

　　然而，这一方面表现出部分患者在这个角度做得很好，另一方面也流露出医院安宁疗护病房的生活常常不可避免地带来"常态"的打破，其中最为显著的则是医院场景的约束与限制，包括肖静河在内的许多患者也因此急切地想要回家。肖静河说："在这（医院病房）里我想出去走走都不行，正常的生活在这里根本没办法开展，我还是不想被困在这里成为一个绝望的病人。"（HD-PT-Xi-F-46）而面对更多医院安宁疗护中并不主动尝试活在当下和回归日常的患者，F市M医院安宁疗护科的社工和志愿者的参与在很大程度上调和了患者的紧张状态，有不少患者翘首盼望着每周六的到来，而科室的社工也常常引导患者开展一些有关自己的爱好或一直想做但未做的活动。如此一来，对于那些症状控制得较好，而且不排斥社工与志愿者进入的患者而言，病房的生活和氛围能够更具色彩，尊严在一定程度上得到呈现与支持。但H市D医院安宁疗护科室中的患者，仍然需要出于自己的主观和能动而完成对于日常生活节奏与心态的回归。

　　除此之外，对于临终患者，精神与灵性同样具有十分重要的意义。在人们的精神与灵性的维度，其价值观和信仰十分深刻地影响着临终患者及家人的心境和需求，于是，围绕着它们的纾解与引导便能够为这些临终情境中的个体提供多种有效的安慰和支持。在这之中，患者是否能够参与特定的精神和文化实践[29]，决定了这一维度的尊严能否实现。

首先在于**精神层面的慰藉**，F市M医院安宁疗护科的医务社工喻老师曾经提到："在这里，除了身体上的痛，患者所有的痛基本上都是价值观的痛。"（FM-SW-Y-F）患者精神层面的痛苦常常来源于现实与设想之间的落差感，这时通过梳理而进行的引导就十分重要。在医院安宁疗护的实践中，往往疾病、死亡与安宁疗护的进入本身就是一种极大的落差与对价值观的挑战，许多患者无法接受死亡，而只是在失去一切希望后不得不妥协的境况下才来到安宁疗护病房——这个被他们视作放弃的悲伤之地。对于这类患者，F市M医院安宁疗护科的医务社工通常负责处理他们的精神困障与需要，通过陪伴、叙事治疗、尊严疗法，不少患者能够将情绪和处境外化而更好地接受当前的自己，得到一定的精神慰藉。而在H市D医院安宁疗护科室，护士在本身繁杂的工作以外还需承担为患者提供心灵慰藉的责任，这时他们能提供的支持通常比较草率，且在科室中明确选择接受安宁疗护的病人又往往不是出现精神危机的主要干预对象，这样的错位使得H市D医院安宁疗护科室中患者对精神慰藉、精神支持的寻求更加困窘。

其次是**灵性层面的信仰满足**。研究认为，宗教信仰可改善患者的认知并为患者提供有效的应对机制，减轻焦虑、抑郁，影响人们对死亡的态度[30]。因此，在医院安宁疗护的实践中，考虑到生死问题的特殊性，通常会引入资源和提供空间，使患者提出宗教需求、寻找宗教资源、获得宗教支持的需求得满足。H市D医院安宁疗护科室中少有涉及宗教的案例，但对此护士表示科室其实有考虑到：

> 科室病区中设置的静修室和淋浴间都考虑到了一些宗教
> 的需要，有必要时会开启特殊的功能，就是我们会尊重他们
> 的信仰。同时我们也和本省的佛教徒有固定的联系，如果患
> 者有这个宗教信仰的需要，我们会把相关的电话、联系方式
> 等给到家属，然后让他们去联系，或者如果方便的话我们也
> 会请他们的人过来进行一个仪式。（HD-NS-J-F-33）

同样，涉及宗教的案例在 F 市 M 医院安宁疗护科室内也并不常见。由于这种特殊性和罕见性，夏兰平已被反复提及，我们也发现即使在本土化的医院安宁疗护专业团队中并未设置专门处理此类事宜的灵性师，但从医院的角度，社工一般能够为患者链接如助念者、神职人员等社会资源；而从个人的角度，信教者往往自身也会携带一些私人化的宗教资源进入，医院通常会在不影响其他患者的前提下默许这种进入。此外，我们还发现，即便并非信徒，但是"灵性"和"信仰"仍然能够给予患者面对死亡的重大力量[31]。例如，在 F 市 M 医院安宁疗护病房中，一位前来化疗的患者在解释自己心态如此积极乐观的原因时，就提到寺庙中的"高人"曾经对他的指点和告示，这如今成了他应对病魔和死亡焦虑时重要的内心资源。中华传统文化中对于逝者和灵魂的文化意指，同样在许多情况下指引了患者安排自己的死亡仪式、告别仪式和身后之事，并且为患者提供了安稳平定的心境。如此看来，由于围绕灵性的话题指向性

十分明显，而且这种来源于高层次信仰的内心支持通常收效颇丰，因而在这一维度，医院安宁疗护中患者的尊严往往能得到令人满意的实现。

但我们如果总结医院安宁疗护实践中同时存在于内心和能动层面的个人维度的尊严，会发现其中的尊严仍然是不完全而折中的。它的困境主要在于：首先，心与灵层次上的需求往往在医院的场景中并不被强调和重视，因此需要通过在团队中纳入如社工、心理咨询师、灵性师、志愿者等新的力量来实现，但这些力量的纳入又困难重重。其次，许多内心层次的观点、状态、品质和出于此的行动、实践到目前为止仍然没有被系统性地整理，以形成安宁疗护实践中较为具体而有框架并且受到正式制度认可和提倡的工作指南及要点。因此，在许多情境中患者仍然在妥协中难以自拔，而医院安宁疗护的实践者只能依靠非正式的手段加以调和，效果不尽如人意之处尚多。

第三节 社会维度的尊严

医院安宁疗护的实践中，患者社会维度的尊严对应着"身心社灵"需求中的"社"，将个体放进社会属性的语境中考虑，这是十分重要的。正如前文已提到，尊严的意涵带有社会属性，对于临终尊严的界定与梳理必须考虑临终者所处的场景的保护、周围的社会支持以及可能带来的社会影响的忧虑。

场景保护

对于医院安宁疗护的实践而言，临终者的场景通常是医院的安宁疗护中心／病区及病房，也即医疗环境与氛围之中的各种社会性要素对尊严的作用力。其中较为重要的便是隐私界限和照护服务中的尊严情况。

隐私界限指个人总有不愿意为他人知道的私人生活和信息，这是中国临终患者最重要的尊严问题之一。受机构制度和条件的限制，患者感到自己被剥夺了个人空间，也担心疾病信息被泄露[32]。患者的隐私权保护是基于《民法典》中"人格权"的相关规定，隐私权包含患者对身体、疾病的隐私保护[33]。因此对于患者的基本信息与隐私的保护是正规医疗机构运行的重要标准与规则，在有关信息收集、处理与管理的正式环节中都有着十分严格的规章，对于隐私和信息的保障也就显得十分有力。目前看来，医院安宁疗护中的患者及家属似乎较少有这一方面的忧患。然而，更加难以清晰界定也更为重要的是患者私人生活的不开放性。对此，不同的患者和家属有不同的看法及需要，那么在这样的过程中，在公共医疗空间的背景下，注重通过介入和干预以实现关怀的安宁疗护就面临着如何进入和进入程度上的挑战。例如，F市M医院安宁疗护病房中的徐美玲在不充分了解自身病情及安宁疗护的前提下，多次表达了对于社工和志愿者及他们提供的服务的排斥与不理解，她反复强调"病人最重要的是休息和安静的环境，门一关起来就应该是一个自己的空间"（FM-PT-Xu-F-74）。于是在这样的来往中，社工和志愿者形成了减少进入和打扰的默契。而在 H 市 D 医院安宁疗护科室中对于私人生活的"打扰"和"侵犯"就不构成"问题"，因为团队中缺少社工、心理咨询师、志愿者等角色，所以患者一般只与医护接触，且在传统医疗观念的影响下，患者和家属通常不会对此感到介意。在这样的情况下，团队的单一性反而较为温和地处理并化解了"隐私窥探"的隐忧，但这样的现象并不代表着团队单一是向好之势，也不意味着对社工和志愿者感到介意和难为的患者，在对这方面的服务拒绝后能够获得更好的尊严，而只是安宁疗护的实践者从尊重的角度出发不得不这么做。如此一来，"尊严"的限度和复杂的内源性就更加值得探讨，本书的最后将进行详尽的讨论。

照护要旨是指医护人员在照护过程中展现的语气和态度，因为患者感受到的他人看待自己的方式会影响其尊严感，所以医护人员对待临终患者的态度、给予的心理支持也均能影响其尊严感[34]。在照护服务中注重患者的尊严理应是安宁疗护实践的硬性标准，这意味着医院中的安宁疗护必须突破传统医疗的原则、模式和价值伦理，减少医疗和护理服务中供给方对患者的主导性和剥夺感，从而让患者在照护服务中感受到尊重。具体来说，这要求医护人员在照护过程中注重语气和态度，关注患者心理情况，给予患者心理支持，并且发自内心地认同安宁疗护的理念，尊重患者的情感、价值和选择。在 H 市 D 医院安宁疗护科室，由于独立的医护班子已经在一定时间内全身心地投入于这一事业，并且相关的舒适照护、心灵慰藉等关怀工作

也都由医生和护士分担，即使这意味着这些关怀有时会显得浅
薄而不到位，但使得医护人员在提供医疗和照护服务时能够兼
顾患者十分个人化的心绪和尊严。相比之下，F市M医院安宁
疗护科室医护人员本身"两头跑"带来的分裂感，以及团队中
各司其职背景下的脱身而出，使得医疗资源的汇入往往并不那
么温情而柔和，不论是医生的交涉还是护士的日常护理，都显
得来去匆匆而且将患者"物化"。但同样与此相补的是F市M
医院安宁疗护科室中有社工和志愿者的进入，能够为患者的尊
严感受发挥一定的平衡与中和作用。

社会支持

　　通常，患者的家庭支持、朋友支持、病友圈子支持，甚至于
来自社会整体的团体、组织和机构等的支持共同构成了社会支持。
　　而在我国的文化语境下，人们更加强调"私域"的支持，
即**家庭和朋友带来的社会支持**。患者病情恶化、身体虚弱，但
他们的家人和朋友却无条件地爱着他们，这使他们相信，他们
的存在是有价值的[35]。由于家庭是构成我国社会的基本单位，
人们的家庭观念根深蒂固，尤其是患者临终时，社交圈子窄，
整个生活围绕家人进行[36]。在这方面，医院安宁疗护的实践通
常呈现十分融洽的局面。据江护士所说，住在H市D医院安
宁疗护科室病区中的患者一般都有家属陪同，同住在病房内，
照顾患者的生活起居和细节事务，因为"家人的陪伴和支持其

实对于他们来说是无比重要的，甚至是最重要的，人在这样的情况下是很无助的，十分需要最亲近的家人陪在身边"（HD-NS-J-F-33）。而她同时也提到，大多数患者在临终之时一般都期望家人能够来到身边，或者回到家中去世。这体现出家庭力量对于临终尊严的重要性，而这些要求一般都会得到医护人员的理解和满足，也体现出我国的家庭团结传统与死亡传统，对独有的尊严需要同样有着较强的推动作用。而在 F 市 M 医院安宁疗护病房中，即使有许多平时主要由专业护工陪在身边的患者，但其相对重要的家人往往也会以一定的频率来到病房探望。例如徐美玲的女儿已经向单位申请了线上远程工作，于是白天她都会来到科室病房陪在母亲的身边，只是因为家里还有孩子需要看管，晚上她便无法继续陪同。林洁的母亲年事已高，无法全权负责女儿的日常照料，但她也不时地出现在病房，陪伴在女儿身边。夏兰平的情况较为特殊，她没有亲人陪伴在身边，但医务社工喻老师提到："她妹妹的年龄也很大了，而且有自己的生活，而她（夏兰平）的儿子还有一定程度的智力缺陷，现在也交给了她妹妹照顾，所以她的家人虽然平时并不会出现在她的病房里，但都在背后给予了很充足的力量。"（FM-SW-Y-F）除了家人的支持，科室的许多患者也得到了来自朋友的关照。万清菲和她的母亲对于她朋友的陪伴和支持表现得非常感动和受安慰，万清菲提到："生病之后，他们很多人都来看我、帮助我，我之前来医院看病和办入院的时候，甚至有几位好朋友过来帮我拿东西、扶着我，有这么多对我这么好的朋友，我真的觉得很感恩、很开心。"（FM-PT-Wa-

F-41）马小军的妻子也庆幸她的丈夫结识了一批仗义又真诚的朋友，她提到，不论是帮着找医院、医生，还是协助一起办理住院，又或是老家的亲戚跨省前来看望时他们开车去接待，她丈夫的友人们给予了鼎力相助，她想象不到如果没有这些朋友该怎么办。当社工问到如果时间不多了，到了该做告别的时候，需要请哪些亲属前来见最后一面时，马小军的妻子回应，亲戚要么在老家，要么并不那么亲近，所以马小军更希望自己的好朋友来到身边和他做最后的告别（FM-PT-Ma-M-46）。

此外，**病友圈子**和来自**社会团体、组织、机构的支持**在医院安宁疗护的实践中也有较多的呈现。不论是在F市M医院还是在H市D医院的安宁疗护科，患者都提到了病友和病友群等圈子为他们带来的影响和力量，而这种影响不仅仅在于信息和资讯，同样在于信念、情绪、共鸣和精神慰藉。除了先前在治疗阶段遇到的病友，在安宁疗护科室或病区内，在场的一般都是同样处于临终期的病人，这种在克服死亡面前由孤军奋战转向凝聚而成的集体感，往往会为患者及家属淡化一些死亡之下的恐惧和焦虑。

而各式的社会团体、组织和机构，出于一些特殊的事由而公益性地进入医院安宁疗护的情境，提供一些专项的、多面的对于患者身、心、社、灵的关怀。但这种进入通常是在医院安宁疗护的联系与合作之下，又或是收到了医院方或科室方的理解、同意和许可而进入的。从这一角度而言，这些外部汇入的资源往往能弥补医院场景中缺少的一些资源和支持，有时这样的弥补是关键性的。例如，当前F市M医院安宁疗护科室内医务社工的进入与存在就来自社会公益机构，生前预嘱也是在民间推广协会的托举下得以使用和尝试。然而，这些外部的社会支持本身是作为非正式和辅助性的手段存在的，一方面，依靠这些渠道解决安宁疗护实践中的中坚问题终究是不稳定、不可靠的；另一方面，当前社会对于安宁疗护的认知、推广和关注仍不到位，供以使用的社会性资源也极不充分，因此医院安宁疗护实践中患者的尊严依旧处在一种不完全的支撑中。

社会影响

社会影响主要指患者自己的患病、临终状态与最终的死亡可能对周围之人造成的影响。它主要包含患者的负担感，以及对后事和社会影响的忧虑。

负担感来源于患者因患病失去部分能力，自身负担逐渐加重的同时，也增加他人负担的现实情境，而这会为患者带来直接的心理负担。其中，西方社会强调个体自主性的重要性，当个人自主性遭到威胁时，人格尊严本身就被认为处于危险之中，再感到成为他人负担，生命的价值和意义感随之削弱；而东方文化虽然强调家庭照护，但是成为亲近的人的负担也是降低尊严感的重要因素[37]。而如果细思这种随着疾病而来的负担，我们会发现除了疾病本身会带来患者自身身体上的、照料者的工作上的以及家属心境上的负担，同时我国医疗收费系统、社会保障体系以及安宁疗护建设的现状往往还带来了患者及家属的财务担忧，这同样是影响他们尊严感的重要因素之一。

一般而言，患者在事务上感受到的负担感则更为紧密地与个人性格相联系。如万清菲由于自己过于年轻，上有老下有小的她不仅无法尽到自己在家庭中"应尽"的责任，还要让家人替她担心、对她进行照料，她对自己的家人感到深深的抱歉；夏兰平在悲观的心绪下有时会认为苟活着的自己是在浪费医疗的资源；李林仙本就是要强的人，他非常不愿意接受他人"不必要"的协助——当然是否必要是他自己定义的；秦爱萍的为人处世本就充满善意，在接受医生护士的各项照料后她都会表达高度的谢意，也十分理解和支持医护人员的工作，这为科室的实践带来融洽的氛围，也让护士们都对她十分怀念和不舍；又如H市D医院安宁疗护科室中的护士提到的一位高龄女性患者，由于她在过往的人生经历中始终在付出、操劳，因此直到她入住病房，还不忘对家人们的操心，并且对自己为家人和医院增添的麻烦感到十分愧疚（HD-NS-J-F-33）。因此，在安宁疗护科室的病区内，患者们对自己所带来的负担的考量多数情况下是中性的，在积极的限度内的，包裹着特殊的人和性格，它往往会带来一些不自在。而在社工和护士的引导下，患者通常能够与身边之人明确地讨论这些并不令人避讳的负担，于是反而最终从不同的程度促进医患家三者的相互理解与支持，同时患者的临终尊严和生命意义在这一向度也不会受到过分的伤害。

由于安宁疗护是新晋的理念和先进的实践，其服务强调个性化，而目前的资源十分稀缺，在尚未纳入医保的情况下会带来不菲的开支。然而，如果我们仅考虑已经进入医院安宁疗护场景中的患者，实际上他们的进入都意味着在诸多考量中他们足以支付各项费用，因此在医院安宁疗护的选择与实践中体现出来的财务方面的负担与忧虑反而较少。然而当下的现实中虽然并不常见十分迫切地一心想要进入安宁疗护的情形，但不可否认的是一定存在着想要接受安宁疗护但碍于资源不足、渠道受限和财务问题而未能进入的患者。这就使得在更为宏大的社会意义与社会责任的维度，医院安宁疗护的实践对于人们尊严死期待的满足是不尽如人意的。

除了负担感，**对后事与社会影响的忧虑**指患者对自己去世后的事项，以及自己的去世对周遭乃至社会产生的或小或大的影响存在顾虑。研究认为，绝大多数患者或公开或私下对自己的后事有一定的安排，如对葬礼的安排、对亲人的嘱托等[38]。我们也曾提到，由于传统文化对遗嘱、遗愿的重视，医院安宁疗护中的患者对于"身后事"的安排通常有充足的机会得以表达和得到尊重。然而，出于生命历程理论的角度，临终者对于"未来"之事有其把握，确实意味着尊严在一定程度上得到了维护。若具体至围绕着后事与死亡的社会影响而言，患者又通常表现出一些忧虑和不满足，而这样的患者一般较为年轻，他们的离世或许对在世者和社会的冲击更加出人意料。例如，万清菲十分放不下自己的儿子，而这种放不下往往不再局限于自身对儿子的不舍，还包含了对儿子将要失去母亲的悲痛之情；肖静河的顾虑和万清菲如出一辙，她认为自己本就无法见证儿子全部的人生，但却可怜自己的儿子要早早地失去母亲；夏兰平即使在佛教的影响下尽力放下世俗的念愿，但她也承认她实在做不到不担心她的儿子，尤其是她的儿子存在一定的智力障碍，而她甚至认为她的离开对她儿子而言是一种"抛弃"；和她们相似的，林洁也表现出对于自己离世后母亲养老问题的担忧，作为独生女，她的离世意味着年近九旬的母亲彻底孑然一人，因为无法尽到养老之责，豁达的她也总为此叹息。对于这些忧虑，一方面需要家庭内部不断地进行沟通、梳理和解决；另一方面在必要时则需要一些社会资源的链接，例如社工表示能够为林洁母亲提供一些养老的资源选择。但最终，一些遗憾与不满足之处或许仍然难以从根处解决，这一维度的临终尊严依旧表现出一定的不完全。

第四节　尊严与哀痛之间的不完全

综合以上围绕临终尊严三个维度中各个部分的陈述和论证，我们基本可以得到在当前安宁疗护的实践中，患者的尊严是"折中"和难全的，它表现为总体上满足但难免会存在遗憾。正如江护士所说：

> 你要说不满足，其实他们很多人都走得挺满足的，觉得没有什么遗憾了。很多病人都说过遇上安宁疗护是很幸运的事，很多家属也专门来向我们表达感谢，觉得我们为他们家人的最后一程增添了很多色彩。但你要说满足，其

实他们又都不满足，李林仙也不满足，他也有很多还想去做的事情，他才五十多岁，但他只是说从时日无多的角度而言，能像现在这样离开，可能已经很感恩、很知足了吧。（HD-NS-J-F-33）

从个人经历和复杂的心理因素上说，在临终尊严的实现与调和中最大的挑战和难处即在于各不相同的个性化需求，于是我们或许很难从一个个案例的临终尊严获得中找到规律与普遍情形。但如果单从"尊严"的构型进行细分与整合，并在不同的结构场景中形成比较和对应，或许我们能为"折中"和不完全的样态寻得一些可供推广的解释。

首先，在与身体、疾病相关的尊严层面，总体而言，患者的症状一般能够得到控制，但自理能力在终末期难免受挫，自由程度也受到医院管理的抑制，此外在传统观念和死亡认知之下，他们对于自身病况的知情度以及重大疾病带来的病耻感都不容乐观。其中，F市M医院安宁疗护科室在医护社工等力量的统合与协作下的实现情况相对较好，但也存在诸如家属坚决不告知、一些难以克服的疾病与情绪等未能实现之处；而H市D医院安宁疗护科室主要依靠护士的中坚力量而进行有限的关怀和引导，缺少专门的社工角色，存在许多不成熟之处。对于各个方面和内容更为具体的尊严实现情况描述，请见表6.1。

接着，在个人维度的尊严层面，总体而言，恶疾和死亡作为特殊的和不祥的文化符号，对患者的自我连续性和角色维护都有着不同程度的挫伤，而医院的整体环境也带来一些与平稳

表 6.1　在与身体、疾病相关的尊严模型下两个医院安宁疗护实践的情况

方　面	具体内容	F市M医院安宁疗护科室		H市D医院安宁疗护科室	
		实　现	未实现	实　现	未实现
疾病认知	知情度	出于患者主动性	家属不告知	出于患者主动性，医护尽力告知	患者逃避，家属不告知
	病耻感	出于患者主动性，社工引导与"外化"	一些难以克服的	出于患者主动性	缺少社工等引导力量
自主能力	身体功能	社工协助、引导、医护体谅	疾病的难以克服，医院管理约束	护士协助，适当宽松约束	缺少社工力量，医院管理约束
	认知敏感度	社工引导提前的准备	疾病的难以克服	护士尽量引导	缺少社工力量
症状困扰	躯体痛苦	医护的医疗支持、完成较好	一些难以克服的	医护的医疗支持、完成较好	一些难以克服的
	心理困扰	医生告知医疗方案，社工引导与"外化"	一些难以克服的	医生告知医疗方案	缺少以社工和心理咨询师为主的引导力量
总　体		医护社工等力量的统合与协作，实现情况相对较好		主要依靠护士的中坚力量，缺少专门应对的社工等力量，更加不成熟	

过渡和持续理论相对立的割裂。此时患者不完全地掌握着对临终、死亡和身后事的控制权,尤其是对临终和死亡的参与仍然不够,但对身后事的嘱咐却常常受到尊重;而同时患者的自我认同和生命意义感知处在一个尴尬的境地,它往往得益于症状的控制和身体情况的好转,但十分容易掉入抗争的危险。最后患者的适应力和顺应力通常并不显著,但它往往带来尊严的特殊性,需要得到妥当的维护。其中,F 市 M 医院安宁疗护科室的医务社工从"心""灵"角度为患者的这些需要提供了较多支持,总体而言实现情况良好;而 H 市 D 医院安宁疗护科室仍然主要依靠护士的力量,另外也提供了居家模式的选择,但关怀的内容与深度都不可观,主要依靠患者自身的主体性来应对各项需要,实现情况并不令人满意。对于各个方面和内容更为具体的尊严实现情况描述,请见表 6.2。

最后,在社会维度的尊严层面,总体而言,从隐私保护、照护尊严到社会支持、负担感知和后事及社会影响,患者在这些方面的尊严都得到了一定程度上的照顾。然而其中也有一些不稳定的因素,例如医疗机构的公共空间中私人生活受侵犯的风险,照护服务中的冷漠,社会支持的薄弱,负担感知中惭愧的过剩,以及对于自身死亡带给周围之人负面影响的忧虑。其中,在 F 市 M 医院安宁疗护科室,医务社工的链接与引导发挥了作用,但医护人员的实践却存在一定缺陷,实现情况有两面性;而在 H 市 D 医院安宁疗护科室,医护人员的实践较为深入与可行,但缺少社工等角色的引导力量,实现情况同样非常不完全。对于各个方面和内容更为具体的尊严实现情况描述,请见表 6.3。

表6.2　个人维度的尊严模型下两个医院安宁疗护实践的情况

方面	具体内容	F市M医院安宁疗护科室 实现	F市M医院安宁疗护科室 未实现	H市D医院安宁疗护科室 实现	H市D医院安宁疗护科室 未实现
观点与状态（内在）	自我连续性	社工的尊严疗法介入，以及必要时的恰当引导	部分排斥社工介入，全然悲观的患者	护士较少的引导，患者普遍比较接受；提供居家模式	主动的引导与关怀较小，更多靠患者本身的能动与品质
	角色维护				
	自豪感与自我认同				
	接受能力				
	适应力和顺应力				
	思想与决策的自主性				
	抱有希望	社工引导，传统观念推动		传统观念推动	缺少提醒和引导
	传承与遗产				
行动和实践（能动）	活在当下	社工和志愿者的陪伴，引领与活动组织	排斥社工与志愿者介入的患者	出于患者的主动性	缺少组织与引导
	维持常态				
	寻求精神慰藉	社工的陪伴、叙事治疗、尊严疗法	排斥社工介入的患者	护士较少的引导，患者普遍比较接受	引导与关怀较为有限，缺少社工角色
	寻求灵性慰藉	社工连接社会资源介入、个体私人资源	缺乏制度与团队层面的正式支持	护士连接社会资源介入、个体私人资源	缺乏制度与团队层面的正式支持
总体		医务社工在"心""灵"角度提供较多支持，总体而言实现情况良好		仍然靠护士承担，关怀的内容与深度都不同观，主要依靠患者自身的主体性	

表 6.3　社会维度的尊严呈"折中"模型下两个医院安宁疗护实践的情况

方　面	具体内容	F市M医院安宁疗护科室		H市D医院安宁疗护科室	
		实　现	未实现	实　现	未实现
场景保护	隐私界限	医疗系统对隐私信息的严格管理	私人生活干预的界限不清	医疗系统对隐私信息的严格管理，患者对医护人员的开放性	私人空间陪伴着生持不足的问题
	在照护服务中的尊严	社工提供一定监督与支持	医护人员对安宁疗护的实践有限	医护人员对安宁疗护的实践较为深入和专一	缺少社工等力量，有时医护对尊严与关怀理解不到位
社会支持	家庭关系与情感支持	受个人亲友关系影响，一般完成较好；社工与医护人员会关注家庭脆弱案例			
	重要的社会网络与社会关系支持				
	病友等共缘圈子支持	受患者性格影响，但缺少正式的组织			
	社会团体、组织、机构的支持	院方、社工积极连接资源，补充效果好	社会资源仍然不足	院方一定程度上连接资源	社会资源极为不足
社会影响	负担感	在社工引导下谈话	财务上补贴与保障不足	护士一定的引导、内部消化	缺少引导，财务上补贴与保障不足
	后事与社会影响的忧虑	社工引导	一些难以克服的	自己消化	缺少引导
	总　体	社工的连接与引导发挥作用，但医护人员的实践存在缺陷		医护人员的实践较为深入与可行，但缺少社工等角色的引导与力量	

　　至此，我们能发现在医院安宁疗护的实践中，临终者尊严的"折中"和不完全并不是简单地来源于一对对充满张力的互构的矛盾，而是在复杂的尊严构成中同时存在被重视与被忽略、被调和与被搁置、被化解与无从应对的面向。而这些复杂的感受和处境在某种程度上超过了"妥协"所能诠释的内涵，不仅仅来源于临终个体层面的经历、抉择，以及实践者个体层面的行动、策略，而同时概括了组织、结构和制度层面的统辖、限制与供给，透视出正式与非正式之间的协调与交错。基于以上全部的从结构到个体、从系统到多主体、从安宁疗护运行的土壤到对象的妥协再到行动者的调和，到最终生成"折中"而不完全的尊严这一脉络，我们可以暂时停止对现实不断深入的探索，而开始重新审视所有的叙事、经历、境况与呈现，回顾和总结那些被我们发现或遗漏的医院安宁疗护实践场景中的尊严与哀痛，拾起那些田野中伴着行进的步伐而窸窣作响的秋叶，而沉思它的美与疮孔都何来何去。

注　释

1　刘利君：《论安宁疗护患者知情同意权》，《医学与哲学》，2022 年第 24 期。

2　马丽莉等：《中华传统文化视角下疾病终末期患者尊严模型解析》，《中国护理管理》，2020 年第 4 期。

3　于媛、刘均娥：《肺癌患者病耻感的研究进展》，《中华护理杂志》，2014 年第 11 期。

4　刘晓航等：《公众对肺癌患者的病耻感现状及其影响因素》，《护理学杂志》，2018 年第 7 期。

5　荆玲、张磊洁:《南京市妇科恶性肿瘤患者恐惧疾病进展现状及危险因素的调查研究》,《解放军护理杂志》,2020 年第 12 期。

6　孔荣华等:《年轻乳腺癌患者病耻感及影响因素研究》,《护理学杂志》,2017 年第 8 期;牛杰等:《山东省某两所医院乳腺癌术后患者病耻感水平与生命质量的相关性研究》,《医学与社会》,2020 年第 12 期。

7　涂炯、黎子莹:《身体关怀:造口人的疾病适应与集体应对》,《医学与哲学》,2021 年第 17 期。

8　刘晓航等:《公众对肺癌患者的病耻感现状及其影响因素》。

9　马丽莉等:《中华传统文化视角下疾病终末期患者尊严模型解析》。

10　Harvey Chochinov, "Dignity-Conserving Care — A New Model for Palliative Care: Helping the Patient Feel Valued";马丽莉等:《中华传统文化视角下疾病终末期患者尊严模型解析》。

11　同上。

12　P. A. Poole-Wilson and G. A. Langer, "Effect of pH on Ionic Exchange and Function in Rat and Rabbit Myocardium", *The American Journal of Physiology*, vol. 229, no. 3 (September 1975), pp. 570−581.

13　Harvey Chochinov, "Dignity-Conserving Care — A New Model for Palliative Care: Helping the Patient Feel Valued";马丽莉等:《中华传统文化视角下疾病终末期患者尊严模型解析》。

14　李强、邓建伟、晓筝:《社会变迁与个人发展:生命历程研究的范式与方法》,《社会学研究》,1999 年第 6 期。

15　陈泽霖、谭卫华、郑立羽:《重新发现"意义":生命历程视野的临终关怀》,《医学与哲学》,2021 年第 1 期。

16　包蕾萍:《生命历程理论的时间观探析》,《社会学研究》,2005 年第 4 期。

17　梅陈玉婵、林一星、齐铱:《老年社会工作:从理论到实践》第二版,上海:格致出版社,2017 年。

18　陈心想、王杰:《生命历程中的关键时刻与时间重构:基于老年癌症患者及社会工作介入的研究》,《社会》,2021 年第 2 期。

19　马丽莉等:《中华传统文化视角下疾病终末期患者尊严模型解析》。

20　Harvey Chochinov, "Dignity-Conserving Care — A New Model for Palliative Care: Helping the Patient Feel Valued";马丽莉等:《中华传统文化视角下疾病终末期患者尊严模型解析》。

21　强万敏、郑瑞双:《尊严疗法在癌症患者中的研究进展及对我国临终护理的启示》,《中华护理杂志》,2013 年第 10 期。

22　郭巧红:《尊严疗法在安宁疗护实践中的应用》,《中国护理管理》,2018 年第

3 期。

23 Harvey Chochinov, "Dignity-Conserving Care — A New Model for Palliative Care: Helping the Patient Feel Valued"；马丽莉等:《中华传统文化视角下疾病终末期患者尊严模型解析》。

24 同上。

25 同上。

26 同上。

27 马丽莉等:《中华传统文化视角下疾病终末期患者尊严模型解析》。

28 Harvey Chochinov, "Dignity-Conserving Care — A New Model for Palliative Care: Helping the Patient Feel Valued".

29 Ibid.

30 马丽莉等:《中华传统文化视角下疾病终末期患者尊严模型解析》。

31 同上。

32 同上。

33 刘慧、羊海燕:《安宁缓和医疗中患者的权利及其保障研究》,《医学与法学》,2022 年第 3 期。

34 马丽莉等:《中华传统文化视角下疾病终末期患者尊严模型解析》。

35 P. A. Poole-Wilson and G. A. Langer, "Effect of pH on Ionic Exchange and Function in Rat and Rabbit Myocardium".

36 马丽莉等:《中华传统文化视角下疾病终末期患者尊严模型解析》。

37 同上。

38 同上。

第七章 何求秋叶之美：安宁疗护实践中的挫折及制度化需要

第一节 反思与总结：结构、行动与"折中"尊严的互构

在前文的叙述中，我们已经详细描绘了医院安宁疗护实践中，结构层面的土壤与环境，受制于这些外部要素的临终主体的妥协，行动层面的各主体的参与、介入、处境与调和的策略，以及临终情境中的不完全的尊严。按照结构—个体行动的视角转换，环境—对象—实践者的主体顺序，这些场景已经被我们以单一的维度依次描述，但也略显出一些断裂和单薄。因此，在对这些现实状况的反思与总结中，我们希望依然围绕"尊严"这一核心议题，思考在结构与行动的两个框架外部，它们分别如何与"折中"的尊严相互作用和构成，并将它们有机地串联起来，生成更具层次感的说明和论证维度。

尊严与哀痛之间

本研究得到的第一个结论，即以 F 市 M 医院和 H 市 D 医院的安宁疗护科为例。当前在我国医院的安宁疗护实践中，较多患者的临终尊严是"折中"和不完全的，或者说，他们仍然身处于"尊严"与"哀痛"之间，在失落而费力地寻找着平衡感。

通过深入情境的田野调查，我们能够发现无论是在 F 市 M 医院还是在 H 市 D 医院的安宁疗护科的实践中，临终尊严都被视为工作开展和目标达成的关键。为此，其中的实践者，无论是 H 市 D 医院安宁疗护科中尝试"转型"而拥抱医学人文之汇聚的医生，和肩负数职而期冀完成全人照护的护士，还是 F 市 M 医院安宁疗护科中义务前来倾心关照患者、开展尊严与叙事疗法的医务社工，和已经十分体系化且规范化的提供洗头、理发和陪伴服务的志愿者队伍，又或是那些栖居于病房中的照顾者，医院外部的事缘性、项目制的社会力量等等，实际上都在尝试依靠自身力量维持和保护患者尊严的方方面面。然而身在其中的患者最终却仍然表现出诸多不满足、不如意，这些哀痛犹存的声音，引得我们不得不集中关注"折中"的由来和去处。

总体而言，围绕临终模型的 3 个维度、8 个方面、25 项具体内容，我们会发现目前的医院安宁疗护实践虽然已经能够在疼痛及其他症状控制上将工作完成到位，并顾及一些基本的、缺少争议的临终事项，但更进一步的尊严关怀却仍然没能被处理到位。如此一来，对于当前医院安宁疗护实践中临终尊严的脆弱不堪，我们已经洞若观火。如果说安宁疗护的理念是现代人面对现代死亡问题的一个跃进和改善，是尊严实现的一步跨越，那么当前我国社会现实中的安宁疗护实践，相对于以往传统的临终情形而言，普遍仅做到了其理论目标的一小部分，完成度较低，甚至于未完成的部分会反过来产生负面影响。例如，患者的恐惧心理如果在安宁疗护中没有得到妥善的应对，那么它带来的伤害往往比选择逃避死亡、自我欺骗带来的伤害更剧烈。这一结论大体上与已有的诸多研究相契合，认为目前我国安宁疗护和临终关怀的发展现状堪忧 [1]。但以往研究的审视多停留在宏观的单一角度，对于尊严之下临终者各个方位的具体考察相对较少，因此本研究分别关注了安宁疗护实施的结构与环境，结构与环境中的各主体，以及这二者之间的相互关联，从中我们可以洞察"折中"尊严的由来和去路。

结构作为"折中"尊严的由来

为了反思"折中"尊严的由来，本研究发现了理想构型与复杂的现实条件的差池之中一些值得玩味的现象和规律，从而得到了第二个研究结论：结构上，不完美的现实土壤以及制度中的漏洞与缺失使得我国安宁疗护推行与实践的环境和条件非常苛刻而充满问题。在这样的结构背景下，医院安宁疗护实践中的对象主体（即临终患者及家属）受到来自外部环境的控制、约束、压抑和剥夺，但其内在同时存在一些有关自我的需要和索求。疾病与死亡并不会宽恕待人，于是，这些受到多重夹击的主体在医院安宁疗护实践中不能自拔地陷入妥协之中，这就直接带来了临终尊严的"折中"。

通过结构性的视角，本研究首先梳理了国家推行安宁疗护的战略布局和政策演进，发现医疗机构正作为安宁疗护的试点与初探。这样的"权宜之计"带来了诸多不成熟之处，也使得安宁疗护体系进入医院时前所未有的对于原有的医疗传统而言形成一种"闯入者"的姿态，为医疗整体所排斥，产生水土不服，带来了医院中尊严的"分化"。主要表现为医学伦理对安宁疗护的分歧和压抑，以及"无法融合"的背景下医院中患者生命与死亡质量的参差不齐。其次，从资源紧张和保障缺位的角度，我们还发现了当前医院安宁疗护试点阶段中的经济与选择上的不平等现象，这使得临终尊严的"权利"属性降低而"商品"属性抬高，十分不利于安宁疗护按照原先的初衷、计划和思路继续发展。接着，在多方面的影响下，医院安宁疗护实践结构的不整全也为我们所发觉，MDT模式的形同虚设为安宁疗护的开展与临终尊严的实现带来重重障碍。最后，也是最重要的，当前无论是法律还是医院规定，无论是观念还是实践，医院场景中患者的自我决定权利都被笼罩在阴影之中。其中，尤其是拒绝医疗的权利在生命权与死亡权的界限之争中直接被视为风险而悄然规避。于是，临终患者的自决权和以此为根基的主体性就在制度、政策与法律的缺失中，在医院的规定与偏好下，在现有的医患告知与决策模式中被无视或被转移。

从结构回到个体，我们如果仍然从结构功能主义的理论偏好来思考，就能够非常轻松地理解身处其中的那些受到结构与环境深刻控制、影响、规范和决定的"人"为何身陷囹圄、被动妥协。结构上的诸多困境，例如医学伦理的分歧、经济与资源维度的不平等、团队的缺陷、对药物和症状治疗的疑虑和自决权保障的消失，都使得临终主体一旦进入这个环境就面临它们所带来的威胁。而如果从个人的视角出发，自身的认知、社会的观念、家庭的氛围等同样更多地来源于社会结构的塑造，它们会生成不一的疾病与死亡意义和个人在其中的应对方法。但总而言之，多数人在面对安宁疗护的选择时都会或多或少地展露出一种暧昧的态度——对于疼痛和时日无多的现实，安宁疗护能提供更高的生活质量，但同时一般的价值认同又致使人们将其定义为放弃和等死之地，赋予其污名的符号化隐喻。而对于那些通过各种手段和渠道——但主要是原主治医生推荐、家属决定——进入安宁疗护的患者而言，他们在面对疾病和死亡时、在度过最后一段时光时，一般展现出在抗争的共识和悲伤的默契之间反复挣扎的矛盾心理以及妥协结果。其中，抗争的共识来源于传统的死亡观和出于人性本能的惧怕感，致使患者和家属通常都难以与死亡和解，而不禁与其抗争、敌对却带来更多的痛苦；而悲伤的默契来源于愈发逼近的有关死亡的客观现实，以及真切的以复仇姿态"复显"身体主体性的疼痛与不适，患者和家属在自我劝慰甚至欺骗中通常能够意识到其真实情况，因而带来了"不得不面对"的无奈和难以再挣扎的

"放弃感"。以往的研究较多从单一维度关注和发现安宁疗护患者对该理念的不接纳[2]，或是对于死亡的逃避和悲伤[3]，却忽略了人们心境的复杂性。本研究则发现，现实中的安宁疗护患者通常处于这两种极端心态的夹缝中，并产生一种妥协的个人取向。这种妥协既是面对死亡的，也指向了对安宁疗护的态度，因此它其实是个人接受安宁疗护、被动地在失落中反而寻回临终尊严和生命意义的重要手段。故而，如果暂时离开结构对个体的深刻的单向作用力连接，更多地从个体的角度出发，这种妥协的产生是安宁疗护得以介入的重要渠道，是安宁疗护实践进一步推进和发展的重要突破口，也是体面的立场得以出现和被觉察的关键要素；但它其实也与结构的决定与控制相对立，成为妥协的另一个向度，也是与结构相互撕扯的另一端，更是妥协的重要构成部分。最后，更进一步地，我们希望更多地赋予个体以能动性，尝试梳理妥协与默契如何进一步升华。在经过分析和论证后，我们认为患者与家属之间的协商、沟通和谈话最为重要，其中家属往往需要承担起责任，突破以往固化于生死话题之中的藩篱。

行动作为"折中"尊严的去路

通过梳理有关"折中"尊严的由来，我们从结构主义的视角出发，并一点点纳入"个体"的情境，呈现出"没有个体""有且仅有被动的个体""有实现了一定主体性的个体"三个过渡性的环节，分别得出了安宁疗护推行与实施中结构性与制度性的缺失与困境、不完善的外部环境影响下既抗争又悲伤的哀痛的临终主体、在妥协的生成过程中逐渐察觉"另一端"的必要性和积极性的临终主体，以及最终得以突破妥协的一种协商的可能性。我们发现，逐渐注入的能动性为临终主体带来了越来越多的尊严和希望，对哀痛的抑制有着神奇的作用，虽然对于临终主体和安宁疗护对象而言这种救赎是源于自身的，同时也是极为困难、压抑和迷茫的。因此，如果我们需要更进一步地、彻底地观察行动者的视角，用能动性作为工具去阐释在"折中"的尊严和妥协的境况已然产生的情况下，医院安宁疗护的各实践者如何遵循自身的超越于结构的价值、目标和理性判断，而做出"非正式"的调和策略，这即寻找"折中"的尊严去路的全部过程，也是本研究得出的第三个结论。

从组织和制度的角度出发，政策演进到如今，安宁疗护仍然处于初级的发展阶段[4]，以在医院试点为主。而医院作为实践的初探，与安宁疗护的初衷本就存在一些天然的相斥之处，在不成熟的实践落实之中表现出了许多结构之中的困境，如安宁疗护在医院中的定位诡谲、受到医院医疗取向的影响、组织架构不明晰、规模小、门槛高从而缺失对社会责任的承担等。此外，由于宏大制度背景的约束，更为重要的一个问题是患者在医院中能否拥有自主权，这一权利是否得到法律的承认和保障。现有的法律框架给出了否定的答案，因此在正式制度的主导下医院内的安宁疗护实践仍然难以将关怀真正面向患者，而往往只能尊重家属的意见[5]，甚至强迫性地推行医生的权威。在这样的现实之中，机构组织以及其中的实践者只能够求诸"非正式化"的手段，以绕过正式制度的约束或是弥补正式制度的不足。这是我们讨论实践者的个体作用以及其使用"非正式"手段的原因，也是这些行动和策略被概括为"调和"的原因，更是为什么寻找去路只能借由行动主义的视角进行剖析和总结的原因。

具体而言，从行动主义的视角出发，各个主体成了叙述和解析的关键单位。首先，围绕这些行动主体，我们发现医院安宁疗护的医护工作者——尤其是护士——可以通过非正式的协商，直接引导家属、间接引导患者，使其之间达成充分体现患者尊严和需要的共识。如此一来，医院在尊重家属意见的同时，也顾及了患者的尊严，而医生则主要需要完成医学伦理与价值观念的转向，将医学人文重新带回临床实践的领域中。其次，照顾者作为患者身边之人、日常生活最主要的参与者，其处境与作用也不可忽视。我们发现家庭照顾者和专业护工各有所长，但都从自身的特性和境况为患者带去不同的辅助性的慰藉与舒缓作用。接着是各类社会上的资源与力量，包括病友圈子、宗教团体等社群社会资本的支持，也包括社工、志愿者和一些公益性的组织与技工的介入。这些力量都从不同角度弥补了医院安宁疗护的结构性缺失，以及针对性地满足了临终患者的不同需要，化解了妥协中尚且处在让步和被动这一部分的深重的纠葛。最后，医院方也为安宁疗护实践的结构困境提供了一些化解和调和的方式。例如医院为了调解人们对安宁疗护的暧昧态度和排斥心理，将安宁共照的部分环节引入了安宁疗护病房的日常运作，如"借床"性质的准入和多科室协作会诊治疗等；又例如，医院尝试将一些患者转入"互联网＋"居家护理的渠道，如此一来他们得以脱离医院的管理系统，患者主体的声音也可以得到更大程度的承认和尊重，而通过线上 App 平台还能即时连接到专业的医疗资源与支持。

故而，从结构主义的角度说，当前在安宁疗护从理念落于现实的过程中正式制度的土壤较为不充分，这一点已经为较多现有研究所认识和关注。然而在正式制度的缺失中，实践主体的能动性也即行动主义的视角却常常被忽略，但他们创造出的非正式的调和手段又正是面对制度问题最为温和又有效的解决办法，也是当前结构条件下"折中"的尊严可以被观测和预见的重要去路之一。这一点亦是本研究对于现有研究框架的创新和补充。

第二节　展望与新议："正式化"与"完全化"的期待

于是，从结构—行动主义视角下看"折中"的尊严的由来和去路，我们得到了制度的不完全、人的妥协和实践者的调和。虽然妥协和非正式的调和手段提供了应对制度缺漏的一些方法和策略，但它们都具有脆弱性和临时性。因此，若真的要展望安宁疗护的未来，摸索的重心还是应当围绕正式制度的完善，以及以此为工具下尊严走向完全化、哀痛得到应对和化解的大方向。围绕以上全部内容和结论，本书最后从"正式化"和"完全化"的两个期望出发，分别从制度与实践、临终尊严概念本身的角度展望和讨论我国安宁疗护的未来。

步入"正"轨

从制度环境的结构到个体的行动，从缺漏到应对，从妥协到调和，我们生成了一种略显无奈的叙述逻辑，描述当前我国安宁疗护发展的无力、被动和困境重重。如今，让我们从个体行动与处境折射出的问题与需求，重新回到结构主义的视角，探索如何通过"正式化"的制度变迁与修正，为安宁疗护的实践和发展开拓出更充足的空间。从社会总体观念到立法，到医学价值的取向，到医疗机构中的国家政策，再到社会力量的调用，最后到安宁疗护模式的扩展，我们遵循从大到小、不断聚焦的脉络，从以下六个方面作出关于安宁疗护步入"正"轨的提议与构想。

（1）传统死亡认知与道德观念的颠覆

孔子说："未知生，焉知死。"作为我国传统文化的核心，儒家思想十分强调生前而回避死亡[6]。社会观念的保守取向成为推进我国安宁疗护发展的一大阻力。传统的死亡观和人格观，一方面使得人们惧怕死亡、逃避死亡、与死亡相敌相对；另一方面则号召人们制造异化的"希望"，任何接受死亡、与死亡和解的行为都被视作认命、屈服和软弱。在生死之前，人们习惯性地认为必然要抓住那"一线生机"，然而在死亡不得不来临，甚至已经预见其到来的情况下，这一线生机往往是凭空捏造的、自欺欺人的。这样的观念不仅带来临终者的身心痛苦，还抑制了家庭内重要的死亡谈话，如此一来家人与临终者本就情境相错，缺乏沟通时就更难领会到其真实期望和需要，甚至临终者自己可能都忘记审问内心真实的感受和意义的追寻，从而导致临终尊严的荒敝。

患者的死亡态度受其所处的文化影响，还与他的文化程度、人生经历、宗教信仰、生理状况、疾病的发展阶段等个体因素密切相关[7]。研究认为，在中国的文化背景下，开展死亡教育，通过培训引导和教育国人接受安宁疗护的理念，建设良好的安宁疗护氛围十分必要。特别是经过了新冠疫情的洗礼，人们渐渐感到生命尊严的重要。因此，在人道主义危机中需要引入安宁疗护的理念，更加彰显了对生命的尊重[8]。此外，安宁疗护实践中家属参与的作用也极其重要，家庭亲人的关怀在整个临终关怀过程中是黏合剂，但在传统孝道观的影响下，安宁疗护中的患者家属往往难以与患者形成良好的协商，甚至做不到如实的告知，在最终的决策中就更容易忽略患者本身的感受。因此对于传统道德观念下患者家属的安宁疗护困境来说，必须对传统孝道观进行转变，对孝道做出时代发展的解读，以求适应安宁疗护的开展[9]。

如此，为了从根本上引导人们脱离现代的死亡困境，扭转人们对死亡乃至于对安宁疗护的看法与观念是最为重要的。近年来已有不少对生命教育和死亡教育的强调与呼吁，然而目前仍仅有少数高等院校将死亡作为或纳入边缘性课程或活动供学生选择和参与。观念与认知通常是根深蒂固的，因而将死亡教育课程[10]纳入各个教育阶段，且提高其重要性、必修性是最为有效的。此外还应当在社会各处宣传和普及死亡的真实意义和安宁疗护的重要作用，如增加广播、电视、戏剧、报刊、网络中"善终优逝"的内容比重，赋予安宁疗护"孝道"的意义；出版安宁疗护科普教育读本；在社区卫生服务中心设立安宁疗护宣传栏等[11]。

而具体的教育内容在于死亡形象的"祛魅"和和解。"善终"作为传统五福之一，意在安详离世且饰终以礼，体现了人们对死亡质量的追求，能够毫无痛苦地走到生命终点即是福分。如此，应努力宣传"安宁疗护不是让患者等死，不是放弃治疗，更不是安乐死"这一观念，使民众认识到安宁疗护能够最大限度地减轻终末期患者的身体痛苦，维护生命尊严，实现"善终"愿望；与此同时，给予家属照顾和情感支持，减轻照护压力和哀伤情绪，帮助家庭顺利度过哀伤期，让安宁疗护成为患者和家属的主动选择[12]。

除此之外，一些根基性的法律与制度语境也会影响人们的观念。我国《宪法》规定公民的生命权是公民依法享有的生命不受非法侵害的权利，是公民作为权利主体而存在的物质前提，是公民最根本的人格权。我国《民法典》第一千零二条也规定了"自然人的生命安全和生命尊严受法律保护"。传统的民法理论认为生命权主要包括生命安全、生命安宁的维护权以及生命利益的有限支配权,而自然人并不享有完全自由支配生命的权利[13]。这些围绕"生命"作出保障和安排的法律,在现实的实践与被解释中却常常局限于"生"的部分,而忽略了"死亡"也应当是一个人完整生命的重要组成部分。因此,当前在我国的法律原则中,死亡的重要性并未得到强调,死亡相关的权利、环节和保障也常被忽视,人们面对死亡时也就常常陷入慌乱无措。要更有效地推行安宁疗护的实践,指导性的法律条文的细化也必不可少。

（2）法律话语体系中自主权的回归

《中华人民共和国基本医疗卫生与健康促进法》自 2020 年 6 月 1 日起施行,第四条明确规定:"国家和社会尊重、保护公民的健康权。"[14] 这标志着公民健康权正式进入法律视野,我们要以此法的施行为契机,完善安宁疗护相关法律规制,其中则包括保障患者健康知情权、完善预先医疗指示体系、借鉴相关法律制度三方面的努力方向[15]。其中,对于知情权,以及以此为基础的决定权,我国《民法典》中较为模糊地规定了医患说明与告知的必要性;《医疗机构管理条例》也强调了患者自身同意的优先性和主要地位,但其中仍然界限、时机不明地纳入了近亲属和医护人员的主张。于是,为了更好地推进安宁疗护的实践,一方面需要以这两部法律和条例为基础,不断明晰、细化且对患者的知情权、自主权提供更加到位和有力的保护甚至是激励;另一方面,安宁疗护的理念则还急切地需要建立新的预先医疗指示的法律体系,以真正实现患者能够为自己考虑、发声和决定的场景。

　　我们可以从国外的立法经验中寻找一些借鉴。患者自治的理念最早源于欧洲兴起的病人权利运动，到 20 世纪七八十年代，世界各国和地区纷纷出现关于病人自治的立法。从 1976 年美国加利福尼亚州的《自然死亡法案》（Natural Death Act）开始，到 1991 年美国联邦政府的《患者自决法案》（Patient Self-determination Act），再到英国、德国、新加坡、韩国、丹麦等国家和地区确立相关的法案，患者自治的理念深入人心。人类善终立法最初因激进的安乐死立法过犹不及而受挫，后改道至自然死和安宁疗护而获得立法，使得维生医疗拒绝权获得广泛承认。当前，生前预嘱的内容大多是表达主体在将来自身丧失决定能力时拒绝接受维生医疗措施的意愿，通过对医疗决策的自我安排实现对患者的临终关怀[16]。

　　回到我国国内的立法现状，港台地区的先行提供了一些乐观的面向。中国台湾地区是亚洲第一个赞成"自然死"的地区，其在 2000 年通过的《安宁缓和医疗条例》中指出，20 岁以上具有完全行为能力的终末期患者在 2 名及以上见证人的见证下有权签署生前预嘱，并且可以随时更新或撤销。之后，在 2013 年的第 3 次修正案上，中国台湾地区提出只要在 1 名关系最亲近的家属的见证下就可以签署生前预嘱。而中国香港地区的法律改革委员会于 2006 年 8 月发表《医疗上的代作决定及预设医疗指示报告书》以推广生前预嘱，要求所有医务人员必须遵守患者制订的生前预嘱，尊重患者的自主选择。之后，香港食物及卫生局在 2009 年 12 月发表《在香港引入预设医疗指示概念》，文件指出在公众尚未接受生前预嘱的现状下将其法律化是不合理的，进而推出了"预立医疗照护计划"（Advance Care Planning，简称 ACP）。长期以来，预立医疗照护计划和预先医疗指示（生前预嘱）以非立法的形式在中国香港地区已经被广泛认可和接受。[17]

　　而在我国大陆地区，预先医疗指示的发展出现了萌芽但未被正式承认，尚处于民间推广阶段——2006 年"选择与尊严"公益网站通过推广生前预嘱倡导提出临终诉求，2013 年北京第一家民间生前预嘱协会被批准成立。目前大陆尚未有关于预先医疗指示的明确立法，散见于低阶行政规章和行政法规中，不成体系[18]。但有学者指出，由于具有建立拒绝维生治疗权的法律基础，且建立拒绝维生治疗权符合社会现实，因此预先医疗指示已经具有一定的实践基础，且临终患者自主权制度宜采用拒绝维生治疗权的立法模式[19]，目前亟待提上制度化日程，立足实际，逐步构建预先医疗指示制度的基本框架和具体内容，并适时立法。

　　（3）人文价值与科学医学主义的汇聚

　　安宁疗护在医院中的晦暗定位和尴尬处境也反射出当前人们对于医学价值的界定，以及医疗工作开展的风格与取向都值得反思。之所以死亡会陷入现代性困境，就是因为人们过度依赖于技术，将技术神圣化，而忽略了人文的重要性[20]。当前医学价值和医疗作风受到这一现状的影响，也十分注重技术、治愈和权威，而将人文关怀、生命意义和参与的自主性贬为怪谈。这使得医院的模式化、程序化和管理物化问题十分深重，不论是患者个人的各项身体指标，还是医院、科室、病房的治愈率、有效率、出院率，都是医护工作者在日常事务中的首要追求，而每一个在病床上受到疾病缠磨的生命，都理应得到尊重，这就带来了转型的必要性。

首先，医学价值应当得到丰富和多样化，并非痊愈才是医学的唯一目标，也并非疾病才是医疗场景中需要受到关注的，身体的复杂性和生死的难以逾越都引导我们更加注重疾病所附着的"人"及其灵魂，那么医学、医生和护士等都应该学会关注患者的声音、需要和特殊性。至少这种关注的倾向不应当受到歧视和批判，才能够使得安宁疗护在医院中得到更多认同和支持，也才能促进它与其他各病区、科室的有机配合，发挥其最大价值。这意味着医学人文应当为我们强调，并将其融入当前的医疗场景中。其中，能否充分体现医学人文精神水平与人文关怀能力的医学人文境界主要受是否有正确的人生观和价值观，是否有充盈的内在生命力量和信仰追求，是否具备系统化、全方位、多层次的人文教育培养，是否规避陷入工具异化与现代技术依赖的窠臼，是否有健全合理的社会支持保障与评价体系等影响[21]。这要求我们在侧重医学、科学与技术的同时也注重这些方面，以"人性"为支点统一事实与价值，以科学与人文双重属性规定现代医学的性质，以自身的整体性和系统性介入现代医学体系，以增强现代医疗公平性为价值指向，以维护和促进现代医学的进步为己任，在推进现代医学人文的过程中实现医学价值的转向和安宁疗护与临终尊严的满足。

其次，为了改善安宁疗护在医院中受排挤而无法融合的位置与处境，医疗机构（即医院）的整体应当去风险化，而更多地关注个性化的需要。由于疾病往往带来风险，而死亡又常被视为风险，因此医院是一个充满风险之地。作为正式的医疗机构，医院则需要用管理、告知和契约等各种方法来抑制或规避风险。但对于风险的过度预测和一刀切的防止措施，必然带来压抑感、自由受限和被物化的危险，这对于普通的住院病人而言可能只是一些严格的规则和一段特殊的时期，但对于安宁疗护的临终病人而言则会带来对自由、自主和尊严的伤害。比较典型的即为行动空间的受阻，医疗氛围与焦虑感的营造，以及患者自主权的丢失。对此，一方面，医院应当调整其总体上的管理策略，划分出对于安宁疗护领域的专门的管理制度，建立相对独立且具有适用性的安宁疗护运作体系，从而使其中的患者受医疗干预、压抑与剥夺的程度降低；另一方面，医院也有义务和责任将安宁疗护的理念与力量渗透到医院的各处，因此在其他科室中也应当有意地注入安宁疗护的资源、理念和日常工作，并开展更多的科室间合作。尤其是对于重大疾病以及恶性疾病或者是弥留之际的病人，即使他并非身处安宁疗护，在医院中也应当受到整体性的关怀与尊重。

最后，是医生主体对于人文价值的拥抱。这表现在很多方面，也因此医院安宁疗护中的医生有必要做出一系列的改变。第一，是既往的医德、医学伦理和医疗原则的破立，《中华人民共和国执业医师法》的第二十七条规定对急危患者，医师应当采取紧急措施进行诊治，不得拒绝急救处置，这显然与今天的呼声与需求，尤其是安宁疗护的理念不相符。因此只有建立新的医德准则，站在生命伦理的角度上关注患者真切需求，才能秉承"无伤害、有利、尊重、平等"的生命伦理学原则，回应临终患者对生死状态的选择意愿。安宁疗护正是维护病患生命价值、尊重健康人格、回馈健康诉求的医疗制度[22]。第二，是医患告知与决策的模式。当前医疗场景中仍然多见权威型的医生和咨询型的医生，而解释型的医生尚不多得，这不仅是安宁疗护实践的困境，也是现代医学理应反思的侧面。第三，是医护人员对于安宁疗护的认知，以及对于例如止痛药、"身心社灵"的全人照护和MDT的模式等的认识，都应当得到更进一步的提升。由于当前在医院的工作和运转模式中医生仍然常占主导地位，因此他们的相关知识、态度、价值与取向都十分深重地影响着医院中安宁疗护的具体开展、风格和效果。

总而言之，技术只应该是工具，而不是受尽崇拜的神器甚至目标。"医学"也不应当被卷入被神化的领域，这需要从医学发展的多重面向——如科研、培养和实践等——入手加以改造。

（4）政府主导、多元力量参与的资源布局、服务体系和社会保障的优化

除了软性的文化观念影响了安宁疗护的社会接纳情况以外，硬性的资源条件也会制约其发展动力。安宁疗护强调患者个性化需求的完全满足，由于它不是围绕具体病症开展的针对性治疗，而是围绕一个生命周期和生活状态开展的多方面医护，因此一个患者所需要的医疗资源在数量和类别上都算少数。但每个人都会面临死亡，需求主体的规模也就十分庞大，所以倘若这一模式得到普及，现有的医疗和照护等资源都难以支撑其运

行。资源的不足会带来多方面的负面影响。对于患者方来说，服务费用的高昂可能带来财务的困境，不平等下被分化或被抛弃，以及临终阶段中的负担与罪恶感加深；资源不足也常常会使得服务的质量降低。对于安宁疗护的从业者来说，资源配置的不到位一方面使得其工作难度加大、工作压力剧增，压抑其工作满意度和生活幸福感；另一方面还抑制了其工作热情和动力，十分不利于安宁疗护行业的发展。于是，在当前安宁疗护的初步发展阶段中，优化资源配置、建立公共性资源供给、深化社会保障与医疗及护理保险的作用就极为重要。而政府作为这部分保障的责任主体，在安宁疗护的推行工作中应当发挥不可替代的主导作用，其他社会各方的力量的参与也能够为资源与保障的紧张提供分担与缓解，值得我们重视。

　　这意味着，安宁疗护的责任主体应该由医疗机构转为政府与社会，以公立医疗机构为主转为由医养结合机构、护理院、康复医院和专科医院等举办主体多元化为主；服务体系也应当从医疗机构型转变为政府主导型，形成以政府主导、社区为基础、社区卫生服务中心／乡镇卫生院为依托、居家为单位、住院为指导、社会资源为补充的"六位一体"服务体系[23]。这是因为安宁疗护服务的根本属性是公益性，它决定了政府必须介入维护人民群众的生命末期尊严权益。从政府的社会职责来看应承担安宁疗护服务公共产品的范畴，政府的责任是通过政策措施、制度保障、标准规范、财政经费和监督管理等手段，来组织、领导、落实安宁疗护服务，从政府层面保持安宁疗护政策支持的系统性与连续性[24]。因此，当前以医院作为安宁疗护的试点与初探的阶段，终究是初级阶段。在安宁疗护的发展中，政府始终应当担起主导责任，通过政府与社会的力量维护安宁疗护中资源的供给和平衡、对于机构和个体的补贴与保障。

对于政府而言，从最为宏观的层面说，为了促进安宁疗护的发展，首先应该将安宁疗护纳入基本公共卫生服务的领域来统筹管理。这对提高基本公共卫生服务的质量、提升民众的知晓度和感受度、推进并提高相关项目的覆盖度等都有重要价值，也有助于将医疗、道德和法律结合起来，让对临终病人的照顾成为社会、政府、安宁缓和医疗专业人员的基本责任，让需要安宁缓和医疗的患者可以享受到保质保量的医疗服务[25]。当安宁疗护的战略地位得到重视和突出之时，实践场景中的各个主体都会对其更加重视，安宁疗护运作所需的资源也能够更充分地得到供应和使用。在这一背景下，政府还应不断完善法律制度、制定服务标准和规则、提供多种政策支持、监督管理、惩戒失范，这些是政府相关部门在事前、事中和事后必须承担的责任，并为困境群体的临终服务提供兜底保障[26]。

由于安宁疗护体系包含诊疗、护理和亲属慰藉等多种服务，但传统医疗保险并未对其一一覆盖，体系运行所需资金、服务定价和给付问题，一直是公共讨论的重点[27]。最重要的一个问题是扩大安宁疗护的社会医疗保险的保障范围，因为包含心理咨询、心理治疗（音乐治疗等）、精神辅导以及哀伤辅导在内的安宁疗护基本服务内容目前都未能囊括在我国的基本医疗服务中。对此，应进一步探索、制定安宁疗护服务的收费项目和标准，根据患者切实需要，同时结合不同地区的发展水平，在医保基金可承受的范围内，更多地将心理慰藉、精神辅导等方面的安宁疗护服务项目纳入医保报销范围，合理拓宽安宁疗护社会医疗保险的保障范围[28]。另外，当前医院安宁疗护病房的床位费和入住费十分高昂，而且由于其病房的特殊性（一般是 A 级病房或是 VIP 病房）不能报销，这都使得安宁疗护的服务不断被商品化，使其获得和享用不断在分化中和其初衷渐行渐远。因此，如何建立更加广泛和具有针对性的保障与保障体系，是安宁疗护得到进一步发展的关键环节。

在美国、欧洲、日本、韩国，都以不同的形式将安宁疗护服务纳入了医疗或健康保险，民众能够免费或是以极低的费用享受专业的安宁疗护服务。在我国大陆地区，目前除各地省级医院宁养病房和上海市设立的舒缓疗护病区病人费用可纳入医保，其余安宁服务活动费用尚未纳入基本医保报销范围，而是以非政府资助的慈善机构统筹运行。这使得当前我国安宁疗护的资金筹集渠道单一，资金匮乏，制约了其发展。对于这种种的未定和缺失，政府需要规范缓和医疗纳入医疗相关科目及其价格，在基本医疗保险报销计划中增添安宁疗护科目，从而减轻临终患者及家人的经济负担；参考"慢性病"补助政策，在患者医保账户内设立安宁疗护独立账户，医疗费用直接对机构结算，以达到专款专用等[29]。针对目前由医保作为主要给付主体所导致的给付标准划分不合理、给付对象及项目不全，难以确保安宁疗护待遇公平性的问题[30]，在基本医疗保险的框架之外，还应探索长期护理保险试点，为安宁疗护事业提供常态化的资金支持，可以有效缓解那些长期重病在床且急需安宁疗护护理服务人群的经济压力 [31]。具体而言，应当增加长护险保障对象及项目、完善长护险准入体系及给付标准划分依据、完善长护险异地结算系统、跨地区保障安宁疗护等 [32]，将安宁疗护纳入长护险的试点中，并不断推广和普及。

另外，安宁疗护服务体系的建立与完善同样需要多种力量、多种资源的协调与运作，其中政府居于主导。因此，具体的服务提供往往鼓励由社会和市场来承担，这样有利于多样化、不同层次服务的提供 [33]。安宁疗护服务除需医疗专业队伍介入外，还有赖于社工、家庭护理者、志愿者以及精神慰藉专家等协作，同时还受到许多社会公益性组织、机构等的帮助，这需要政府在政策层面进行支持，吸引多方社会主体的参与、配合和连接，方能保证患者及其家庭获得有尊严的生命体验 [34]。其中，资金筹集与支付、服务递送中的多方协作、安宁疗护服务体系与既定医疗服务体系和社会照顾体系的衔接是最关键的议题。政府与社会如何协作，确保安宁疗护体系与医疗系统、社会照顾系统之间形成有效衔接，是维护病患健康福利的关键 [35]。

此外，发展安宁疗护事业，不仅需要国家提供社会医疗保险的支持，也要发挥商业健康保险和社会救助体系的专业优势，形成以政府为主导、社会组织联动机制相结合的长效机制，从而缓解因病致贫、因病返贫的问题。例如，可以强化商业保险机构安宁疗护的保险服务，利用商业保险机构网点覆盖广、推广渠道多的优势，推动安宁疗护快速普及 [36]；实施以政府主导的社会保险为主体、以商业保险为补充的长期护理保险无疑是一剂良方 [37]；也可以通过社会慈善救助组织增加社会关注度，创办安宁疗护慈善基金，让孤寡老人、无收入群体也能享受到安宁疗护的服务[38]。

（5）学科、团队和人才的建设与培育

除了作为外部支撑的资源与社会保障之外，安宁疗护实践内部的学科与团队建设和工作者的境况同样需要通过正式化的方式不断健全。因为我国安宁疗护事业的发展需要各方面的配合，其中医护人员的素质直接影响到安宁疗护实施的质量，而目前我国安宁疗护机构恰恰面临专业人才匮乏的现状。如何汇聚人才力量，创建一个针对安宁疗护的人才培育系统至关重要[39]。此外，安宁疗护是团队的工作，而不是单独某个医生或者社会工作者可以做好的，需要各个领域的专业人员共同配合，致力于对患者身、心、性、灵全方位的关注和照护。但是目前由于我国相关的团队建立尚未成熟，具备专业安宁疗护服务能力的人员缺乏，导致很多开展此医疗服务的机构在人员配置上并不全面、专业[40]，尤其是在医护人员以外的从业者的稀缺与边缘化的问题更加显著而难以解决。通过质性与个案研究，我们也发现在当前我国安宁疗护的实践中，安宁疗护的学科基础薄弱、受重视程度低下、研究动力不足，安宁疗护的团队多元性低，与 MDT 的设想相去甚远，还有安宁疗护中的人才参差不齐、专业水平较低、认同感不足等，这些无疑都不利于安宁疗护服务的提供和患者临终尊严的实现。

首先，应该把安宁疗护专业教育纳入教学培养计划，融入护理本科和研究生课程，同时尽量为护生提供安宁疗护的实践机会，增加护生的感性认识[41]。借鉴国外安宁疗护的成功模式，增加相关专业培训课程，如开设"临终关怀""医学伦理学""护理学"等课程，让医学生对安宁疗护有基本了解，从而对临终患者采取积极的治疗[42]。

其次，应当完善人才考核机制，定期对人才进行培训与考察，细化考察科目，对不同类别的人才制定不同的考察方案[43]，由国家权威部门颁发相应的资格证。为保证专业人员资质的合法性，应由专门的部门统一负责资格证的核准、变更、注销、吊销以及后续监管等事项的管理工作[44]。还应当通过组织讲座、外出进修学习等多种方式，对在职医护人员进行定期培训，以提高高层次人才的比例，加强对低职称人员的再教育，增强照顾患者的能力[45]，增强其从事安宁疗护的信心，逐渐提升安宁疗护的质量与地位[46]。

此外，还应当建立多学科服务团队协作机制，创建由医生、护士、心理咨询师、理疗师、社会工作者、宗教人士、营养师、志愿者等组成的跨学科、专业化的安宁疗护团队，使安宁疗护规范化、科学化，形成独立、完整的安宁疗护体系，提高我国安宁疗护的服务质量[47]。具体而言，应当通过人才鼓励等扶持政策大力引进与安宁疗护相关的全科医生、专业护士、心理咨询师、社会工作者等[48]，建立安宁疗护志愿者和社工等网络，将其体系化、制度化，并扩大志愿者和社工队伍，加强相关培训[49]。其中最重要的是，医院安宁疗护的团队中至少应当纳入社工、心理咨询师等角色，但现实的情况是 MDT 的模式设想仍然只停留在设想，社工的进入依旧无比困难。

最后应该鼓励优秀人才从事安宁疗护服务，政策上优先向安宁疗护科倾斜，对新入职的规培医师可要求到安宁疗护科轮转[50]。还应适当提高临终关怀护理人员的工资水平和社会地位，使临终关怀护理人员在职业中有获得感和成就感，有助于提高护理人员的服务水平，改善护理质量[51]，也能够吸引更多人才进入安宁疗护的实践之中。

（6）共照、居家等模式的落实和扩展

前文已经提到，安宁疗护的服务体系应当从单一的医疗机构主体中脱身，而形成多元化、多主体、多位一体的运行模式。我们已经从现实的实践与探索中得到了两种可行模式的启示，即安宁共照和居家安宁，它们对于当下医院安宁疗护实践困境有一些调和作用。

安宁共照的模式在前文已经有较为详细的阐述，它一方面能够克服医院安宁疗护床位紧张而难以进入的问题；另一方面还能够打破科室之间的界限，既使得安宁疗护的理念以及对于临终尊严的关怀能够最大限度地落入医院的各个场景角落，还能为那些一时间无法接受安宁疗护和死亡的患者提供必要的关怀和舒适照料。然而，在现实的实践中，这种模式往往仅以"借床"的形式开展，是那些既想治疗又想获得更加舒适和优越的环境的患者"妥协"的结果，而没能在真正意义上实现"跨场域""全院化"甚至是"全社会化"的效果，也没能在分级诊疗的基础上实现安宁疗护的转介机制，提高二、三级医院安宁疗护的服务意识。但这些都是未来不断发展、完善和"正式化"的方向。因此，如果安宁共照模式能够不断地被正式化和落实化，那么说明我国安宁疗护的实践也正走向成熟，而克服了诸多结构上与个体妥协中的困境，最终这一模式的落实与扩展就应当成为医院安宁疗护实践的目标和计划之一。

居家安宁的模式实际上已经有较为成熟的讨论。如有研究将我国安宁疗护服务类型划分为医院型、社区型、居家型、日间型和远程服务型这五种模式。其中社区型与居家型的模式是指经过培训后的社区医护人员能够承担起安宁疗护服务，通过与家庭医生签约，家庭医生和社区护士共同为患者提供居家安宁疗护服务，其优势在于更贴近终末期或老年患者[52]。

这时，理论上社区应当联合第三方的养老服务机构或护理机构，或依靠社区本身驻有的专业护理人员，具备护理职能，为患者提供专业的护理和医学支持。然而，一方面的问题在于当前养老资源和护理工作者本就紧缺，社区一般难以真正落实质量上乘的居家护理服务；另一方面的难处在于安宁疗护的护理内容十分复杂，具有一定的特殊性和专业性，因此社区就更加难以独自开展。于是，H市D医院安宁疗护科提供了"医院—居家"的思路，即"社区—居家"中的社区部分可以借助"互联网＋"而引入医院和科室的专业支持，让医院的专业护理人员提供上门服务，这样便能够同时兼顾居家的尊严、服务的专业性和资源的有效利用。

但目前H市D医院的"互联网＋"服务内容仍然十分单薄，仅包括上门提供和更换止痛泵之类的基本操作。此外，目前H市D医院的上门服务实践尚未做到面向社会开放，也没有与社区进行对接和合作，因而在未来的发展中可以让社区介入、成为中间点并完成各项统合、传达与落实工作，医院只需要负责提供医疗方案、医疗工具材料和上门服务，基本形成主体多元、功能健全、模式多样、服务规范的安宁疗护服务体系。在多元并行、有主有补的运行系统中，社区承担的信息共享、资源整合的工作为有效信息获得、服务转介和资源衔接畅通提供保障[53]，实现"医院—社区—居家"的三位一体模式。具体的路径可以预想为：以社区为网络，建设"一站式"安宁疗护服务信息平台，整合医院与社区机构的医疗资源与信息数据，建立多元化的信息服务系统，包括家庭化管理系统、社区服务系统与医院远程指导系统等，使病患老人能在多方管理、统一服务的模式下更好地接受安宁疗护服务；与附近的医院进行定向的社区对接，创新安宁疗护的服务机制，根据逐年增加的安宁疗护需求，在安宁疗护服务供给中设置多元化的服务体系；依循"医院指导、社区服务、家庭配合"的创新路径，打造由家庭、医院、社区共同参与的全面性服务格局，进一步加强对病患老人的精神慰藉与日常护理[54]。以上流程与环节若能得到制度化的保障，那么安宁疗护的模式转型与成熟的体系化构型也指日可待。

寻得"完"满

最后，让我们再回到本书的核心议题，即临终的"尊严"。我们所有的洞察、揭示与分析，实际上都围绕着人们对死亡尊严的所需和安宁疗护回归人文价值的理念。因此，我们最终期冀的仍然是基于"人权""人性"和"主体性"的生命质量与价值。不论是在物理层面的身体、疾病、疼痛和治疗、药物、器械，还是在感受层面的焦虑、悲伤或是平静、安宁，我们都希望回归于"人"和人的"尊严"。

然而，在寻找和展示这种临终情境的"尊严"时，我们越来越倾向于把它指向为一种"自由"，不论是身体上人们依然能够有感受、自理和避免伤痛的自由，还是心灵上人们有觉察、决定和自我满足的自由，抑或是社会角度人们还能够自如地处于社会关系之中、处理好与他人的关系、获得足够的期望的支持。其实这些期待无非都意味着临终的人们在疾病和死亡的"侵扰"下，仍然能够不被训诫、不被过度地管理、不再被安全和健康等理由所"绑架"。要实现这些目标并非轻易之事，我们要考虑很多很复杂的环境与观念、自我与他者，例如需要临终者自己与死亡和解，才能在情绪上真正疏远哀痛，也才能真正顺从自我的尊严需要，把所剩的日子活得饱满而深刻；同时也需要身边人的支持、理解和尊重，需要家属能够明白临终者真正的所思所想，需要医者和护士把人文带回医学领域，还需要尽可能多元的社会角色和力量汇入进来成为辅助；最后也需要政府和社会有力的宏观安排，建立一个合法且不受排挤的体系，让临终者能够自由地选择和享受安宁疗护。

所以，为了使得"尊严"与"自由"的含义清晰可见，又或是至少为了眼前这些真实的场景与个案能够得到恰到好处的梳理和解释，本书借助以往的量化经验，在各式的尊严量表中生成了一个相对更加适合本土、适应于质性分析的临终尊严模型，它包含 3 个大维度、8 个中观方面、25 项具体内容。在尽可能完善和顾及全面的努力下，这些冷冰冰的框架有时仍然显得漠然且不近人情，尤其是在我们集中讨论尊严的样态是"折中"还是完满之时，尤其是在我们做最后的总结与反思之时，那些活生生的面容、不加伪饰的言语和各具色彩的生命历程，在记录、剖解与反复的组合之中变得不再生动、饱满而富有生机，这仿佛是为他们带来了另一种维度的"死亡"。直到这时，我们认为不得不再次回到"人"本身，思索"尊严""自由"和他们的需要。

这是本书最后一章的最后一节，我们试图在最后讨论临终尊严的"完全化"，以此作为对我国安宁疗护发展的期望。

我们建立的非常清晰、明确而框架化的临终尊严模型，为临终状态下临终者的"尊严"提供了考察、测量、评价和干预的种种方向，这悄然地将和临终尊严有关的自由转化为一种"积极自由"，即"得以"（Free to）实现或达成某种可欲的目标或状态的自由[55]。"积极自由"回答的问题是："什么东西或什么人，是决定某人做这个、成为这样而不是做那个、成为那样的那种控制或干涉的根源？"[56] 这意味着这种自由带有较强的方向性，它已然设定好一些问题，而讨论有关这些问题中个人的自我实现。由于"积极自由"从积极的角度点明个体的主体性而非客体性，同时强调了个人内在的理性、目的的动力，而非外在的影响因素，因此面对当下临终的医疗困境、现代的死亡困结和安宁疗护中的不完善时，我们十分有必要引入积极自由的力量，而提出那些方向及内容都十分明确的尊严内容，例

如知情权、自我决定权、拒绝医疗权和对于止痛等症状控制的
选择。

但是，这会使得在我们原本的期望和现实的实践中出现一
些悖论和质疑，即万一患者真的不想或是不适合知情呢？万一
患者确实不希望拒绝原发病的治疗，而即使这会带来许多痛苦
呢？万一患者对于机械地延长生命的需求和收益要高于舒适但
短暂的剩余生命呢？如此等等。正是由于现实太过复杂，我
们在安宁疗护的实践场景中总能看见众多令我们惊奇的、悲痛
的、惋惜的、哀叹的或是欣慰的各式遭遇、经历和诉求，我们
不得不考虑，如果真的希望"主体性"出现，或许这些已经被
我们规定好的框架反而会成为暗含强制色彩的律令。也即是
说，过于确切而具有方向性的积极自由对于主体的多元性有着
不那么乐观的压抑倾向。这是积极自由带来的危险，由于它太
过具体，所以很容易在现实情境中发生流变而在无意中走向自
由的反面，这也是我们力求反对和克服的现代死亡困境中的重
大症结。只是这时对医学与技术权威的激进追求变成了对尊严
和自由的异化式的要求。

所以说，应当警惕，我们——或者说安宁疗护的实践
者——在将临终尊严以积极自由的形态作为工作目标、实践期
待和干预策略时，应当谨慎地避免让这些本应该是建议和一种
可能性的目标和期待成为权威。这也意味着，在安宁疗护的理
念中，我们对于临终尊严的追求其实是一种对"消极自由"的
提倡，这种自由是身体不受他人干涉的自由，是"免于"（Free
from）某些不可欲的障碍或干涉的自由，是指在虽变动不居但

永远清晰可辨的那个疆界内不受干涉[57]。"消极自由"回答的问题是："主体（一个人或人的群体）被允许或必须被允许不受别人干涉地做他有能力做的事、成为他愿意成为的人的那个领域是什么？"[58] 实际上，它能够真正免除外部权威与指示的强制性影响，而带回个体在一定领域存在的"主体性"。而我们所强调和追求的尊严，指的也就是"主体"寻回的过程，其最终目标在于个体回归身体的有机统一，停止外界对自我身体的剥夺和自我剥夺。这十分需要自由从"消极"的角度为主体肃清一切外部的干预，同时还不进入内部提出更多的要求，实现真正的以"人"为中心。

事实上，如果反观消极自由和积极自由在安宁疗护以及临终尊严的寻求中的作用与价值，由于前者更强调人按照自己意志行事的无拘无束，含义更为内在和广泛[59]，因此通常更应当成为实现尊严的核心状态和最终目的。而由于后者带有明显的社会性，即摆脱既定的束缚和限制而获得解放，较为具体[60]，因此也不失价值地对于安宁疗护在克服当下的许多困难、极力寻找一些现有突破的阶段中，发挥工具性和过程性的作用。因此，最为重要的不是批判某种自由、神化另一种自由，而是在区分两种自由的重心的过程中，更加深入地意识到在谈论临终尊严时，真正重要的是什么。

如果更进一步，就像前文已提到的，我们对于自由概念的泛化和去具体化，从某种意义上来说会导致任何自主的选择都具有符合尊严的正当性；那么，在面对不同的现实主体时，其当下的选择究竟是否出于其真正的需要和自由，就需要人们加以辨别。这也是安宁疗护中对于尊严和自由的觉察、分辨和引导的最大难点。需要注意的是，我们虽然希望抛弃那些被建立起的模型、框架和预先成型的期待，更加认可患者基于自身立场的表达与决定，但患者在那样的场景下所做出的决定和表达并非诚然就代表其真实的意愿和最本质的需要，而或许为一些复杂的现实机制所蒙蔽或催化。这是消极自由难以解决之处。由于它太过注重"底线性"而赋予主体一个完全自主的空间，故而会在惯习与场域的影响和统治下磨灭许多"可能性"的出现。

这样一来，一方面，"折中"的尊严有其分析的必要性，我们可以通过种种现实中的尊严与理想中的尊严之间的差异而窥见一些极具说服力和解释力的现象，以及现象背后的本质，它们时常可以作为现有尊严预设框架的补充，为后续的工作提供案例与经验。例如本书中提到过的，在有些临终患者眼中，和家人相陪伴的时光比自己感到舒适还要重要，于是他们愿意选择适当地延长自己的生命，而不希望太早地离家人而去，即使这会给自身带来一定的痛苦。这种表达是相对真诚的，也透露出不同的患者确实有着出于自己内心世界、看重之物不同的需要和尊严方向，值得成为安宁疗护工作中很重要的参考案例。

另一方面，我们还应该注意被消极自由所遮蔽的可能性，这些可能性则在积极自由的帮助下出现，而成为一种选择。例如，许多患者虽然固执地表达抗争的希望，或是许多家属坚决地认为不能告知患者、患者的心理状况不容许其知情，这些看上去已经经过他们的考量而做出的决定，似乎是一种消极自由，但事实上可能是他们在传统观念的持久规训下一种不假思索的表达。此时自由的压迫甚至来自尚未被意识到的领域，而并不通过外在的、可见的冲突所展露。这样的情况更应当被重视，实践者应当在积极自由提供的具体的、指向明确的引导下为临终者提供另一些可能。它包括为患者和家属澄清抗争是否有效，不抗争是否就意味着放弃，不抗争会带来哪些结果；或为家属提供一些未被考虑的思路，如患者可能早晚都会知道，又或是他可能已经不那么明确地意识到，这时不稳定的心理状态或许带来更多痛苦，又如不告知可能会错过患者的真实表达，而带来永恒的、难以弥补的遗憾，等等。所以，如何将积极自由运用到消极自由的忽视面中，作为一种温和的可能性的提供策略，是更加重要的。

因此，我国的安宁疗护发展至现阶段，确实仍有较多疏漏之处，而在其场景中的临终尊严也表现出较多的不完全和遗憾。所以，本书通过具体的进入、记录和阐发，在最后提出了"正式化"和"完全化"的两种期待：其中前者希望通过制度的不断补充和完善，各主体不断明确自身的责任，服务体系不断被建立、补充和规模化，以实现良好的安宁疗护发展的环境与条件；而后者则希望众多实践者及社会上每一个都将面对死亡——不论是周围还是自己——的人，能够真正意识到临终尊严的重要性，以及尊严的真正含义，以此不断实现个人及社会意义上的死亡质量的提高、临终尊严的改善。因为，每一个人都值得拥有"完满"的一生，完满不在长短、不在所及的顶峰有多么高不可测，而在于从生到死的每一步都走得稳稳当当，不失落、不哗然、不恐慌，这便是"安宁"的全部。

注　释

1　李尼:《临终关怀制度构建:挑战与线路图》,《华南农业大学学报（社会科学版）》,2020 年第 1 期。

2　纪光伟、黄英:《我国安宁疗护发展的现状与展望——兼谈整合安宁疗护模式的建立与实践》,《实用医学杂志》,2021 年第 12 期。

3　朱正刚、周阳、陈燕:《中国传统伦理文化对临终关怀照护的影响》,《中国老年学杂志》,2015 年第 21 期。

4　李尼:《临终关怀制度构建:挑战与线路图》。

5　郑玲:《内涵模式与先行经验:尊严死决定程序的规范化研究》,《中国公共政策评论》,2021 年第 3 期。

6　邓仁丽等:《中国文化背景下预立医疗照护计划的研究进展》,《中华护理杂志》,2015 年第 9 期。

7　同上。

8　纪光伟、黄英:《我国安宁疗护发展的现状与展望——兼谈整合安宁疗护模式的建立与实践》。

9　陈保同、尤吾兵:《临终关怀伦理的中国本土化问题研究》,《中国老年学杂志》,2011 年第 12 期。

10　陆杰华、伍海诚:《老龄化背景下中国特色临终关怀体系建构的若干思考》,《新视野》,2017 年第 1 期。

11　徐嘉婕等:《上海市社区卫生服务中心安宁疗护服务提供和补偿研究》,《中国卫生经济》,2019 年第 8 期。

12　姜姗、周宁、姜柏生:《晚期肿瘤患者安宁疗护实践中的认识误区、伦理困境及对策探讨》,《南京医科大学学报（社会科学版）》,2019 年第 2 期。

13　王龙、阚凯:《生前预嘱的立法问题研究》,《医学与法学》,2020 年第 3 期。

14　全国人民代表大会:《中华人民共和国基本医疗卫生与健康促进法》,2020 年 1 月 2 日,http://www.npc.gov.cn/npc/c30834/201912/15b7b1cfda374666a2d4c43d1e15457c.shtml,2023 年 4 月 5 日参引。

15　冯晨音:《健康权视角下安宁疗护的伦理探究》,《西部学刊》,2020 年第 13 期。

16　许瀛彪、周婉铃:《生前预嘱的具体适用与体系完善研究——从〈深圳经济特区医疗条例〉（2022 年修订）第七十八条切入》,《天府新论》,2022 年第 6 期。

17　邓仁丽等:《中国文化背景下预立医疗照护计划的研究进展》。

18　邹如悦、杨雪柔、杨芳:《比较法视阈的预先医疗指示制度及其在我国的构建》,

《医学与法学》，2019 年第 4 期。

19　孙也龙：《临终患者自主权研究——以境外近期立法为切入》，《西南政法大学学报》，2017 年第 5 期。

20　陆杰华、张韵：《转型期中国死亡社会学的思考：现状、进展与展望》，《中国特色社会主义研究》，2015 年第 6 期。

21　姜海婷：《医学人文境界的概念、内涵及其影响因素》，《医学与哲学》，2021 年第 18 期。

22　冯晨音：《健康权视角下安宁疗护的伦理探究》。

23　吴玉苗等：《中国安宁疗护服务政策演变与发展》，《医学与哲学》，2020 年第 14 期。

24　同上。

25　刘慧、羊海燕：《安宁缓和医疗中患者的权利及其保障研究》，《医学与法学》，2022 年第 3 期。

26　谢琼：《死得其安：临终关怀服务体系的构建与完善》，《中国行政管理》，2019 年第 12 期。

27　同上。

28　谭清立、李丽桃、林岱衡：《安宁疗护的社会医疗保险参与现状与对策研究》，《医学与哲学》，2021 年第 16 期。

29　黄豆豆、张槊、郭斌：《老龄化背景下安宁疗护的困境与出路》，《大庆社会科学》，2021 年第 1 期。

30　胡芳、韦彦名：《长期护理保险制度参与安宁疗护的挑战与对策研究》，《卫生软科学》，2023 年第 1 期。

31　陆杰华、伍海诚：《老龄化背景下中国特色临终关怀体系建构的若干思考》。

32　胡芳、韦彦名：《长期护理保险制度参与安宁疗护的挑战与对策研究》。

33　同上。

34　肖棣文、马卫红：《安宁疗护体系发展中的政府与社会：基于英美经验的比较分析》，《中国行政管理》，2019 年第 12 期。

35　同上。

36　黄豆豆、张槊、郭斌：《老龄化背景下安宁疗护的困境与出路》。

37　陆杰华、伍海诚：《老龄化背景下中国特色临终关怀体系建构的若干思考》。

38　黄豆豆、张槊、郭斌：《老龄化背景下安宁疗护的困境与出路》。

39　同上。

40　刘慧、羊海燕：《安宁缓和医疗中患者的权利及其保障研究》。

41　徐嘉婕等：《上海市社区卫生服务中心安宁疗护服务提供和补偿研究》。

42　黄豆豆、张槊、郭斌：《老龄化背景下安宁疗护的困境与出路》。

43　黄豆豆、张槊、郭斌:《老龄化背景下安宁疗护的困境与出路》。

44　刘慧、羊海燕:《安宁缓和医疗中患者的权利及其保障研究》。

45　徐嘉婕等:《上海市社区卫生服务中心安宁疗护服务提供和补偿研究》。

46　杨晶等:《中国老年安宁疗护的研究进展》,《中国老年学杂志》,2020 年第 11 期。

47　陈静、王笑蕾:《安宁疗护的发展现状与思考》,《护理研究》,2018 年第 7 期。

48　黄豆豆、张槊、郭斌:《老龄化背景下安宁疗护的困境与出路》。

49　徐嘉婕等:《上海市社区卫生服务中心安宁疗护服务提供和补偿研究》。

50　同上。

51　陆杰华、伍海诚:《老龄化背景下中国特色临终关怀体系建构的若干思考》。

52　吴玉苗等:《中国安宁疗护服务政策演变与发展》。

53　谢琼:《死得其安:临终关怀服务体系的构建与完善》。

54　黄豆豆、张槊、郭斌:《老龄化背景下安宁疗护的困境与出路》。

55　刘擎:《自由及其滥用:伯林自由论述的再考察》,《中国人民大学学报》,2015 年第 4 期。

56　张曙光:《伯林自由概念的启示及其问题》,《学术界》,2022 年第 1 期。

57　孙也龙:《临终患者自主权研究——以境外近期立法为切入》。

58　张曙光:《伯林自由概念的启示及其问题》。

59　同上。

60　同上。

参考文献

学术研究文献

［美］阿图·葛文德著、王一方主编：《最好的告别：关于衰老与死亡，你必须知道的常识》，彭小华译，杭州：浙江人民出版社，2015年。

［美］埃莉诺·奥斯特罗姆：《公共事务治理之道》，余逊达、侯旭东译，上海：上海三联书店，2000年。

［美］爱利克·埃里克森：《生命周期完成式》，广梅芳译，北京：世界图书出版公司，2020年。

安慧颖、陈长英：《晚期癌症病人家庭沟通的研究进展》，《护理研究》，2019年第20期。

敖玲敏、吕厚超、黄希庭：《社会情绪选择理论概述》，《心理科学进展》，2011年第2期。

包蕾萍：《生命历程理论的时间观探析》，《社会学研究》，2005年第4期。

［英］布莱恩·特纳：《身体与社会》，马海良、赵国新译，沈阳：春风文艺出版社，2000年。

蔡翔：《晚期肿瘤患者疼痛的原因分析及其对策》，《医师进修杂志》，1992年第10期。

曹凯、姜柏生：《基于意定监护制度对预先医疗指示的思考》，《医学与哲学》，2020年第8期。

陈保同、尤吾兵:《临终关怀伦理的中国本土化问题研究》,《中国老年学杂志》,2011 年第 12 期。

陈静、王笑蕾:《安宁疗护的发展现状与思考》,《护理研究》,2018 年第 7 期。

陈心想、王杰:《生命历程中的关键时刻与时间重构基于老年癌症患者及社会工作介入的研究》,《社会》,2021 年第 2 期。

陈云良、陈伟伟:《临终医疗的人权法理——"尊严死"概念与边界的思考》,《人权》,2021 年第 3 期。

陈泽霖、谭卫华、郑立羽:《重新发现"意义":生命历程视野的临终关怀》,《医学与哲学》,2021 年第 1 期。

谌永毅等:《护士在安宁疗护中的角色和地位》,《中国护理管理》,2018 年第 3 期。

程斌、杨国浓、郑小卫:《我院癌痛住院患者阿片类镇痛药使用动态分析》,《中国药房》,2017 年第 11 期。

邓仁丽等:《中国文化背景下预立医疗照护计划的研究进展》,《中华护理杂志》,2015 年第 9 期。

丁静、薛瑶艳:《我国老年临终关怀服务体系现状研究——以江苏省临终关怀机构为例》,《人口与社会》,2019 年第 6 期。

丁敏等:《安宁疗护病人家庭照顾者支持性护理干预的研究进展》,《护理研究》,2022 年第 11 期。

丁炎明等:《安宁疗护志愿者服务的发展现况》,《中国护理管理》,2021 年第 7 期。

丁玥等:《北京市 30 家医院住院癌症患者疼痛及控制状况的调查》,《中华护理杂志》,2011 年第 3 期。

杜鹏、王永梅:《中国老年临终关怀服务的实践与制度探索》,《中国特色社会主义研究》,2015 年第 5 期。

房艳刚、刘继生:《理想类型叙事视角下的乡村景观变迁与优化策略》,《地理学报》,2012 年第 10 期。

菲奥雷托斯等:《政治学中的历史制度主义》,《国外理论动态》,2020 年第 2 期。

费多益:《从"无身之心"到"寓心于身"——身体哲学的发展脉络与当代

进路》,《哲学研究》,2011 年第 2 期。

冯晨音:《健康权视角下安宁疗护的伦理探究》,《西部学刊》,2020 年第 13 期。

冯丹等:《安宁疗护疼痛管理指南的系统评价》,《护理研究》,2021 年第 1 期。

冯珠娣、汪民安:《日常生活、身体、政治》,《社会学研究》,2004 年第 1 期。

符隆文等:《安宁疗护社会工作的整合实务探索》,《医学与哲学》,2022 年第 17 期。

高川等:《医学人文的过去,现在和未来》,《协和医学杂志》,2022 年第 1 期。

葛国靖等:《中文版患者尊严量表初步修订及信、效度评价》,《中国公共卫生》,2016 年第 8 期。

葛忠明:《叙事分析是如何可能的》,《山东大学学报(哲学社会科学版)》,2007 年第 1 期。

郭莉萍:《什么是叙事医学》,《浙江大学学报(医学版)》,2019 年第 5 期。

郭强:《知识与行动:社会学理论永恒主题的承继与创新》,《中共福建省委党校学报》,2008 年第 5 期。

郭巧红:《尊严疗法在安宁疗护实践中的应用》,《中国护理管理》,2018 年第 3 期。

海峡两岸医药卫生交流协会全科医学分会:《姑息治疗与安宁疗护基本用药指南》,《中国全科医学》,2021 年第 14 期。

韩跃红、孙书行:《人的尊严和生命的尊严释义》,《哲学研究》,2006 年第 3 期。

韩振燕、柳汀:《家庭养老非正式制度演变及价值驱动》,《江淮论坛》,2021 年第 1 期。

何雪松、王天齐:《社会工作的关系思维:三个传统与新的综合》,《新视野》,2021 年第 6 期。

贺苗等:《中国安宁疗护的多元化反思》,《中国医学伦理学》,2018 年第 5 期。

胡超:《论患者的拒绝医疗权》,《医学与法学》,2018 年第 2 期。

胡芳、韦彦名:《长期护理保险制度参与安宁疗护的挑战与对策研究》,《卫生软科学》,2023 年第 1 期。

胡宏伟等:《过度医疗行为研究述评》,《社会保障研究》,2013 年第 1 期。

胡秀静等:《慢性病防治视角下的我国医养结合与健康管理发展回顾》,《中国慢性病预防与控制》,2019 年第 8 期。

黄豆豆、张槊、郭斌:《老龄化背景下安宁疗护的困境与出路》,《大庆社会科学》,2021 年第 1 期。

黄文静:《全科医生视角下肿瘤晚期居家临终关怀患者的医学叙事法应用研究》,《中国全科医学》,2020 年第 1 期。

黄瑶、周英:《患者尊严测评工具的研究进展》,《中国护理管理》,2020 年第 12 期。

纪光伟、黄英:《我国安宁疗护发展的现状与展望——兼谈整合安宁疗护模式的建立与实践》,《实用医学杂志》,2021 年第 12 期。

季翔:《制度主义的旧与新——新制度主义政治学的"回归"与变革》,《和田师范专科学校学报》,2011 年第 1 期。

贾冰云、王志中:《浅析临终关怀服务对象的自决权——基于社会工作视角》,《山西高等学校社会科学学报》,2016 年第 12 期。

姜海婷:《医学人文境界的概念、内涵及其影响因素》,《医学与哲学》,2021 年第 18 期。

姜姗等:《安宁疗护与缓和医疗:相关概念辨析、关键要素及实践应用》,《医学与哲学》,2019 年第 2 期。

姜姗、周宁、姜柏生:《晚期肿瘤患者安宁疗护实践中的认识误区、伦理困境及对策探讨》,《南京医科大学学报（社会科学版）》,2019 年第 2 期。

金杨华、谢江佩、丁一志:《社会系统理论与多水平范式》,《浙江社会科学》,2018 年第 5 期。

荆玲、张磊洁:《南京市妇科恶性肿瘤患者恐惧疾病进展现状及危险因素的调查研究》,《解放军护理杂志》,2020 年第 12 期。

景军:《大渐弥留之痛与临终关怀之本》,《中央民族大学学报（哲学社会科学版）》,2021 年第 3 期。

景军:《尊严死之辨》,《开放时代》,2022 年第 4 期。

［英］克里斯·希林:《身体与社会理论》第二版,李康译,北京:北京大学出版社,2010 年。

孔荣华等:《年轻乳腺癌患者病耻感及影响因素研究》,《护理学杂志》,2017

年第 8 期。

李大平、杨云滨:《医疗预立意愿书研究》,《中国卫生事业管理》, 2013 年第 2 期。

李柳萌等:《国内医护人员对安宁疗护认知和态度研究的 Meta 分析》,《医学与哲学》, 2021 年第 15 期。

李尼:《临终关怀制度构建: 挑战与线路图》,《华南农业大学学报 (社会科学版)》, 2020 年第 1 期。

李强、邓建伟、晓筝:《社会变迁与个人发展: 生命历程研究的范式与方法》,《社会学研究》, 1999 年第 6 期。

李睿灵等:《临终关怀国内外研究进展》,《护理研究》, 2021 年第 23 期。

李硕等:《综合医院安宁共同照护模式的构建与实施效果分析》,《医学与哲学》, 2021 年第 21 期。

李文杰等:《癌症疼痛药物治疗理念的发展与变迁》,《医药导报》, 2021 年第 1 期。

李怡、许琼、黄丽云:《基层医院肿瘤患者临终关怀模式的研究》,《中国老年保健医学》, 2019 年第 6 期。

李义庭等:《临终关怀学》, 北京: 中国科学技术出版社, 2000 年。

李玉、叶志霞、李丽:《ICU 临终患者尊严死的研究进展》,《解放军护理杂志》, 2016 年第 7 期。

刘芳等:《临终关怀的理论与实践》,《医学教育探索》, 2003 年第 3 期。

刘慧、羊海燕:《安宁缓和医疗中患者的权利及其保障研究》,《医学与法学》, 2022 年第 3 期。

刘建利:《尊严死行为的刑法边界》,《法学》, 2019 年第 9 期。

刘建利:《晚期患者自我决定权的刑法边界——以安乐死、尊严死问题为中心》,《中国社会科学院研究生院学报》, 2018 年第 3 期。

刘利君:《论安宁疗护患者知情同意权》,《医学与哲学》, 2022 年第 24 期。

刘利品:《从宗教对人死亡的 "拯救" 到人独立面对死亡——基于马克思的宗教思想和埃里克森人格发展阶段理论》,《文化学刊》, 2017 年第 9 期。

刘谦、申林灵、秦苑:《由死亡范式演进看中国安宁疗护问题》,《清华大学学报 (哲学社会科学版)》, 2022 年第 4 期。

刘擎：《自由及其滥用：伯林自由论述的再考察》，《中国人民大学学报》，
　　2015年第4期。

刘晓航等：《公众对肺癌患者的病耻感现状及其影响因素》，《护理学杂志》，
　　2018年第7期。

柳云：《论医学人文观的历史变迁及其现代特征》，《医学与哲学》，2022年
　　第24期。

娄长春、颜红军：《临终决定》，《医学与哲学》，1993年第1期。

陆杰华：《长寿时代下的积极老龄观：演进脉络、内涵要义与实践优势》，
　　《山东大学学报（哲学社会科学版）》，2022年第4期。

陆杰华、伍海诚：《老龄化背景下中国特色临终关怀体系建构的若干思考》，
　　《新视野》，2017年第1期。

陆杰华、张韵：《转型期中国死亡社会学的思考：现状、进展与展望》，《中
　　国特色社会主义研究》，2015年第6期。

陆杰华、张韵：《健康老龄化背景下中国老年人死亡质量现状及其对策思
　　考》，《河北学刊》，2018年第3期。

［法］罗塞林·雷伊：《疼痛的历史》，孙畅译，北京：中信出版社，2005年。

马红鸽、席恒：《卫计委介入老年人临终关怀服务问题研究》，《西北大学学
　　报（哲学社会科学版）》，2016年第2期。

马丽莉等：《中华传统文化视角下疾病终末期患者尊严模型解析》，《中国护
　　理管理》，2020年第4期。

毛一晴等：《国内外多学科团队诊疗模式研究进展》，《中国医院》，2022年
　　第3期。

梅陈玉婵、林一星、齐铱：《老年社会工作：从理论到实践》第二版，上
　　海：格致出版社，2017年。

梅永霞、张振香、李莹爽：《美国同伴支持专家发展的现况及对我国的启
　　示》，《医学与哲学（A）》，2017年第8期。

明星、徐燕：《临终患者尊严内涵及影响因素的国内外研究进展》，《护理学
　　杂志》，2015年第19期。

慕佼见、杨海龙：《浅析我国临终关怀的发展现状》，《才智》，2019年第
　　26期。

聂静虹:《病友网络社群的社会支持与信息流动——以"糖尿病妈妈"论坛为例》,《学术研究》,2018 年第 1 期。

牛杰等:《山东省某两所医院乳腺癌术后患者病耻感水平与生命质量的相关性研究》,《医学与社会》,2020 年第 12 期。

[德]诺贝特·埃利亚斯:《临终者的孤寂》,郑义恺译,台北:群学出版有限公司,2008 年。

潘琪妮等:《安宁疗护从业人员安宁疗护知信行现状及影响因素分析》,《护理学杂志》,2021 年第 15 期。

彭翠娥、谌永毅、王卫红:《身心社灵全人护理模式在肿瘤患者护理中的应用现状》,《中国护理管理》,2014 年第 7 期。

钱锡红、申曙光:《非正式制度安排的老年人养老保障:解析社会网络》,《改革》,2011 年第 9 期。

强万敏、郑瑞双:《尊严疗法在癌症患者中的研究进展及对我国临终护理的启示》,《中华护理杂志》,2013 年第 10 期。

申林灵、刘谦、孙文喜:《情感劳动的职业向度分析——基于北京 S 医院安宁疗护病区护工群体的田野调查》,《社会工作》,2022 年第 1 期。

宋静雨等:《配偶陪伴濒死期病人感受的现象学研究》,《护理研究》,2022 年第 4 期。

孙佳雯:《苦难与疼痛的社会生产及其社会根源》,硕士学位论文,华东师范大学,2010 年。

孙也龙:《临终患者自主权研究——以境外近期立法为切入》,《西南政法大学学报》,2017 年第 5 期。

谭清立、李丽桃、林岱衡:《安宁疗护的社会医疗保险参与现状与对策研究》,《医学与哲学》,2021 年第 16 期。

唐跃中等:《全科医学安宁疗护多专业团队服务模式构建及效果研究》,《中国全科医学》,2021 年第 22 期。

陶秋荣等:《跨学科合作模型在安宁疗护团队中的应用成效研究》,《医学与哲学》,2021 年第 4 期。

佟庆才:《帕森斯及其社会行动理论》,《国外社会科学》,1980 年第 10 期。

涂炯、黎子莹:《身体关怀:造口人的疾病适应与集体应对》,《医学与哲学》，2021 年第 17 期。

万崇华等:《癌症患者生命质量测定量表 EORTC QLQ-C30 中文版评介》，《实用肿瘤杂志》，2005 年第 4 期。

万迪等:《澳大利亚姑息护理政策及对我国的启示》，《中国护理管理》，2021 年第 9 期。

王粲霏等:《多学科协作模式在安宁疗护中的应用研究进展》，《中华护理杂志》，2018 年第 7 期。

王凤才:《妥协:一个被忽视的实践哲学概念——读 A.弗莫雷斯科〈妥协:政治与哲学的历史〉一书》，《江海学刊》，2018 年第 5 期。

王剑利:《病友互助的类家族主义原则——对糖尿病互助群体的组织人类学考察》，《思想战线》，2019 年第 1 期。

王龙、阚凯:《生前预嘱的立法问题研究》，《医学与法学》，2020 年第 3 期。

王蒙蒙、徐天梦、岳鹏:《我国现行安宁疗护的相关政策梳理、挑战与建议》，《医学与哲学》，2020 年第 14 期。

王宁:《医学人文:沟通科学与人文的桥梁》，《上海大学学报（社会科学版）》，2022 年第 6 期。

王瑞博等:《家庭照顾者安宁疗护满意度评估工具的研究进展》，《军事护理》，2023 年第 2 期。

王树生:《超越孤寂:文明进程中的临终关怀及死亡》，《社会科学》，2020 年第 12 期。

王一方:《痛苦如何走向哲学——痛苦哲学的内涵、隐喻与范畴》，《医学与哲学》，2021 年第 18 期。

王一方:《生命中的灵性与医疗中的灵性照顾——兼谈中国传统文化语境中的灵性叙事》，《中国护理管理》，2018 年第 3 期。

王兆鑫:《生命选择与死亡尊严:权利保障视角下生前预嘱的立法规制——以〈民法典〉和〈基本医疗卫生与健康促进法〉部分条款为切入点》，《中国卫生法制》，2021 年第 3 期。

峗怡:《卫生资源配置决策的非正式制度的影响研究——基于对隐性优先分配规则的思考》，《中国行政管理》，2019 年第 3 期。

尉建文、陆凝峰、韩杨:《差序格局、圈子现象与社群社会资本》，《社会学研究》，2021 年第 4 期。
魏亚红、刘巍:《尊严疗法在晚期癌症患者中的研究进展》,《中国肿瘤临床》，2016 年第 19 期。
吴国平:《患者实现生前预嘱之途径初探》,《福建江夏学院学报》，2022 年第 6 期。
吴晶、周膺:《中国临终关怀的制度性优化》,《理论与改革》，2018 年第 4 期。
吴玉苗等:《中国安宁疗护服务政策演变与发展》,《医学与哲学》，2020 年第 14 期。
吴忠民:《现代化进程中的妥协与社会矛盾》,《中国人民大学学报》，2016 年第 6 期。
伍麟、邢小莉:《人的老化与社会情绪选择理论》,《医学与哲学（人文社会医学版）》，2008 年第 9 期。
夏博宇等:《生前预嘱与尊严死亡的研究与思考——生命末期健康管理模式》,《中国老年学杂志》，2021 年第 22 期。
萧玉霜、释照量、李瑞全:《长期照护之生命关怀反思——从失能到安宁疗护之照顾公义》,《科学与社会》，2017 年第 4 期。
肖棣文、马卫红:《安宁疗护体系发展中的政府与社会：基于英美经验的比较分析》,《中国行政管理》，2019 年第 12 期。
肖文明:《观察现代性——卢曼社会系统理论的新视野》,《社会学研究》，2008 年第 5 期。
谢琼:《死得其安：临终关怀服务体系的构建与完善》,《中国行政管理》，2019 年第 12 期。
谢岳、戴康:《超越结构与行动范式》,《复旦学报（社会科学版）》，2018 年第 3 期。
徐嘉婕等:《上海市社区卫生服务中心安宁疗护服务提供和补偿研究》,《中国卫生经济》，2019 年第 8 期。
徐天梦、岳鹏:《临终患者和家属关于临终问题互动的研究进展》,《中国护理管理》，2019 年第 4 期。
许宝惠等:《国内外患者尊严研究进展》,《医学与哲学》，2021 年第 23 期。
许瀛彪、周婉铃:《生前预嘱的具体适用与体系完善研究——从〈深圳经济

特区医疗条例〉（2022 年修订）第七十八条切入》，《天府新论》，2022
    年第 6 期。

杨晶等:《中国老年安宁疗护的研究进展》，《中国老年学杂志》，2020 年第
    11 期。

杨立新、李怡雯:《论〈民法典〉规定生命尊严的重要价值》，《新疆师范大
    学学报（哲学社会科学版）》，2020 年第 6 期。

杨廉平等:《患方在危重临床决策中的地位探讨》，《中国卫生事业管理》，
    2012 年第 4 期。

杨晓霖、佟矿:《痛苦哲学中的隐喻智慧与叙事赋能》，《医学与哲学》，2021
    年第 18 期。

姚泽麟、王彦珂:《医疗护理工作的"护士 + 护工"服务模式——基于管辖
    权视角的社会学分析》，《东南大学学报（哲学社会科学版）》，2023 年
    第 1 期。

［瑞士］伊丽莎白·库伯勒－罗斯:《论死亡和濒临死亡》，邱谨译，广州:
    广东经济出版社，2005 年。

于晓丽等:《癌症患者实施叙事护理的研究进展》，《护理学杂志》，2020 年
    第 7 期。

于媛、刘均娥:《肺癌患者病耻感的研究进展》，《中华护理杂志》，2014 年
    第 11 期。

余文诗等:《"尊严死"还是"赖活着"？——我国生前预嘱的伦理困境分
    析及对策研究》，《中国医学伦理学》，2018 年第 6 期。

余杨等:《肿瘤专科医院安宁共同照护模式的探索与实践》，《中国护理管
    理》，2021 年第 7 期。

张春华等:《医护人员对癌痛药物治疗相关知识认知现状调查》，《江西医
    药》，2014 年第 9 期。

张广利、王登峰:《社会行动：韦伯和吉登斯行动理论之比较》，《学术交
    流》，2010 年第 7 期。

张红梅、李沂泽、孔胜男:《生前预嘱二十年变迁：从临床试验谈起》，《医
    学与哲学》，2020 年第 22 期。

张晶、李明慧:《"向死而生"：安宁疗护专科护士的情感劳动层次及其转

化》，《社会学评论》，2022 年第 2 期。

张清慧等：《安宁疗护中专业健康照护者哀伤情绪的研究进展》，《中华护理杂志》，2019 年第 12 期。

张庆宁、蒋睿：《临终关怀：身体的医学化及其超越》，《思想战线》，2014年第 5 期。

张秋菊等：《从中国传统文化视域谈临终关怀》，《中国医学伦理学》，2019年第 8 期。

张曙光：《伯林自由概念的启示及其问题》，《学术界》，2022 年第 1 期。

张伟、周明：《老年临终关怀中的尊严死与安详死》，《医学与哲学（A）》，2014 年第 1 期。

张小敏：《从非正式制度到正式制度：民族医药文化转型的关键因素——以黎族医药为例》，《社会发展研究》，2017 年第 3 期。

章艳婷、钱新毅、李建军：《临终患者尊严死的研究进展》，《护理学杂志》，2020 年第 7 期。

赵一红：《基于社会系统论的视角：社会工作三大方法的整合运用——以社区社会工作模式为例》，《中国社会科学院研究生院学报》，2012 年第 3 期。

赵毅衡：《"叙述转向"之后：广义叙述学的可能性与必要性》，《江西社会科学》，2008 年第 9 期。

郑红玲等：《居家安宁疗护患者需求研究现状与对策》，《护理学杂志》，2021年第 19 期。

郑玲：《内涵模式与先行经验：尊严死决定程序的规范化研究》，《中国公共政策评论》，2021 年第 3 期。

郑艳姬、吕沁：《从感觉到意义：疼痛的社会文化属性》，《医学与哲学》，2019 年第 22 期。

郑震：《身体：当代西方社会理论的新视角》，《社会学研究》，2009 年第 6 期。

仲学锋：《基于社会支持理论的糖尿病自我管理研究进展》，《中国健康教育》，2021 年第 12 期。

周爱华、廖绪：《叙事疗法在老年社会工作的应用——以香港慢性病患老年人为例》，《社会工作》，2019 年第 3 期。

周红云:《社会资本:布迪厄、科尔曼和帕特南的比较》,《经济社会体制比较》,2003 年第 4 期。

周怡:《社会结构:由"形构"到"解构"——结构功能主义、结构主义和后结构主义理论之走向》,《社会学研究》,2000 年第 3 期。

周英华、李俏:《安宁疗护实践中伦理困境的探讨》,《医学与哲学》,2022 年第 5 期。

周长城:《柯尔曼及其社会行动理论》,《国外社会科学》,1997 年第 1 期。

朱雅麟等:《晚期癌症病人临终沟通的研究进展》,《护理研究》,2023 年第 1 期。

朱正刚、周阳、陈燕:《中国传统伦理文化对临终关怀照护的影响》,《中国老年学杂志》,2015 年第 21 期。

卓彩琴:《生态系统理论在社会工作领域的发展脉络及展望》,《江海学刊》,2013 年第 3 期。

邹然、谌永毅、黄旭芬:《医务社会工作者在安宁疗护中的角色和作用》,《中国护理管理》,2019 年第 6 期。

邹如悦、杨雪柔、杨芳:《比较法视阈的预先医疗指示制度及其在我国的构建》,《医学与法学》,2019 年第 4 期。

Margret M. Baltes and Laura L. Carstensen, "The Process of Successful Ageing", *Ageing & Society*, vol. 16, no. 4 (July 1996), pp. 397−422.

Laura R Bronstein, "A Model for Interdisciplinary Collaboration", *Social Work*, vol. 48, no. 3 (July 2003), pp. 297−306.

Harvey Chochinov, "Dignity-conserving care — A New Model for Palliative Care: Helping the Patient Feel Valued", *JAMA: the journal of the American Medical Association*, vol. 287(June 2002), pp. 2253−2260.

Harvey Max Chochinov, et al., "Dignity in the Terminally Ill: A Developing Empirical Model", *Social Science & Medicine*, vol. 54, no. 3 (February 2002), pp. 433−443.

Harvey Max Chochinov, et al., "The Patient Dignity Inventory: A Novel Way of Measuring Dignity-Related Distress in Palliative Care", *Journal of Pain and Symptom Management*, vol. 36, no. 6 (December 2008), pp. 559−571.

Charles A. Corr, "A Task-Based Approach to Coping with Dying", *OMEGA* — *Journal of Death and Dying*, vol. 24, no. 2 (March 1992), pp. 81–94.

Charles A. Corr, "The 'Five Stages' in Coping with Dying and Bereavement: Strengths, Weaknesses and Some Alternatives", *Mortality*, vol. 24, no. 4 (October 2019), pp. 405–417.

Robert H. Dworkin, et al., "Core Outcome Measures for Chronic Pain Clinical Trials: IMMPACT Recommendations", *PAIN*, vol. 113, no. 1 (January 2005), p. 9.

Liz Gwyther, Frank Brennan and Richard Harding, "Advancing Palliative Care as a Human Right", *Journal of Pain and Symptom Management*, vol. 38, no. 5 (November 2009), pp. 767–774.

Cathy A. Klein, "The Importance of Advanced Directives", *The Nurse Practitioner*, vol. 30, no. 4 (April 2005), p. 11.

P. J. Miller, "Death with Dignity and the Right to Die: Sometimes Doctors Have A Duty to Hasten Death", *Journal of Medical Ethics*, vol. 13, no. 2 (June 1987), pp. 81–85.

Howard J. Parad, "Loss: Sadness and Depression. Attachment and Loss Series, vol. 3. By John Bowlby. New York: Basic Books, 1980. 472 pp. $22.50", *Social Work*, vol. 26, no. 4 (July 1981), pp. 355–356.

P. A. Poole-Wilson and G. A. Langer, "Effect of pH on Ionic Exchange and Function in Rat and Rabbit Myocardium", *The American Journal of Physiology*, vol. 229, no. 3 (September 1975), pp. 570–581.

R. K. Portenoy, et al., "The Memorial Symptom Assessment Scale: An Instrument for the Evaluation of Symptom Prevalence, Characteristics and Distress", *European Journal of Cancer* (Oxford, England: 1990), vol. 30A, no. 9 (1994), pp. 1326–1336.

Simon Shimshon Rubin, Alexander Manevich and Israel Issi Doron, "The Two-Track Model of Dementia Grief (TTM–DG): The Theoretical and Clinical Significance of the Continuing Bond in Sickness and in Death", *Death Studies*, vol. 45, no. 10 (November 2021), pp. 755–771.

Kazumi Tomoi, "Death Attitudes Among Middle-Aged and Older Adults in Japan:

A Qualitative Study Based on Erikson's Theory of Generativity", *Omega* (June 2022), DOI: 10.1177/00302228221108296.

World Health Organization, "Palliative care", https://www.who.int/news-room/ fact-sheets/detail/palliative-care，2023 年 4 月 4 日参引。

World Health Organization, "Constitution of the World Health Organization", https://www.who.int/about/governance/constitution，2023 年 4 月 4 日参引。

Robert Joseph Zalenski and Richard Raspa, "Facing Death: Palliative Care, Erik Erikson, and the Final Stage of Life", *Journal of Palliative Medicine*, vol. 19, no. 8 (August 2016), pp. 804−805.

"Hospice care: MedlinePlus Medical Encyclopedia", https://medlineplus.gov / ency/patientinstructions/000467.htm，2023 年 4 月 1 日参引。

政策、法律性文件来源

第十二届全国人民代表大会:《中华人民共和国民法总则》，2017 年 3 月 15 日，http://www.npc.gov.cn/zgrdw/npc/xinwen/2017-03/15/content_ 2018907.htm，2023 年 3 月 31 日参引。

国家卫生计生委办公厅:《国家卫生计生委关于印发安宁疗护中心基本标准 和管理规范（试行）的通知》，2017 年 2 月 8 日，http://www.nhc.gov. cn/yzygj/s3593/201702/88b4c10220c5474d905eeb43b272d24f.shtml，2023 年 3 月 28 日参引。

国家卫生计生委办公厅:《国家卫生计生委办公厅关于印发安宁疗护实践指 南（试行）的通知》，2017 年 2 月 9 日，http://www.nhc.gov.cn/yzygj/ s3593/201702/83797c0261a94781b158dbd76666b717.shtml，2023 年 3 月 28 日参引。

国家卫生计生委办公厅:《国家卫生计生委办公厅关于开展安宁疗护试点 工作的通知 国卫办家庭函》，2017 年 10 月 27 日，http://wsjkw.sc.gov. cn/scwsjkw/sclljk/2017/10/27/6d9318ad60734956b77e5483131ffe6c.shtml， 2023 年 3 月 28 日参引。

国家卫生健康委办公厅:《国家卫生健康委办公厅关于开展第二批安宁疗

护试点工作的通知》，2019 年 12 月 5 日，http://www.nhc.gov.cn/cms-search/xxgk/getManuscriptXxgk.htm?id=efe3ed3d9dce4f519bc7bba7997b5 9d8，2023 年 3 月 28 日参引。

国家卫生健康委员会:《国家卫生健康委关于印发〈全国护理事业发展规划（2021—2025 年）〉的通知》，2022 年 4 月 29 日，http://www.gov.cn/ zhengce/zhengceku/2022-05/09/content_5689354.htm，2023 年 3 月 29 日参引。

国家卫生健康委员会:《医疗机构管理条例》，http://www.nhc.gov.cn/cms-search/xxgk/getManuscriptXxgk.htm?id=368c667ee1244ac4844a8a787185b 8c6，2023 年 3 月 31 日参引。

国务院:《国务院关于印发"十三五"国家老龄事业发展和养老体系建设规划的通知》，2017 年 3 月 6 日，http://www.gov.cn/zhengce/content/ 2017-03/06/content_5173930.htm，2023 年 3 月 28 日参引。

国务院:《中共中央国务院印发〈"健康中国 2030"规划纲要〉》，2016 年 10 月 25 日，http://www.gov.cn/zhengce/2016-10/25/content_5124174.htm，2023 年 3 月 28 日参引。

国务院:《中华人民共和国国家卫生和计划生育委员会令（第 12 号）国家卫生计生委关于修改〈医疗机构管理条例实施细则〉的决定》，2017 年 2 月 21 日，http://www.gov.cn/gongbao/content/2017/content_5230276. htm，2023 年 3 月 28 日参引。

国务院办公厅:《国务院办公厅转发全国老龄委办公室和发展改革委等部门关于加快发展养老服务业意见的通知》，2008 年 3 月 28 日，http://www. gov.cn/zhuanti/2015-06/13/content_2879022.htm，2023 年 3 月 28 日参引。

国务院办公厅:《国务院办公厅转发卫生计生委等部门关于推进医疗卫生与养老服务相结合指导意见的通知》，2015 年 11 月 20 日，http://www. gov.cn/zhengce/content/2015-11/20/content_10328.htm，2023 年 3 月 28 日参引。

国务院新闻办:《国务院新闻办发表〈中国老龄事业的发展〉白皮书》，2006 年 12 月 12 日，http://www.gov.cn/jrzg/2006-12/12/content_467212.htm，2023 年 3 月 28 日参引。

民政部、国家发展改革委:《民政部、国家发展改革委印发民政事业发展第十三个五年规划》, 2016 年 7 月 6 日, http://www.gov.cn/xinwen/2016-07/06/content_5088745.htm, 2023 年 3 月 28 日参引。

全国人民代表大会:《中华人民共和国基本医疗卫生与健康促进法》, 2020年 1 月 2 日, http://www.npc.gov.cn/npc/c30834/201912/15b7b1cfda374666a2d4c43d1e15457c.shtml, 2023 年 4 月 5 日参引。

深圳市卫生健康委员会:《深圳经济特区医疗条例》, 2022 年 6 月 30 日, http://www.sz.gov.cn/cn/xxgk/zfxxgj/zcfg/content/post_10144785.html, 2023 年 4 月 1 日参引。

卫生部:《关于下发〈医疗机构基本标准（试行）〉的通知》, 1994 年 9 月 2日, http://www.nhc.gov.cn/yzygj/s3572/201706/4d84820f321144c290ddaacba53cb590.shtml, 2023 年 3 月 28 日参引。

中国老龄事业发展基金会:《关于印发〈爱心护理工程试点工作规程〉的通知》, 2013 年 9 月 17 日, http://www.cadf.org.cn/index.php/post/372, 2023 年 3 月 28 日参引。

中华人民共和国民政部:《中华人民共和国老年人权益保障法》, 2019年 1 月 8 日, https://www.mca.gov.cn/article/gk/fg/ylfw/202002/20200200024078.shtml, 2023 年 3 月 31 日参引。

中华人民共和国全国人民代表大会:《中华人民共和国民法典——第四编　人格权》, 2020 年。

中华人民共和国全国人民代表大会:《中华人民共和国宪法》, 2018 年。

中华人民共和国全国人民代表大会:《中华人民共和国民法典——第七编　侵权责任》, 2020 年。

后　记

在现代性的生活中，"身体"正在逐步消失。

在人们有关死亡的想象中，残酷还是掩盖住了生命有始有终的"德善"。

有关身体的苦难正在人类进程中发生。包裹起身为凡人的无奈，它不仅书写了一种与自然相抗衡的文明，也书写了文化制度与组织结构的凝视与压抑，更书写下被反复摧毁和重构的生活秩序与尊严。如何面对衰老，面对机能退化，面对重症缠身，面对死亡降临，面对自我的遮蔽，已经成为我们洞见和扭转这种生命苦难与困结的关键。

在这个过程中，有多少情结出于本能，又有多少隐忍出自交糅混杂的外部情境，我们好像很难轻易地厘清。这是最困难的事情，要俯身在经验中挖取那些可以被解释和细细剖析的惯常，并整理成案；但这也是最有意义的事情，可以将细碎、悬浮的生活体验铺展成一个含带那些潜在的生命外围结构的轨道整体，然后深邃地将眼前的事实作为一种现象或是故事加以理解，我们足以看见大写的"人"之所在，也便能确保身体和尊严的存在。

　　所以，直到历史演进至今天，我们对于生命与健康的认识和见解在医学与生物学的催化下浮扬至新的水平面，此时混合着新的生命哲学、死亡观与周期观，安宁疗护的讨论必须被不假思索地启动且推进至高潮。毋庸置疑，包括安宁疗护等在内的医学人文景观，几乎是现代社会在化解疾病与死亡面前身体与尊严之困时，重要且不可多得的倚仗。此时"身心社灵"的多方疼痛阻挡在生命与体验的康庄大道上，如何疏解这种"淤堵"成为讨论和争论的核心。本书的研究和讨论就发生在这样的背景与思虑中。

　　临终时的"尊严"一直是安宁疗护理念所追求的个体重要目标。不过，在实践中，尤其是在制度仍不完善且缺乏动力的宏观环境中，我国安宁疗护中的临终尊严通常只能够在"妥协"与非正式的"调和"中展露出不完全的状态，临终者们仍然身处尊严与哀痛的中间地带。那么，为了更进一步地揭示和探求这种"折中"状态的内部构造和外部影响，本书在理论梳理的工作之外，以社会学的方法展开了深入医院安宁疗护科室与病房的田野调查与研究分析，并尝试从结构—行动的视角出发，依次整理和分析当下我国医院安宁疗护实践的内外结构与环境、结构与环境下妥协的个体处境，以及透视出许多能动性的实践者的行动。

　　因此，我们必须在这里诚挚地感谢本书全部经验材料来源的两家医院，即便由于研究的伦理和规范，它们的名字与情况不得不在本书中隐去。也必须感谢作为正式组织机构的医院中相关科室的工作者的支持与宽容，人文向度的思考与介入在科室运转中能够体现出非侵入性，已然是医学实践向好，尤其是安宁疗护氛围友好的一个重要表现。当然，社会科学的研究与社会工作的开展不可避免地在医院的实践日常中存在一些水土不服，而研究取得成效的关键就在于如何打造身份在场景中的融入与从容。在我们的这项研究中，这一突破的关键一方面在于田野介绍人的引入、关系建立与维护，我们寻找到国内安宁疗护领域中较有话语权和知名度，并且与诸多开展安宁疗护工作的医院较为熟悉的老师作为中间人，搭建起较为稳固的关系；另一方面则在于医院中已有的医务社会工作者，即使他们或许也不是通过雇佣和购买等正式关系进入的，但他们的存在与磨合为人文的增色与尊严的凸显拓展出不可忽视的前提性空间，也为我们的直接进入带来了稳健的合规性基础。此外，也诚挚感恩朗新公益基金会的鼎力支持，这份助力必将化作强劲动能，激励我们在后续研究征程中笃定前行、探索不止。

在"进入"得以实现之后，医院或者说安宁疗护科室此类中观组织自然而然地成了我们能够直接观察与接触到的研究对象。于是，在借鉴结构主义和系统理论的基础上，我们着重收集并分析了包裹在医院和科室的单位边界外的从制度、法律到机构、组织的材料，发现现阶段我国医院安宁疗护的实践面临着战略、政策、机构、资源、经济、模式、团队、观念、制度等一系列问题。在这样的背景下，结构的决定色彩投射在病房中那些焦虑不安的面庞上，我们发觉了外部气场对于人的控制与遮蔽，此时"找回身体"的必要性不再仅仅相对于患病与失序的个人生活才成立，而同样要求我们去关注那些无论是在复杂的心态还是在可见的行动中都被遗失的主体性。

我们的选择是进入病房，也就是那些私人的生活——即使它们可能已经坍塌，甚至还晃荡在余震与危险中。在这样特殊的场合中，我们既难以成为专业的医学顾问，也无法提供看上去有用的照料，这意味着我们永远无法真正地成为其中的"一分子"而缩小那些外部的张望和凝视——它们被认为会带来不必要的影响。于是我们干脆放弃这种"隐身"的期望，而是开拓一条"参与"的通径——既然不可避免地产生影响，那么至少保证我们的作用是温和且积极正向的。因此，同时作为一种治疗方案与研究手段的"叙事"方法实现了两全的兼容。说得更加直白一些，我们通过"聊天"的方式，引导患者或是陪同者回忆过去、发觉情绪、理解自我等，将苦难或是疼痛的边角至少磨得圆滑许多。

那些在生命中热爱的、惶恐的，虔诚的、逃避的，坦然的、惭愧的，决然的、隐忍的，美满的、心怀不甘的人们，他们并不惮交谈，欣然地吐露自我的丰满和缺憾。这些"挣扎"中的"献词"，实际上构成了异常丰富且具有指向性的生命史，通过语料形式和内容的分析，我们已经足以挖掘安宁疗护的参与者横向或是纵向的生命状态，这些足以让经验与身体复归原位，也足以满足我们的研究初衷。需要补充的是，我们还在其中一家医院中通过档案法与访谈结合的方式，建立起一些具有代表性的临终者们在记录与转述中拼接而成的生活史案。无论如何，在这些叙述的史料中，我们将个人的生活与场景、环境甚至结构相连接，发现了受控的临终主体们在抗争的共识、悲伤的默契、体面的立场、哀伤的应对等各方的夹击中陷于妥协的境地。

这一发现贯通了作为现象的生活经验与外部结构力量的联结，如果将这层联系进一步深化或是延长，在借鉴行动理论和新制度主义的基础上，我们在私人生活的外部，但又是在结构的暗处发现了各方主体的安宁疗护实践者们在价值和理性的驱使下形成的众多非正式的调和策略与手段。这种调和实际上是整个系统中最为"暧昧"的地带，它只是对于制度缺漏的一种暂时应对，以尊严的"折中"状态为契机，具有较强的不稳定性。因此，本书在最后分别从制度和临终尊严的角度对我国的安宁疗护实践提出了"正式化"和"完全化"的期待与展望，作为一个具有实践和工具意义的收尾，我们也需要注意它的时效性和情境性。同样具有时效性和情境性的是本书对于"折中"的尊严的概括。这在理论上遵循了我们整理、总结的一个临终尊严模型，在套用至一个个真实生命的生活状态的过程中，我们虽然好像亲自再造了一种将身体、经验重新折叠进"话语"的生命政治危险，但毕竟觉察出了一些必要的、值得提取和反思的一般性的特征，并置放在结构中进行学理解释。

本书最后的阐发仍然在于人的自由、安宁和完整，其中在临终周期中，必要的环节即临终尊严的维护与关怀。这些论说都离不开那些我们所交识和真正产生关联的真实生命，这些体验本身已经足够具有张力。那些勇敢的探索者们——我们愿这样称呼他们——如今许多都已经带着灵魂、带着记忆沉入生命之河的寂静地带。但我们看着这些文本——你们也即将看到，那些温存的痕迹注定了他们不是标本而是生命，是一条条舒展的、跃动的而非垂危的、零散的生命，我们仍然一次次深受感动。我们看见生命赋予人们一次性的体验，机敏的器官和神经系统令人们在焦灼的感受与觉察中逼临崩坏，人类文明在进化中衍生出独到的体面感，让我们今天在这里讨论的一切都变得重要起来。神经可以被麻痹，疼痛可以被缓解，意识可以被暂停，苦难终究会告一段落，生命和死亡在交替中不断重演着离别与悼念。俯仰之间，我们看见历史之河上律动的水光，我们知道所有人都将永久地袒露在阳光之下，在死亡所代表的间断下，浮游在涨与落、湍急与静谧的行进间，就像人们在今天捧起这本书的瞬间，会感到那些逝者仿佛还在、生命常恒。

作　者

二○二四年五月四日于燕园，北京

文
景

Horizon

社 科 新 知　文 艺 新 潮

直面临终时刻：医院安宁疗护中的妥协与调和

陆杰华　戚政烨　著

出 品 人：姚映然
责任编辑：周灵逸
营销编辑：杨　朗
装帧设计：一千遍

出　　品：北京世纪文景文化传播有限责任公司
　　　　　（北京朝阳区东土城路8号林达大厦A座4A　100013）
出版发行：上海人民出版社
印　　刷：山东临沂新华印刷物流集团有限责任公司
制　　版：南京展望文化发展有限公司

开 本：820mm×1280mm　1/32
印 张：11.25　字 数：233,000　插 页：2
2025年6月第1版　　2025年6月第1次印刷
定 价：79.00元
ISBN：978-7-208-19511-0/C·739

图书在版编目（CIP）数据

　　直面临终时刻：医院安宁疗护中的妥协与调和 / 陆
杰华，戚政烨著. —— 上海：上海人民出版社，2025.
　ISBN 978-7-208-19511-0
　　Ⅰ. R48
　　中国国家版本馆 CIP 数据核字第 2025M2E025 号

本书如有印装错误，请致电本社更换　010-52187586

社 科 新 知　文 艺 新 潮　 ｜　 与 文 景 相 遇

微信公众号　　　　　微　博　　　　　　豆　瓣

bilibili　　　　　　　抖　音　　　　　　小红书